医疗护理员操作技能实践手册

主编 刘 云

东南大学出版社
SOUTHEAST UNIVERSITY PRESS

·南京·

图书在版编目（ＣＩＰ）数据

医疗护理员操作技能实践手册/ 刘云主编. -- 南京：
东南大学出版社，2019.10
ISBN 978-7-5641-8578-7

Ⅰ．①医… Ⅱ．①刘… Ⅲ．①护理学-手册 Ⅳ.
①R47-62

中国版本图书馆CIP数据核字 (2019) 第223676号

医疗护理员操作技能实践手册

出版发行	东南大学出版社
社　　址	南京市玄武区四牌楼 2 号（邮编：210096）
出 版 人	江建中
责任编辑	张　慧
经　　销	全国各地新华书店
印　　刷	江阴金马印刷有限公司
开　　本	700 mm × 1000 mm　1/16
印　　张	16.5
字　　数	333 千字
版　　次	2019 年 10 月第 1 版
印　　次	2019 年 10 月第 1 次印刷
印　　数	1～3000 册
书　　号	ISBN 978-7-5641-8578-7
定　　价	65.00 元

东大版图书若有印装质量问题，请直接与营销部联系。电话（传真）：025-83791830

编者名单

主　编：刘　云

副 主 编：（按姓氏笔画排序）

　　　王红梅　刘　瑜　范绒丽　顾　娟　穆燕红

编　者：（按姓氏笔画排序）

　　　马　娜　王先瑜　尹朱丹　刘　峰　李寅翠

　　　钟　琦　涂加园　韩　雪　喻海涛　曾　星

编写秘书：（按姓氏笔画排序）

　　　朱　静　徐莉莉　涂加园

前　言

随着人口老龄化和人们对美好生活的向往，养老日益成为社会热点问题，各级政府也把养老作为一项重大民生问题给予高度重视与关注，不但在政策层面，而且在经费投入层面，扶持力度日益加大，为护理服务产业提供了丰厚的成长土壤，同时也对行业发展提出了规范化、专业化要求。政策导向和市场需求，决定了护理行业的发展方向。但客观来看，当前护理服务的总体水平还不够高，究其原因，从业人员特别是辅助性护理人员，囿于文化程度、培训经历方面的不足，其专业技能水平与市场需求之间还存在较大差距，这已成为护理服务行业发展的瓶颈问题，亟待研究破解。

上海摩易信息科技发展有限公司作为一家专业护理领域的互联网公司，在护理服务产业深耕多年，深知教育培训这一环节对提高护理员素质，提升护理服务质量的基础性、决定性作用，下大力气从编印一套培训教材入手，率先走专业化培训、标准化护理和规范化管理的路子，解决护理服务技能水平与市场需求之间的矛盾。在深刻总结多年护理服务管理经验和深入护理一线再调研的基础上，上海摩易与护理企业、院校和医院携手，邀请组织一批优秀的专业人员，参照中华护理学会《医院护理员培训指导手册》，广泛吸收借鉴先进经验，注重理论与实际结合，积极探索建立完整的护理员基本理论、基本知识和基本技能"三基"培训教材，全力密织一张完整的护理知识网络。其中，基本技能作为一项重要内容，是保证患者安全和服务质量的关键一环，也是当前护理员队伍最迫切需要加强和提高的"看家本领"，在编印序列中应当优先安排，因此基本技能教材得以集中力量首先完成。

考虑到护理员群体的文化水平和认知程度，本书编写过程中，始终遵循规范、实用、直观原则，坚持注重内容科学、技能覆盖、简洁易懂，悉数收录护理服务实践中常用项目，确保每项护理操作都有标准范例，并且每个步骤力求图文并茂，旨在一看就懂，强化视觉效果，帮促培训操作实现具体化、直观化、形象化，有利于护理员快速识记、领会、掌握和对标实践各项操作技能。

全书分为操作流程和考核评分标准两部分，分别有七章，包括护理员职业防护与隔离消毒，患者清洁照护，患者体位移动与锻炼，患者饮食、排泄与睡眠照护，观察与测量，应急救护，患者照护用品的应用等。每章节的基本技能按照难易程度和临床应用多寡频率进行等级划分，分为一级技能、二级技能、三级技能，符合循序渐进的科学规律，有利于护理员由简到难地学习领会。本书除适用于护理员培训和日常学习外，也可作为医院护理员管理、考核和竞赛用书，或用于家庭照护者参考自学。

由于编者水平和能力有限，不足之处在所难免，恳请广大读者批评指正，以期再版修正。

编　者

2019 年 9 月

目　录

第一部分　护理员基本操作技能流程

第二部分　护理员基本操作技能评分标准

第一部分

护理员基本操作技能流程

第一章　护理员职业防护与隔离消毒基本操作技能流程

第一节　职业防护操作技能流程

一、七步洗手法操作流程

目的：清除医务人员手上的污垢和致病微生物，以切断经手传播感染的途径。

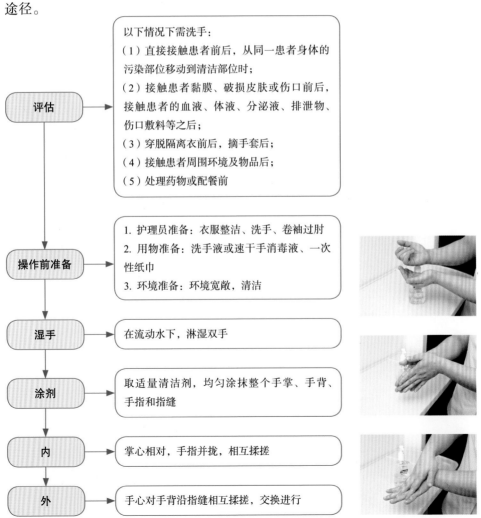

评估 → 以下情况下需洗手：
（1）直接接触患者前后，从同一患者身体的污染部位移动到清洁部位时；
（2）接触患者黏膜、破损皮肤或伤口前后，接触患者的血液、体液、分泌液、排泄物、伤口敷料等之后；
（3）穿脱隔离衣前后，摘手套后；
（4）接触患者周围环境及物品后；
（5）处理药物或配餐前

操作前准备 → 1. 护理员准备：衣服整洁、洗手、卷袖过肘
2. 用物准备：洗手液或速干手消毒液、一次性纸巾
3. 环境准备：环境宽敞，清洁

湿手 → 在流动水下，淋湿双手

涂剂 → 取适量清洁剂，均匀涂抹整个手掌、手背、手指和指缝

内 → 掌心相对，手指并拢，相互揉搓

外 → 手心对手背沿指缝相互揉搓，交换进行

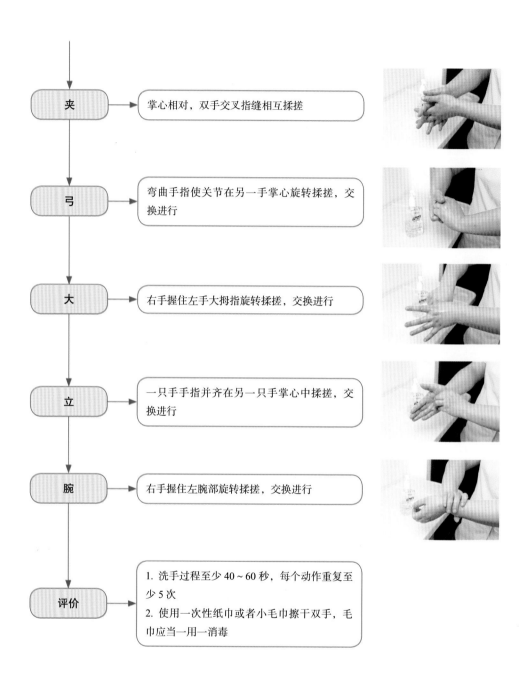

| 夹 | 掌心相对，双手交叉指缝相互揉搓 |

| 弓 | 弯曲手指使关节在另一手掌心旋转揉搓，交换进行 |

| 大 | 右手握住左手大拇指旋转揉搓，交换进行 |

| 立 | 一只手手指并齐在另一只手掌心中揉搓，交换进行 |

| 腕 | 右手握住左腕部旋转揉搓，交换进行 |

| 评价 | 1. 洗手过程至少40~60秒，每个动作重复至少5次
2. 使用一次性纸巾或者小毛巾擦干双手，毛巾应当一用一消毒 |

二、戴、摘口罩操作流程

目的：保护工作人员和患者，防止感染和交叉感染。

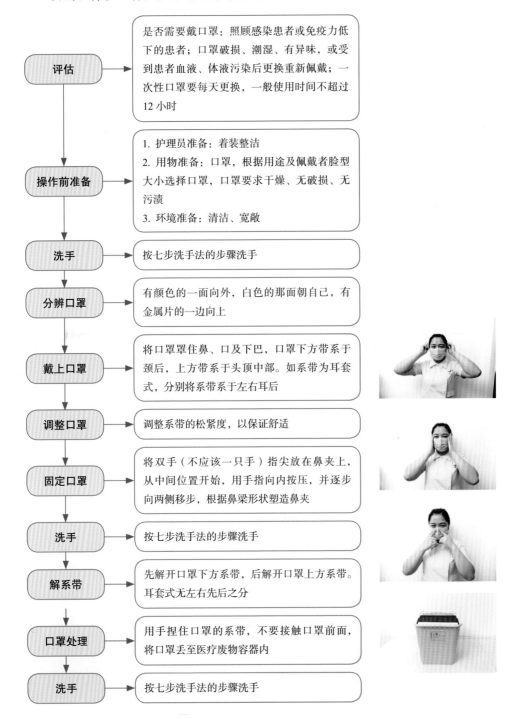

评估 → 是否需要戴口罩：照顾感染患者或免疫力低下的患者；口罩破损、潮湿、有异味，或受到患者血液、体液污染后更换重新佩戴；一次性口罩要每天更换，一般使用时间不超过12小时

操作前准备 → 1. 护理员准备：着装整洁
2. 用物准备：口罩，根据用途及佩戴者脸型大小选择口罩，口罩要求干燥、无破损、无污渍
3. 环境准备：清洁、宽敞

洗手 → 按七步洗手法的步骤洗手

分辨口罩 → 有颜色的一面向外，白色的那面朝自己，有金属片的一边向上

戴上口罩 → 将口罩罩住鼻、口及下巴，口罩下方带系于颈后，上方带系于头顶中部。如系带为耳套式，分别将系带系于左右耳后

调整口罩 → 调整系带的松紧度，以保证舒适

固定口罩 → 将双手（不应该一只手）指尖放在鼻夹上，从中间位置开始，用手指向内按压，并逐步向两侧移步，根据鼻梁形状塑造鼻夹

洗手 → 按七步洗手法的步骤洗手

解系带 → 先解开口罩下方系带，后解开口罩上方系带。耳套式无左右先后之分

口罩处理 → 用手捏住口罩的系带，不要接触口罩前面，将口罩丢至医疗废物容器内

洗手 → 按七步洗手法的步骤洗手

三、戴、脱手套操作流程

目的：避免交叉感染，保护患者及医务人员。

评估 ➔ 接触患者血液、体液、分泌物、呕吐物及污染物品时，应戴手套

操作前准备 ➔ 1. 护理员准备：衣服整洁、洗手
2. 用物准备：尺码合适的无菌手套包或一次性无菌手套
3. 环境准备：环境宽敞、清洁，操作台面清洁、干燥，物品布局合理

查对 ➔ 检查并核对无菌手套袋外的号码、灭菌日期、有无破损

打开手套袋 ➔ 将手套袋放于清洁、干燥的台面上打开

拎起手套 ➔ 手捏住第一只手套的翻边处拎起手套

戴第一只手套 ➔ 看准左右手，将手伸进手套，每个手指都伸进手套中，戴上第一只手套

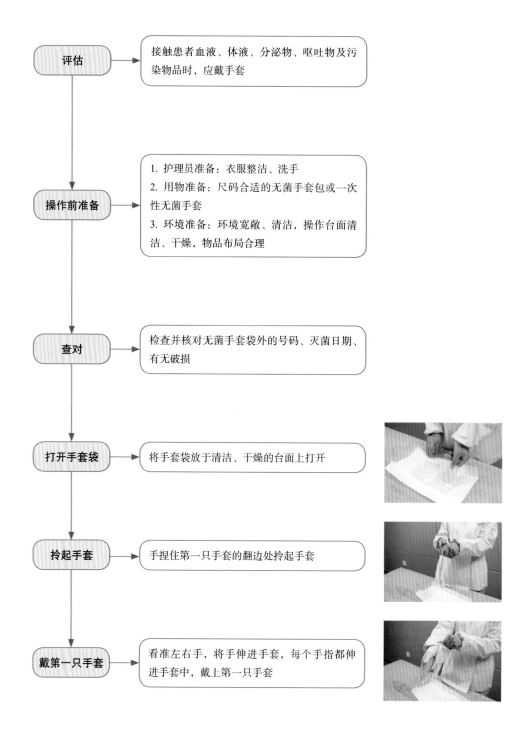

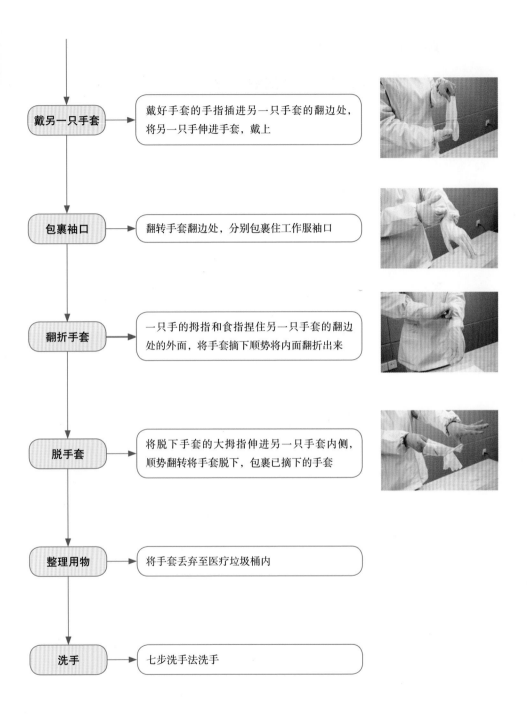

戴另一只手套 → 戴好手套的手指插进另一只手套的翻边处，将另一只手伸进手套，戴上

包裹袖口 → 翻转手套翻边处，分别包裹住工作服袖口

翻折手套 → 一只手的拇指和食指捏住另一只手套的翻边处的外面，将手套摘下顺势将内面翻折出来

脱手套 → 将脱下手套的大拇指伸进另一只手套内侧，顺势翻转将手套脱下，包裹已摘下的手套

整理用物 → 将手套丢弃至医疗垃圾桶内

洗手 → 七步洗手法洗手

四、穿、脱隔离衣操作流程

目的：保护护理人员免受血液、体液和其他感染性物质污染，或保护患者避免被感染。

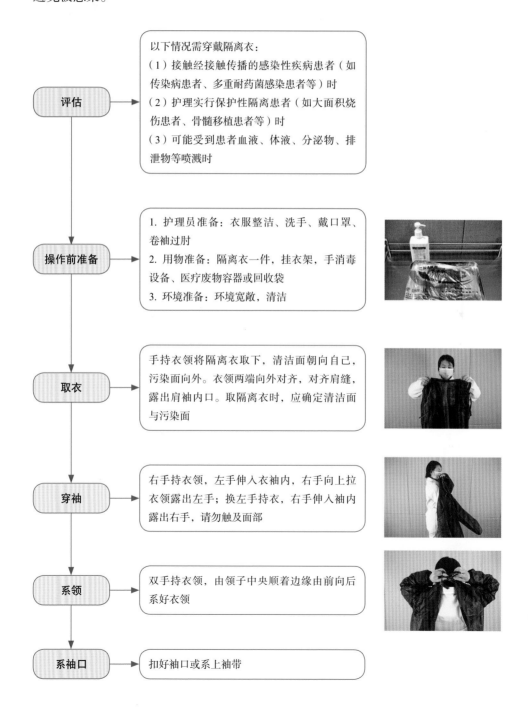

评估 → 以下情况需穿戴隔离衣：
（1）接触经接触传播的感染性疾病患者（如传染病患者、多重耐药菌感染患者等）时
（2）护理实行保护性隔离患者（如大面积烧伤患者、骨髓移植患者等）时
（3）可能受到患者血液、体液、分泌物、排泄物等喷溅时

操作前准备 → 1. 护理员准备：衣服整洁、洗手、戴口罩、卷袖过肘
2. 用物准备：隔离衣一件，挂衣架，手消毒设备、医疗废物容器或回收袋
3. 环境准备：环境宽敞，清洁

取衣 → 手持衣领将隔离衣取下，清洁面朝向自己，污染面向外。衣领两端向外对齐，对齐肩缝，露出肩袖内口。取隔离衣时，应确定清洁面与污染面

穿袖 → 右手持衣领，左手伸入衣袖内，右手向上拉衣领露出左手；换左手持衣，右手伸入袖内露出右手，请勿触及面部

系领 → 双手持衣领，由领子中央顺着边缘由前向后系好衣领

系袖口 → 扣好袖口或系上袖带

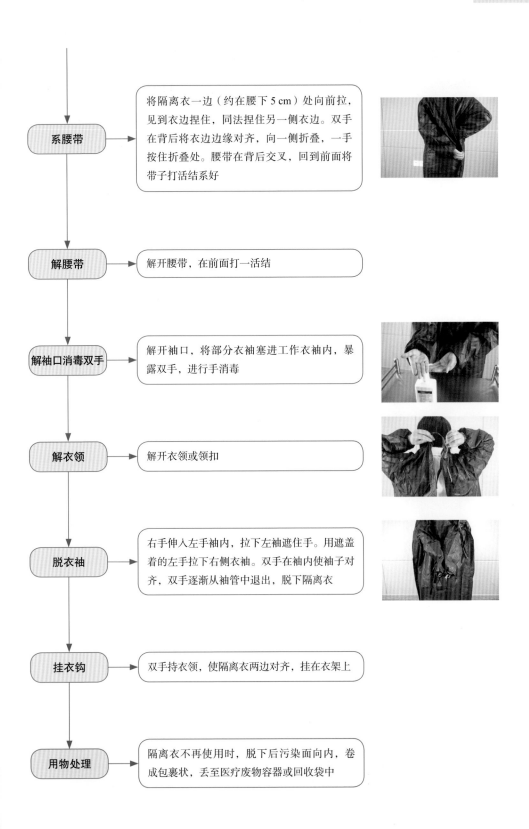

系腰带 ➤ 将隔离衣一边（约在腰下 5 cm）处向前拉，见到衣边捏住，同法捏住另一侧衣边。双手在背后将衣边边缘对齐，向一侧折叠，一手按住折叠处。腰带在背后交叉，回到前面将带子打活结系好

解腰带 ➤ 解开腰带，在前面打一活结

解袖口消毒双手 ➤ 解开袖口，将部分衣袖塞进工作衣袖内，暴露双手，进行手消毒

解衣领 ➤ 解开衣领或领扣

脱衣袖 ➤ 右手伸入左手袖内，拉下左袖遮住手。用遮盖着的左手拉下右侧衣袖。双手在袖内使袖子对齐，双手逐渐从袖管中退出，脱下隔离衣

挂衣钩 ➤ 双手持衣领，使隔离衣两边对齐，挂在衣架上

用物处理 ➤ 隔离衣不再使用时，脱下后污染面向内，卷成包裹状，丢至医疗废物容器或回收袋中

第二节　消毒隔离操作技能流程

一、浸泡消毒操作流程

目的：消毒杀菌，预防感染和疾病传播。

| 评估 | → | 1. 需要浸泡消毒物品的种类、大小、污染程度
2. 消毒剂的性质、浓度等 |

| 操作前准备 | → | 1. 护理员准备：衣帽整洁、洗手、戴口罩
2. 用物准备：消毒剂、浸泡消毒的容器、手套、待消毒的物品、清水等
3. 环境准备：环境整洁、通风 |

| 戴手套 | → | 护理员戴手套 |

| 配制消毒液 | → | 按要求配制准确浓度（常用含有效氯 500 mg/L 或 2 000～5 000 mg/L）的消毒液，现配现用，保证其有效性 |

| 消毒前准备 | → | 物品在消毒前去除污渍、清洗、晾干 |

| 浸泡物品 | → | 打开物品盖子和轴节，避免过紧重叠，使物品各部位完全浸没在消毒液中 |

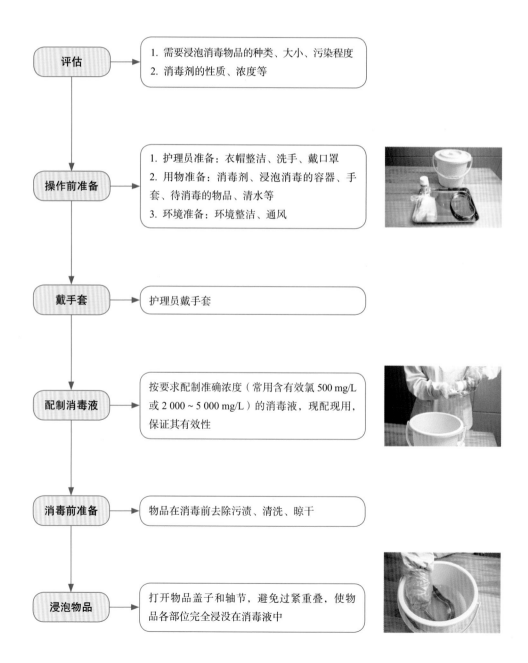

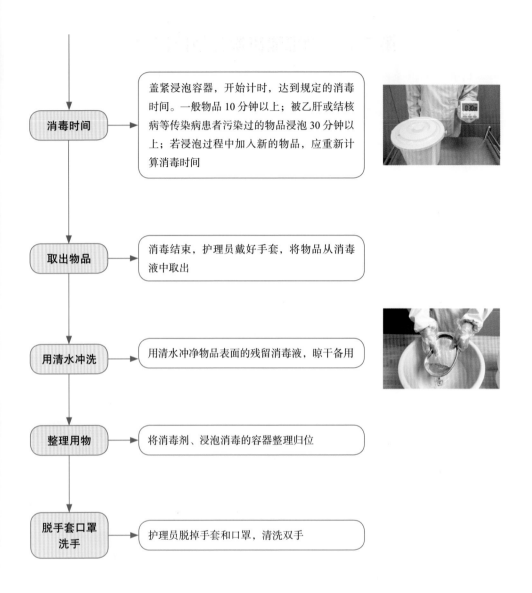

消毒时间 → 盖紧浸泡容器，开始计时，达到规定的消毒时间。一般物品 10 分钟以上；被乙肝或结核病等传染病患者污染过的物品浸泡 30 分钟以上；若浸泡过程中加入新的物品，应重新计算消毒时间

取出物品 → 消毒结束，护理员戴好手套，将物品从消毒液中取出

用清水冲洗 → 用清水冲净物品表面的残留消毒液，晾干备用

整理用物 → 将消毒剂、浸泡消毒的容器整理归位

脱手套口罩洗手 → 护理员脱掉手套和口罩，清洗双手

二、擦拭消毒操作流程

目的：消毒杀菌，给患者提供舒适、安全的住院环境，防止交叉感染和疾病传播。

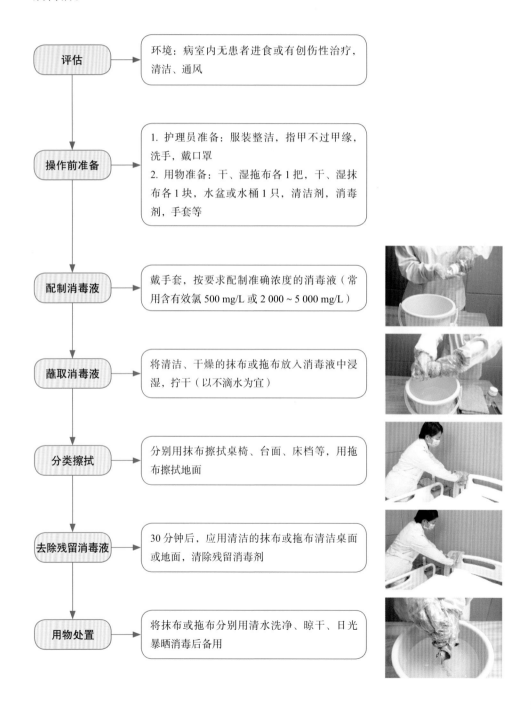

| 评估 | → | 环境：病室内无患者进食或有创伤性治疗，清洁、通风 |

| 操作前准备 | → | 1. 护理员准备：服装整洁，指甲不过甲缘，洗手，戴口罩
2. 用物准备：干、湿拖布各1把，干、湿抹布各1块，水盆或水桶1只，清洁剂，消毒剂，手套等 |

| 配制消毒液 | → | 戴手套，按要求配制准确浓度的消毒液（常用含有效氯 500 mg/L 或 2 000～5 000 mg/L） |

| 蘸取消毒液 | → | 将清洁、干燥的抹布或拖布放入消毒液中浸湿，拧干（以不滴水为宜） |

| 分类擦拭 | → | 分别用抹布擦拭桌椅、台面、床档等，用拖布擦拭地面 |

| 去除残留消毒液 | → | 30分钟后，应用清洁的抹布或拖布清洁桌面或地面，清除残留消毒剂 |

| 用物处置 | → | 将抹布或拖布分别用清水洗净、晾干、日光暴晒消毒后备用 |

三、床单位终末消毒操作流程

目的：预防交叉感染，铺好备用床，准备迎接新患者。

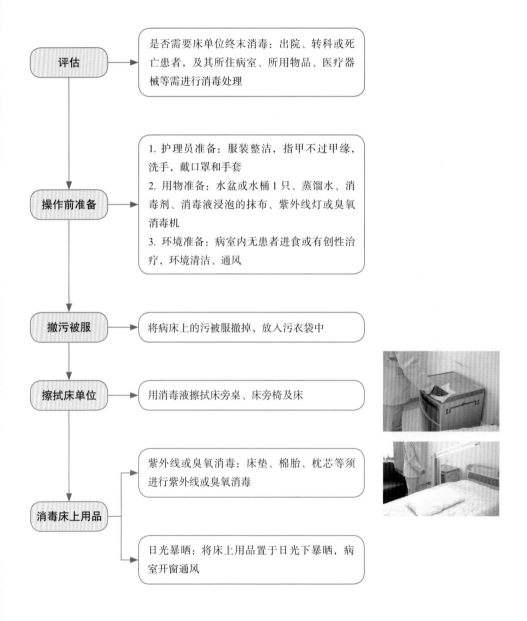

评估 → 是否需要床单位终末消毒：出院、转科或死亡患者，及其所住病室、所用物品、医疗器械等需进行消毒处理

操作前准备 → 1. 护理员准备：服装整洁，指甲不过甲缘，洗手，戴口罩和手套
2. 用物准备：水盆或水桶1只、蒸馏水、消毒剂、消毒液浸泡的抹布、紫外线灯或臭氧消毒机
3. 环境准备：病室内无患者进食或有创性治疗，环境清洁、通风

撤污被服 → 将病床上的污被服撤掉，放入污衣袋中

擦拭床单位 → 用消毒液擦拭床旁桌、床旁椅及床

消毒床上用品 → 紫外线或臭氧消毒：床垫、棉胎、枕芯等须进行紫外线或臭氧消毒

→ 日光暴晒：将床上用品置于日光下暴晒，病室开窗通风

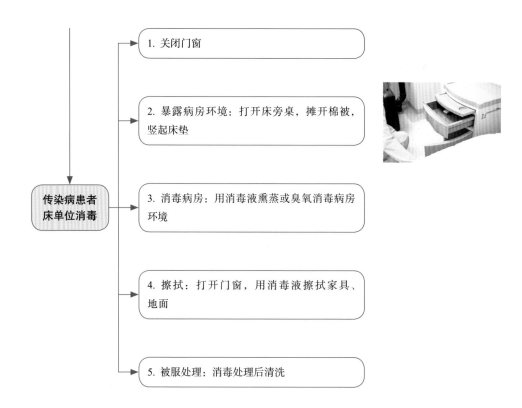

传染病患者
床单位消毒

1. 关闭门窗

2. 暴露病房环境：打开床旁桌，摊开棉被，竖起床垫

3. 消毒病房：用消毒液熏蒸或臭氧消毒病房环境

4. 擦拭：打开门窗，用消毒液擦拭家具、地面

5. 被服处理：消毒处理后清洗

四、紫外线消毒操作流程

目的：消毒杀菌，预防感染和疾病传播。

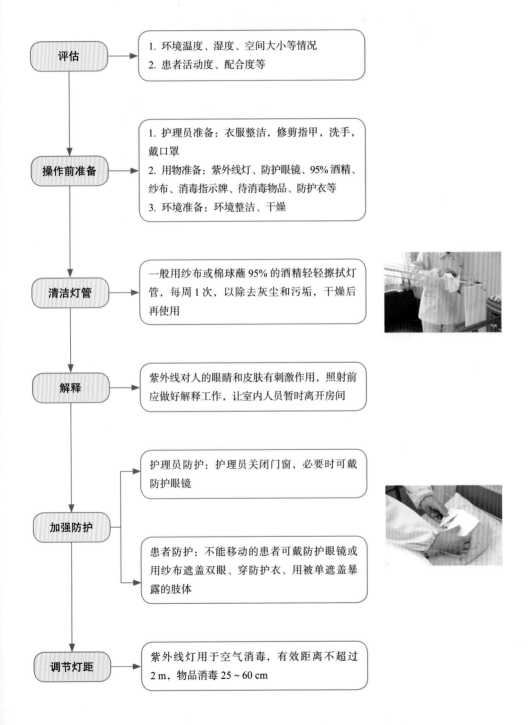

评估
1. 环境温度、湿度、空间大小等情况
2. 患者活动度、配合度等

操作前准备
1. 护理员准备：衣服整洁，修剪指甲，洗手，戴口罩
2. 用物准备：紫外线灯、防护眼镜、95% 酒精、纱布、消毒指示牌、待消毒物品、防护衣等
3. 环境准备：环境整洁、干燥

清洁灯管
一般用纱布或棉球蘸 95% 的酒精轻轻擦拭灯管，每周 1 次，以除去灰尘和污垢，干燥后再使用

解释
紫外线对人的眼睛和皮肤有刺激作用，照射前应做好解释工作，让室内人员暂时离开房间

加强防护
护理员防护：护理员关闭门窗，必要时可戴防护眼镜

患者防护：不能移动的患者可戴防护眼镜或用纱布遮盖双眼、穿防护衣、用被单遮盖暴露的肢体

调节灯距
紫外线灯用于空气消毒，有效距离不超过 2 m，物品消毒 25～60 cm

摊开物品 → 物品消毒时，物品摊开或挂起，使其充分暴露以受到直接照射

设定消毒时间 → 打开紫外线灯，设定消毒时间，照射时间从开灯后 5～7 分钟开始计时。物品消毒：照射时间为 20～30 分钟；空气消毒：照射时间为 30～60 分钟

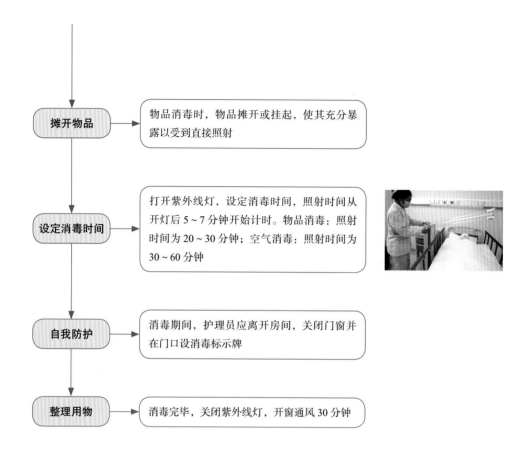

自我防护 → 消毒期间，护理员应离开房间，关闭门窗并在门口设消毒标示牌

整理用物 → 消毒完毕，关闭紫外线灯，开窗通风 30 分钟

五、痢疾患者排泄物消毒操作流程

目的：消毒杀菌，预防感染和疾病传播。

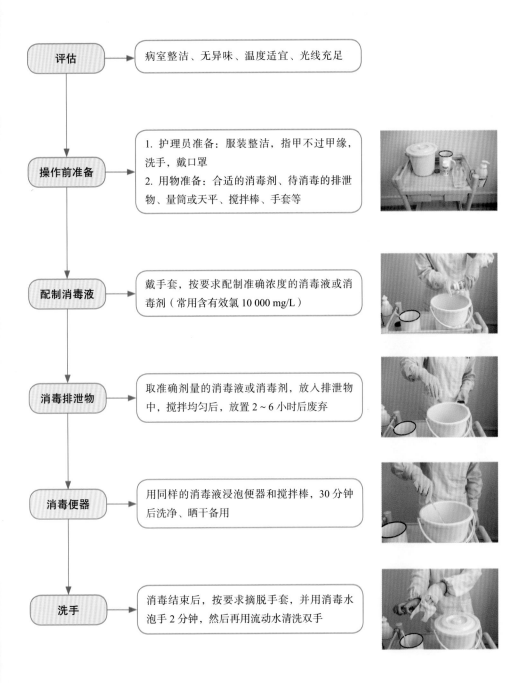

评估 → 病室整洁、无异味、温度适宜、光线充足

操作前准备 → 1. 护理员准备：服装整洁，指甲不过甲缘，洗手，戴口罩
2. 用物准备：合适的消毒剂、待消毒的排泄物、量筒或天平、搅拌棒、手套等

配制消毒液 → 戴手套，按要求配制准确浓度的消毒液或消毒剂（常用含有效氯 10 000 mg/L）

消毒排泄物 → 取准确剂量的消毒液或消毒剂，放入排泄物中，搅拌均匀后，放置 2～6 小时后废弃

消毒便器 → 用同样的消毒液浸泡便器和搅拌棒，30 分钟后洗净、晒干备用

洗手 → 消毒结束后，按要求摘脱手套，并用消毒水泡手 2 分钟，然后再用流动水清洗双手

六、肺结核患者痰液消毒操作流程

目的：消毒杀菌，预防感染和疾病传播。

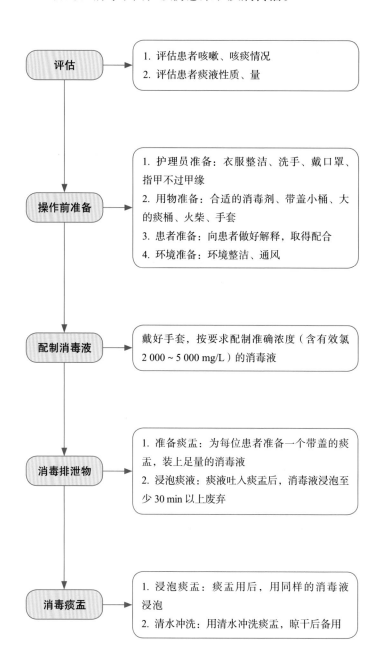

| 评估 | 1. 评估患者咳嗽、咳痰情况
2. 评估患者痰液性质、量 |

| 操作前准备 | 1. 护理员准备：衣服整洁、洗手、戴口罩、指甲不过甲缘
2. 用物准备：合适的消毒剂、带盖小桶、大的痰桶、火柴、手套
3. 患者准备：向患者做好解释，取得配合
4. 环境准备：环境整洁、通风 |

| 配制消毒液 | 戴好手套，按要求配制准确浓度（含有效氯 2 000～5 000 mg/L）的消毒液 |

| 消毒排泄物 | 1. 准备痰盂：为每位患者准备一个带盖的痰盂，装上足量的消毒液
2. 浸泡痰液：痰液吐入痰盂后，消毒液浸泡至少 30 min 以上废弃 |

| 消毒痰盂 | 1. 浸泡痰盂：痰盂用后，用同样的消毒液浸泡
2. 清水冲洗：用清水冲洗痰盂，晾干后备用 |

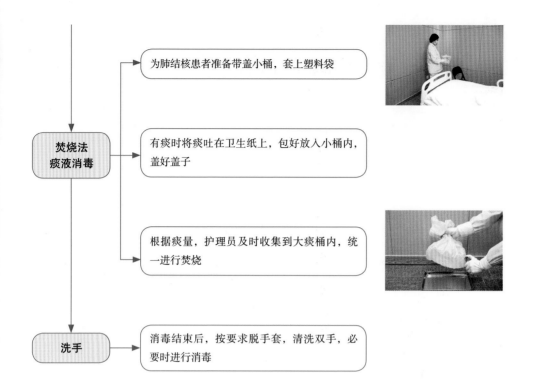

焚烧法痰液消毒 → 为肺结核患者准备带盖小桶，套上塑料袋

有痰时将痰吐在卫生纸上，包好放入小桶内，盖好盖子

根据痰量，护理员及时收集到大痰桶内，统一进行焚烧

洗手 → 消毒结束后，按要求脱手套，清洗双手，必要时进行消毒

七、乙型肝炎患者血液污染的衣被消毒操作流程

目的：消毒杀菌，预防感染和疾病传播。

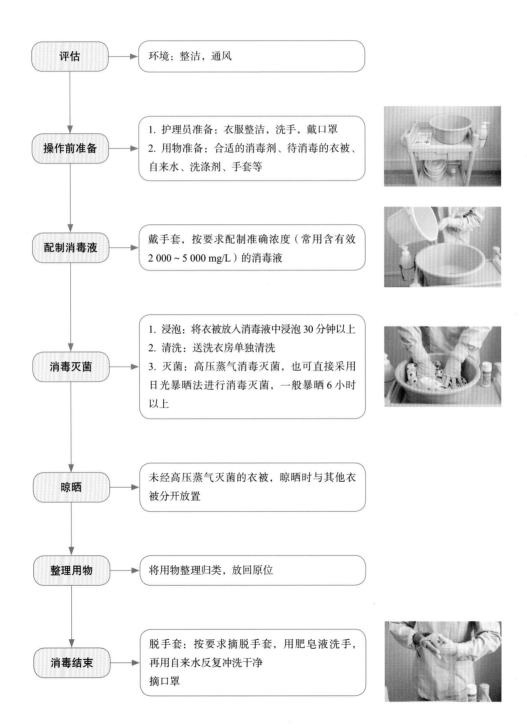

评估 → 环境：整洁，通风

操作前准备 →
1. 护理员准备：衣服整洁，洗手，戴口罩
2. 用物准备：合适的消毒剂、待消毒的衣被、自来水、洗涤剂、手套等

配制消毒液 → 戴手套，按要求配制准确浓度（常用含有效 2 000 ~ 5 000 mg/L）的消毒液

消毒灭菌 →
1. 浸泡：将衣被放入消毒液中浸泡30分钟以上
2. 清洗：送洗衣房单独清洗
3. 灭菌：高压蒸气消毒灭菌，也可直接采用日光暴晒法进行消毒灭菌，一般暴晒6小时以上

晾晒 → 未经高压蒸气灭菌的衣被，晾晒时与其他衣被分开放置

整理用物 → 将用物整理归类，放回原位

消毒结束 → 脱手套：按要求摘脱手套，用肥皂液洗手，再用自来水反复冲洗干净
摘口罩

第二章　患者清洁照护基本操作技能流程

第一节　头部清洁操作技能流程

一、床上洗头操作流程

目的：清洁头发，去除污物异味，预防感染，增进舒适，维护患者自尊。

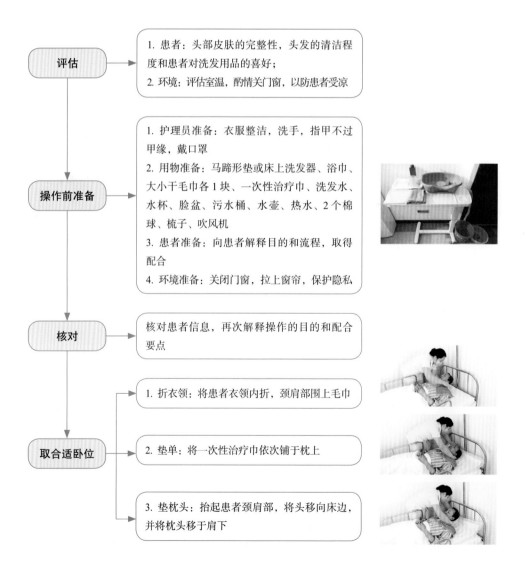

| 评估 | → | 1. 患者：头部皮肤的完整性，头发的清洁程度和患者对洗发用品的喜好；
2. 环境：评估室温，酌情关门窗，以防患者受凉 |

| 操作前准备 | → | 1. 护理员准备：衣服整洁，洗手，指甲不过甲缘，戴口罩
2. 用物准备：马蹄形垫或床上洗发器、浴巾、大小干毛巾各 1 块、一次性治疗巾、洗发水、水杯、脸盆、污水桶、水壶、热水、2 个棉球、梳子、吹风机
3. 患者准备：向患者解释目的和流程，取得配合
4. 环境准备：关闭门窗，拉上窗帘，保护隐私 |

| 核对 | → | 核对患者信息，再次解释操作的目的和配合要点 |

取合适卧位	→	1. 折衣领：将患者衣领内折，颈肩部围上毛巾
	→	2. 垫单：将一次性治疗巾依次铺于枕上
	→	3. 垫枕头：抬起患者颈肩部，将头移向床边，并将枕头移于肩下

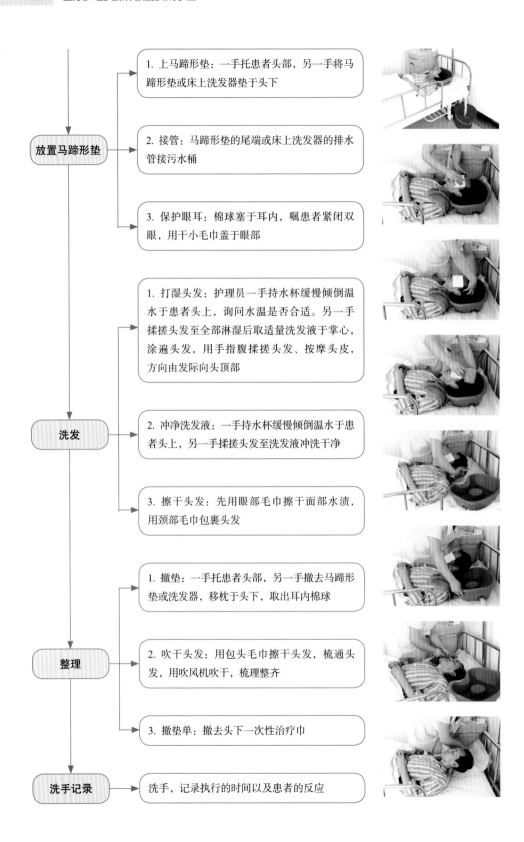

放置马蹄形垫

1. 上马蹄形垫：一手托患者头部，另一手将马蹄形垫或床上洗发器垫于头下

2. 接管：马蹄形垫的尾端或床上洗发器的排水管接污水桶

3. 保护眼耳：棉球塞于耳内，嘱患者紧闭双眼，用干小毛巾盖于眼部

洗发

1. 打湿头发：护理员一手持水杯缓慢倾倒温水于患者头上，询问水温是否合适。另一手揉搓头发至全部淋湿后取适量洗发液于掌心，涂遍头发，用手指腹揉搓头发、按摩头皮，方向由发际向头顶部

2. 冲净洗发液：一手持水杯缓慢倾倒温水于患者头上，另一手揉搓头发至洗发液冲洗干净

3. 擦干头发：先用眼部毛巾擦干面部水渍，用颈部毛巾包裹头发

整理

1. 撤垫：一手托患者头部，另一手撤去马蹄形垫或洗发器，移枕于头下，取出耳内棉球

2. 吹干头发：用包头毛巾擦干头发，梳通头发，用吹风机吹干，梳理整齐

3. 撤垫单：撤去头下一次性治疗巾

洗手记录

洗手，记录执行的时间以及患者的反应

二、梳头操作流程

目的：梳理头发，促进头皮血液循环，维持头发整齐美观，愉悦身心。

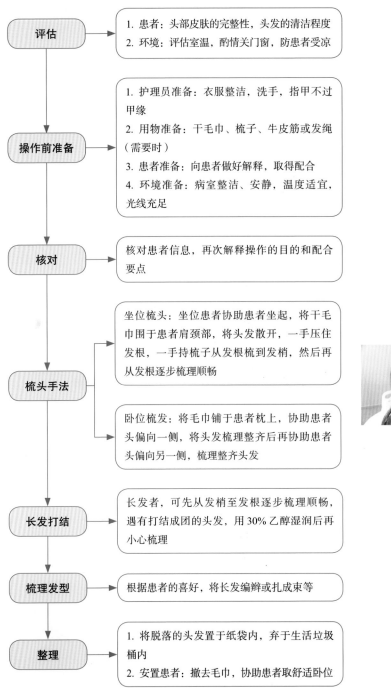

| 评估 | 1. 患者：头部皮肤的完整性，头发的清洁程度
2. 环境：评估室温，酌情关门窗，防患者受凉 |

| 操作前准备 | 1. 护理员准备：衣服整洁，洗手，指甲不过甲缘
2. 用物准备：干毛巾、梳子、牛皮筋或发绳（需要时）
3. 患者准备：向患者做好解释，取得配合
4. 环境准备：病室整洁、安静，温度适宜，光线充足 |

| 核对 | 核对患者信息，再次解释操作的目的和配合要点 |

| 梳头手法 | 坐位梳头：坐位患者协助患者坐起，将干毛巾围于患者肩颈部，将头发散开，一手压住发根，一手持梳子从发根梳到发梢，然后再从发根逐步梳理顺畅 |
| | 卧位梳发：将毛巾铺于患者枕上，协助患者头偏向一侧，将头发梳理整齐后再协助患者头偏向另一侧，梳理整齐头发 |

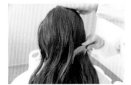

| 长发打结 | 长发者，可先从发梢至发根逐步梳理顺畅，遇有打结成团的头发，用30%乙醇湿润后再小心梳理 |

| 梳理发型 | 根据患者的喜好，将长发编辫或扎成束等 |

| 整理 | 1. 将脱落的头发置于纸袋内，弃于生活垃圾桶内
2. 安置患者：撤去毛巾，协助患者取舒适卧位 |

三、床上洗脸、洗手操作流程

目的：为卧床患者清洁面部、促进血液循环，增进舒适，预防感染，维护患者自尊。

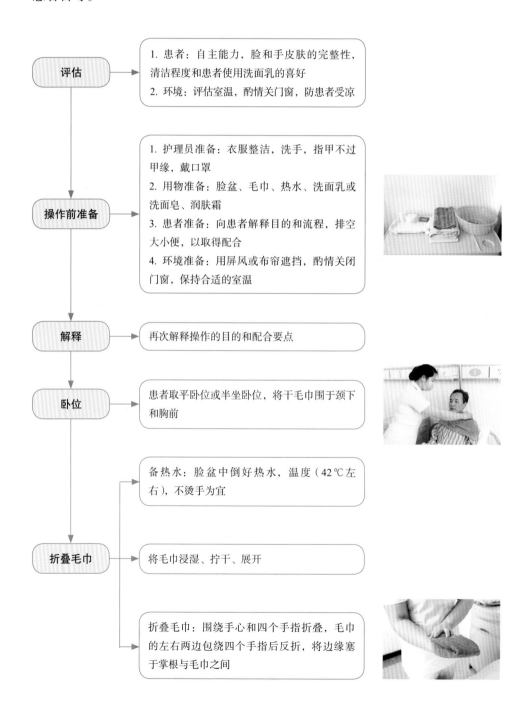

评估	→	1. 患者：自主能力，脸和手皮肤的完整性，清洁程度和患者使用洗面乳的喜好 2. 环境：评估室温，酌情关门窗，防患者受凉
操作前准备	→	1. 护理员准备：衣服整洁，洗手，指甲不过甲缘，戴口罩 2. 用物准备：脸盆、毛巾、热水、洗面乳或洗面皂、润肤霜 3. 患者准备：向患者解释目的和流程，排空大小便，以取得配合 4. 环境准备：用屏风或布帘遮挡，酌情关闭门窗，保持合适的室温
解释	→	再次解释操作的目的和配合要点
卧位	→	患者取平卧位或半坐卧位，将干毛巾围于颈下和胸前
折叠毛巾	→	备热水：脸盆中倒好热水，温度（42℃左右），不烫手为宜
	→	将毛巾浸湿、拧干、展开
	→	折叠毛巾：围绕手心和四个手指折叠，毛巾的左右两边包绕四个手指后反折，将边缘塞于掌根与毛巾之间

洗脸

洗脸顺序：眼睛、前额、鼻部、脸颊、耳部、颈部

眼部：先擦洗远侧眼，后近侧眼，从内眼角到外眼角

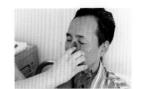

额头：由额中间分别向左再向右擦洗

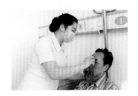

鼻部：由鼻根擦向鼻尖

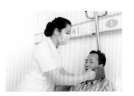

面颊、耳部：由鼻翼一侧向下至鼻唇部横向擦洗面颊部至耳前，同样方法擦拭另一侧，再擦洗下颏，向上擦洗耳部

颈部：由中间分别向左向右擦洗。视情况使用洁面乳或洗面皂，用清水洗净擦干

洗手

将患者双手放入脸盆浸泡，用香皂或其他清洁剂涂擦整双手，依次揉搓：手心、手背、手指、指缝、指尖

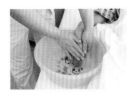

冲净肥皂泡沫后，用毛巾擦干

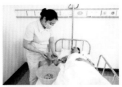

整理

1. 安置患者：根据患者习惯涂抹润肤霜，并安置患者于舒适体位
2. 整理用物：整理好用物并做好记录

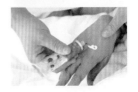

四、牙齿清洁操作流程

目的：保持口腔清洁、无感染，去除口腔内残留物和异味，增加患者舒适感。

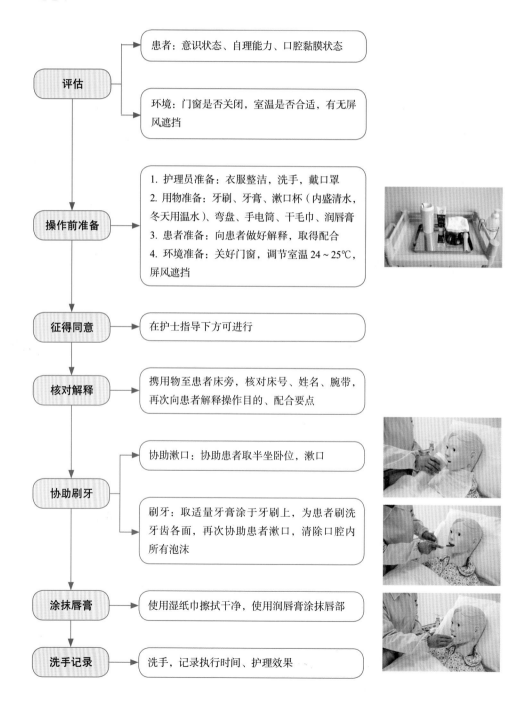

评估
- 患者：意识状态、自理能力、口腔黏膜状态
- 环境：门窗是否关闭，室温是否合适，有无屏风遮挡

操作前准备
1. 护理员准备：衣服整洁，洗手，戴口罩
2. 用物准备：牙刷、牙膏、漱口杯（内盛清水，冬天用温水）、弯盘、手电筒、干毛巾、润唇膏
3. 患者准备：向患者做好解释，取得配合
4. 环境准备：关好门窗，调节室温 24～25℃，屏风遮挡

征得同意
- 在护士指导下方可进行

核对解释
- 携用物至患者床旁，核对床号、姓名、腕带，再次向患者解释操作目的、配合要点

协助刷牙
- 协助漱口：协助患者取半坐卧位，漱口
- 刷牙：取适量牙膏涂于牙刷上，为患者刷洗牙齿各面，再次协助患者漱口，清除口腔内所有泡沫

涂抹唇膏
- 使用湿纸巾擦拭干净，使用润唇膏涂抹唇部

洗手记录
- 洗手，记录执行时间、护理效果

五、义齿清洁操作流程

目的：帮助戴活动性假牙的患者清洁口腔，维持口腔与假牙的清洁，避免假牙损坏，增加患者舒适度，预防并发症。

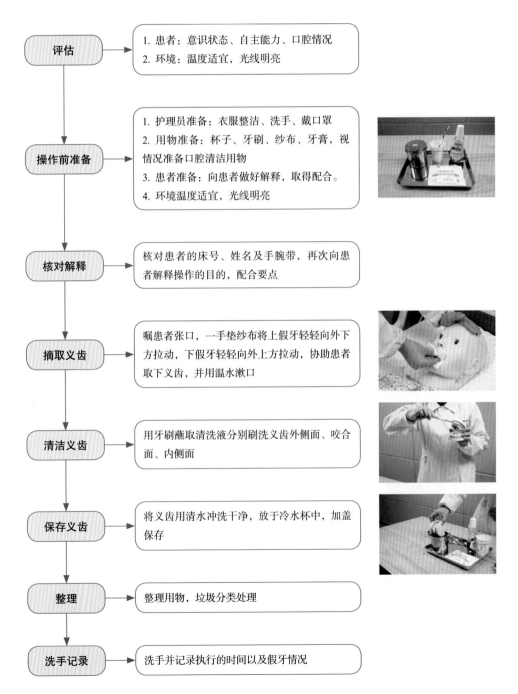

| 评估 | → | 1. 患者：意识状态、自主能力、口腔情况
2. 环境：温度适宜，光线明亮 |

| 操作前准备 | → | 1. 护理员准备：衣服整洁、洗手、戴口罩
2. 用物准备：杯子、牙刷、纱布、牙膏，视情况准备口腔清洁用物
3. 患者准备：向患者做好解释，取得配合。
4. 环境温度适宜，光线明亮 |

| 核对解释 | → | 核对患者的床号、姓名及手腕带，再次向患者解释操作的目的，配合要点 |

| 摘取义齿 | → | 嘱患者张口，一手垫纱布将上假牙轻轻向外下方拉动，下假牙轻轻向外上方拉动，协助患者取下义齿，并用温水漱口 |

| 清洁义齿 | → | 用牙刷蘸取清洗液分别刷洗义齿外侧面、咬合面、内侧面 |

| 保存义齿 | → | 将义齿用清水冲洗干净，放于冷水杯中，加盖保存 |

| 整理 | → | 整理用物，垃圾分类处理 |

| 洗手记录 | → | 洗手并记录执行的时间以及假牙情况 |

第二节　身体清洁操作技能流程

一、床上擦浴操作流程

目的：清洁卧床患者皮肤，增进舒适，促进血液循环，维护患者自尊。

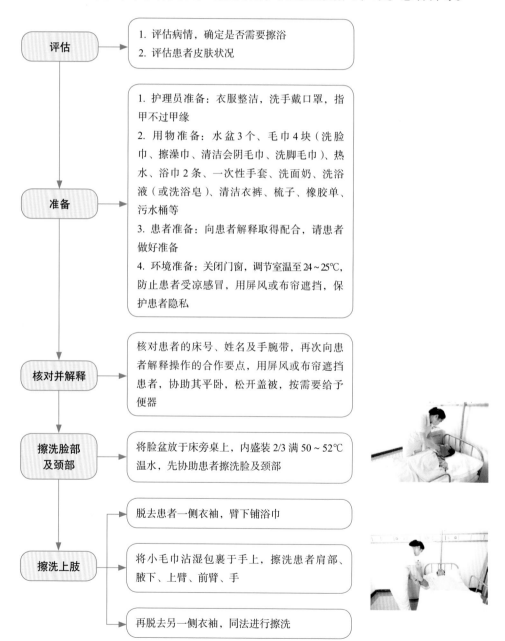

| 评估 | → | 1. 评估病情，确定是否需要擦浴
2. 评估患者皮肤状况 |

| 准备 | → | 1. 护理员准备：衣服整洁，洗手戴口罩，指甲不过甲缘
2. 用物准备：水盆3个、毛巾4块（洗脸巾、擦澡巾、清洁会阴毛巾、洗脚毛巾）、热水、浴巾2条、一次性手套、洗面奶、洗浴液（或洗浴皂）、清洁衣裤、梳子、橡胶单、污水桶等
3. 患者准备：向患者解释取得配合，请患者做好准备
4. 环境准备：关闭门窗，调节室温至24～25℃，防止患者受凉感冒，用屏风或布帘遮挡，保护患者隐私 |

| 核对并解释 | → | 核对患者的床号、姓名及手腕带，再次向患者解释操作的合作要点，用屏风或布帘遮挡患者，协助其平卧，松开盖被，按需要给予便器 |

| 擦洗脸部及颈部 | → | 将脸盆放于床旁桌上，内盛装2/3满50～52℃温水，先协助患者擦洗脸及颈部 |

擦洗上肢	→	脱去患者一侧衣袖，臂下铺浴巾
		将小毛巾沾湿包裹于手上，擦洗患者肩部、腋下、上臂、前臂、手
		再脱去另一侧衣袖，同法进行擦洗

擦洗胸腹 → 准备擦洗部位：棉被向下折叠，浴巾直接盖于胸、腹部

擦洗胸腹 → 擦洗：一手略掀起浴巾，另一手裹擦洗毛巾，擦洗前胸、腹部

擦洗胸腹 → 保温擦洗部位：浴巾擦干，盖上棉被

擦洗背部 → 准备擦洗部位：协助患者侧卧，将背部棉被向上折，暴露背、臀部，浴巾铺于背、臀下

擦洗背部 → 擦洗背部：手裹毛巾依次擦洗后颈部、背部，再擦洗臀部

擦洗背部 → 更换上衣：擦洗完毕后，用浴巾擦干，更换清洁上衣

擦洗下肢 → 准备擦洗部位：脱下裤子，棉被盖于远侧下肢，暴露近侧下肢，并在其下铺浴巾

擦洗下肢 → 擦洗下肢：一手裹毛巾擦洗髋部、大腿、膝部、小腿，另一手给予协助

擦洗下肢 → 擦干擦洗部位：擦洗完毕后，用浴巾擦干，同法擦洗对侧下肢

清洁会阴 → 协助患者清洁会阴

洗脚 → 协助患者洗脚

更换裤子，整理记录 → 更换清洁裤子，整理床单位，安置患者，整理用物并记录

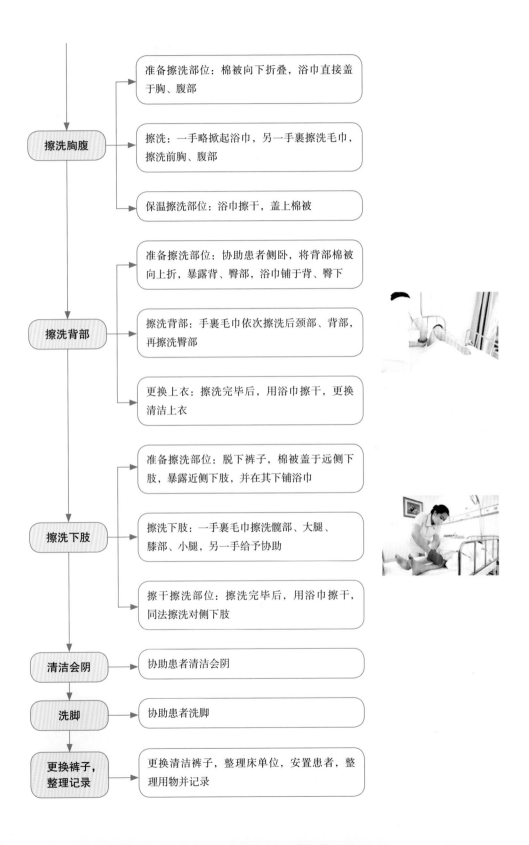

二、成人沐浴操作流程

目的：清洁全身，去除污垢和异味，增进舒适度，维持自尊。

评估
- 患者：意识状态、自主能力、患者肢体活动度
- 环境：浴室是否安装扶手，有无防滑垫、热水开关标志

操作前准备
1. 护理员准备：衣服整洁，洗手，剪指甲（指甲不过甲缘）
2. 用物准备：淋浴设施、毛巾、浴巾、洗发液、护发素、洗面奶、浴液（或浴皂）、润肤霜、清洁衣裤、梳子、淋浴坐椅
3. 患者准备：向患者做好解释，取得配合
4. 环境准备：关门窗，冬天调节温度至24～26℃，防止受凉

温度为24-26℃

核对解释
携用物至患者床旁，核对患者床号、姓名、住院号及腕带，再次向患者解释操作的目的、配合要点

协助入浴室
协助患者穿防滑拖鞋，搀扶（或用轮椅运送）进入浴室

脱衣服
扶患者坐于淋浴椅上，协助其脱去衣服（患者一侧肢体活动障碍，应先脱健侧衣服，再脱患侧衣服），嘱患者双手握住淋浴椅两侧扶手，坐稳

调节水温
- 水温：40℃左右
- 调节方法：先开冷水开关，再开热水开关（如为单把手开关应由冷水向热水侧慢慢调节，以防烫伤）
- 关闭方法：先关热水开关，后关冷水开关

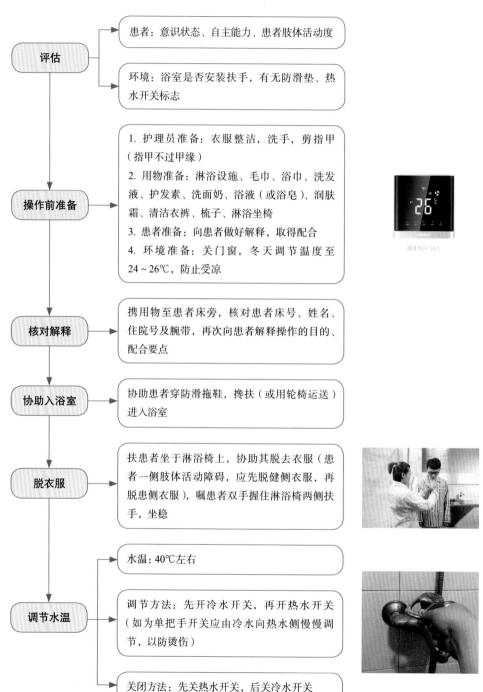

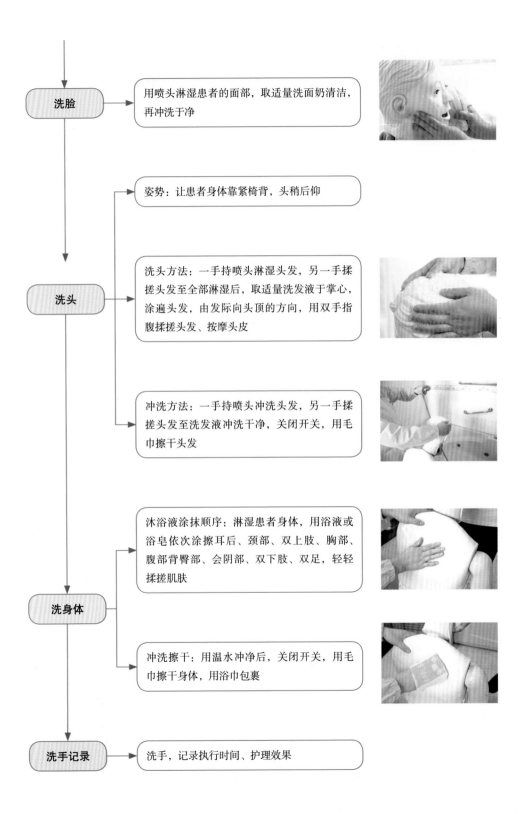

洗脸 → 用喷头淋湿患者的面部，取适量洗面奶清洁，再冲洗干净

姿势：让患者身体靠紧椅背，头稍后仰

洗头 → 洗头方法：一手持喷头淋湿头发，另一手揉搓头发至全部淋湿后，取适量洗发液于掌心，涂遍头发，由发际向头顶的方向，用双手指腹揉搓头发、按摩头皮

冲洗方法：一手持喷头冲洗头发，另一手揉搓头发至洗发液冲洗干净，关闭开关，用毛巾擦干头发

洗身体 → 沐浴液涂抹顺序：淋湿患者身体，用浴液或浴皂依次涂擦耳后、颈部、双上肢、胸部、腹部背臀部、会阴部、双下肢、双足，轻轻揉搓肌肤

冲洗擦干：用温水冲净后，关闭开关，用毛巾擦干身体，用浴巾包裹

洗手记录 → 洗手，记录执行时间、护理效果

三、会阴清洁操作流程

目的：为卧床患者清洁会阴部，去除异味，保持清洁，预防感染，增进舒适。

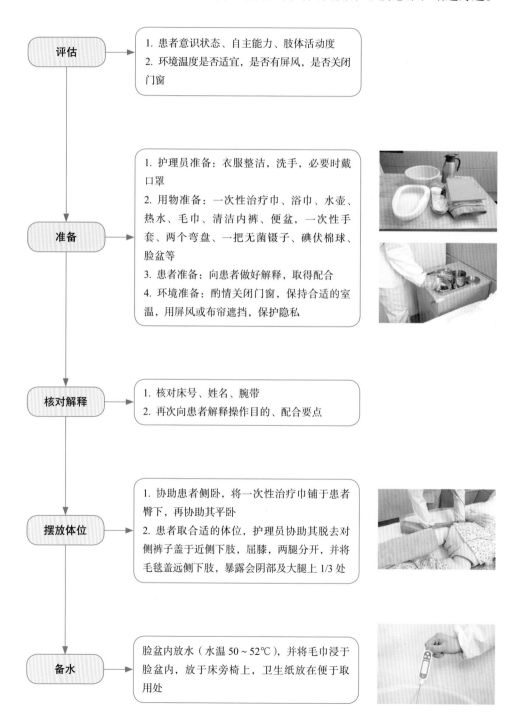

评估
1. 患者意识状态、自主能力、肢体活动度
2. 环境温度是否适宜，是否有屏风，是否关闭门窗

准备
1. 护理员准备：衣服整洁，洗手，必要时戴口罩
2. 用物准备：一次性治疗巾、浴巾、水壶、热水、毛巾、清洁内裤、便盆，一次性手套、两个弯盘、一把无菌镊子、碘伏棉球、脸盆等
3. 患者准备：向患者做好解释，取得配合
4. 环境准备：酌情关闭门窗，保持合适的室温，用屏风或布帘遮挡，保护隐私

核对解释
1. 核对床号、姓名、腕带
2. 再次向患者解释操作目的、配合要点

摆放体位
1. 协助患者侧卧，将一次性治疗巾铺于患者臀下，再协助其平卧
2. 患者取合适的体位，护理员协助其脱去对侧裤子盖于近侧下肢，屈膝，两腿分开，并将毛毯盖远侧下肢，暴露会阴部及大腿上 1/3 处

备水
脸盆内放水（水温 50~52℃），并将毛巾浸于脸盆内，放于床旁椅上，卫生纸放在便于取用处

戴一次性手套，擦洗两侧大腿根部，每擦洗一个部位需清洗毛巾或更换毛巾部位

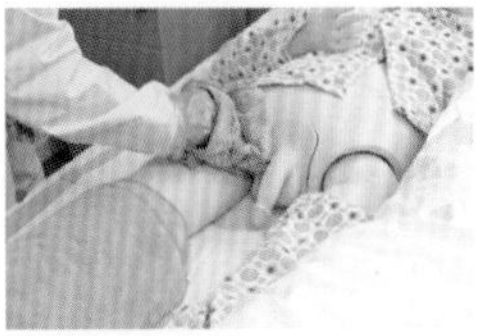

提起阴茎，由尿道口向外环形擦洗阴茎头部，清洗毛巾，反复擦洗，直至擦干净为止

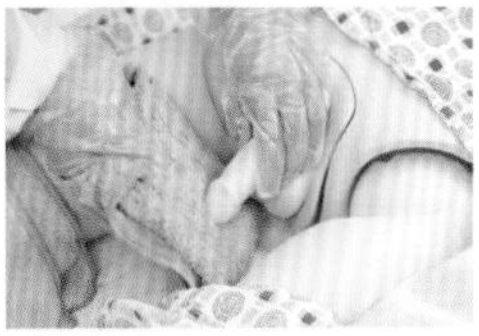

男性会阴清洁

沿阴茎头部向阴茎根部擦洗，注意擦洗阴茎皱褶下皮肤

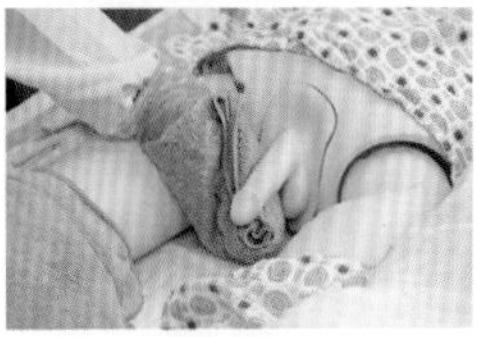

轻轻擦洗阴囊部，并将阴囊托起，再擦洗阴囊下皮肤皱褶处

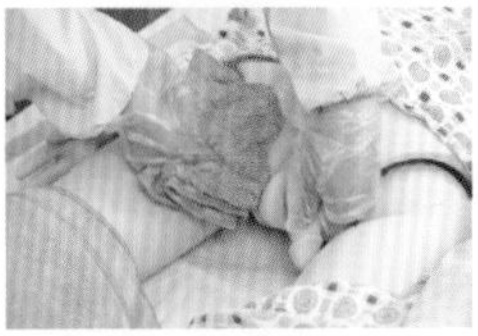

从内向外的顺序依次用消毒棉球擦洗，每擦洗一个部位更换一个棉球，先从尿道口处到导尿管近端擦洗

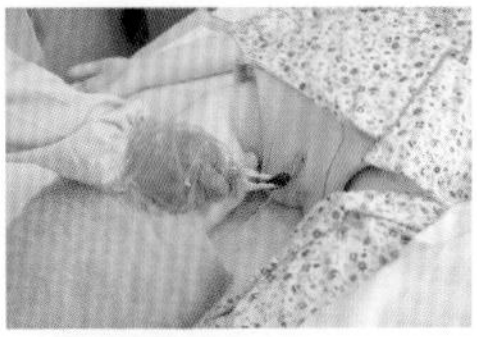

女性留置导尿患者会阴清洁

用镊子夹碘伏棉球从上向下擦洗阴唇，先擦两侧小阴唇，再擦两侧大阴唇

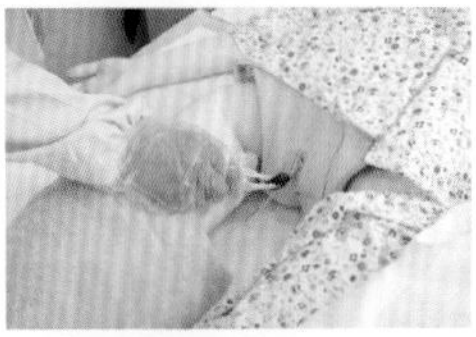

从下向上横向擦洗阴阜

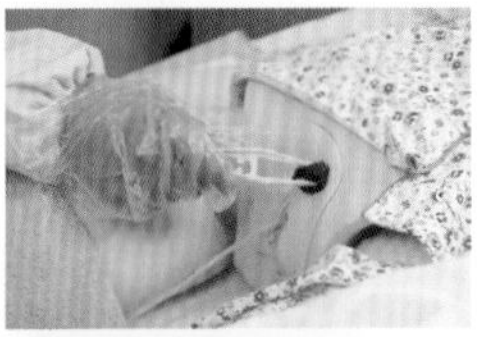

从内向外依次擦洗大腿根部

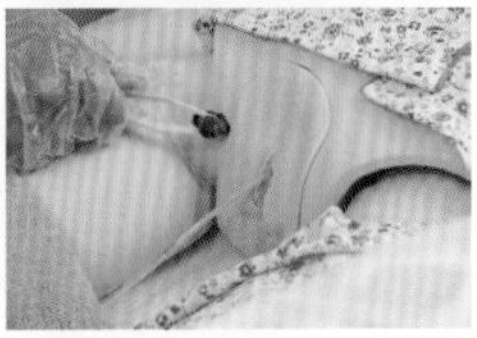

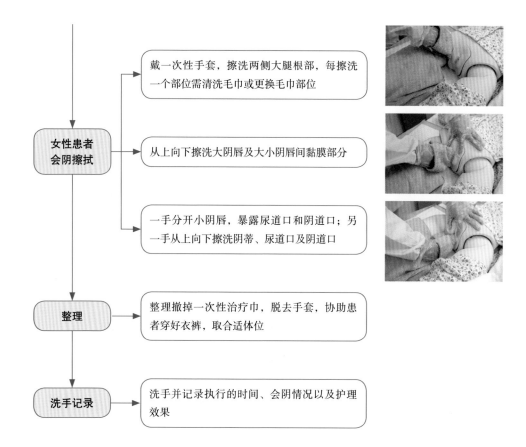

女性患者会阴擦拭 → 戴一次性手套，擦洗两侧大腿根部，每擦洗一个部位需清洗毛巾或更换毛巾部位

女性患者会阴擦拭 → 从上向下擦洗大阴唇及大小阴唇间黏膜部分

女性患者会阴擦拭 → 一手分开小阴唇，暴露尿道口和阴道口；另一手从上向下擦洗阴蒂、尿道口及阴道口

整理 → 整理撤掉一次性治疗巾，脱去手套，协助患者穿好衣裤，取合适体位

洗手记录 → 洗手并记录执行的时间、会阴情况以及护理效果

四、床上洗脚操作流程

目的：清洁患者双足，去除臭味，促进血液循环，增进舒适。

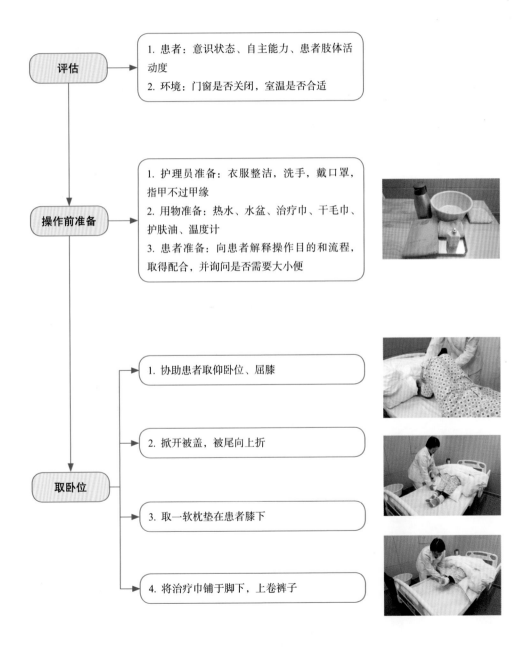

评估
1. 患者：意识状态、自主能力、患者肢体活动度
2. 环境：门窗是否关闭，室温是否合适

操作前准备
1. 护理员准备：衣服整洁，洗手，戴口罩，指甲不过甲缘
2. 用物准备：热水、水盆、治疗巾、干毛巾、护肤油、温度计
3. 患者准备：向患者解释操作目的和流程，取得配合，并询问是否需要大小便

取卧位
1. 协助患者取仰卧位、屈膝
2. 掀开被盖，被尾向上折
3. 取一软枕垫在患者膝下
4. 将治疗巾铺于脚下，上卷裤子

准备热水

1. 水盆内倒好热水，盛至水盆的 1/2 满

2. 测试温度（50～52℃），将水盆置浴巾上

按顺序洗脚

1. 裤管卷至膝部，先放一足于盆内，询问水温后，再放入另一足，浸泡数分钟

2. 用小毛巾擦洗足部
顺序为：踝部 – 足背 – 足底 – 趾缝

整理用物

1. 擦干双脚

2. 撤去用物，用护肤油涂抹双脚

3. 整理床单位、洗手

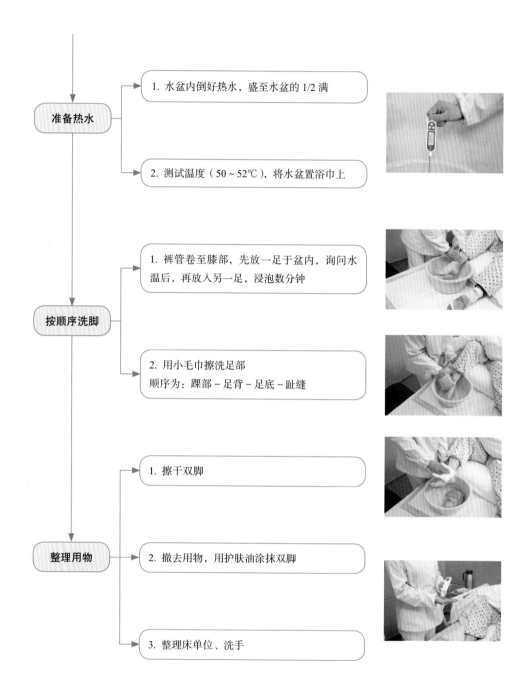

五、修剪指（趾）甲操作流程

目的：保持患者清洁、舒适，避免划伤自己。

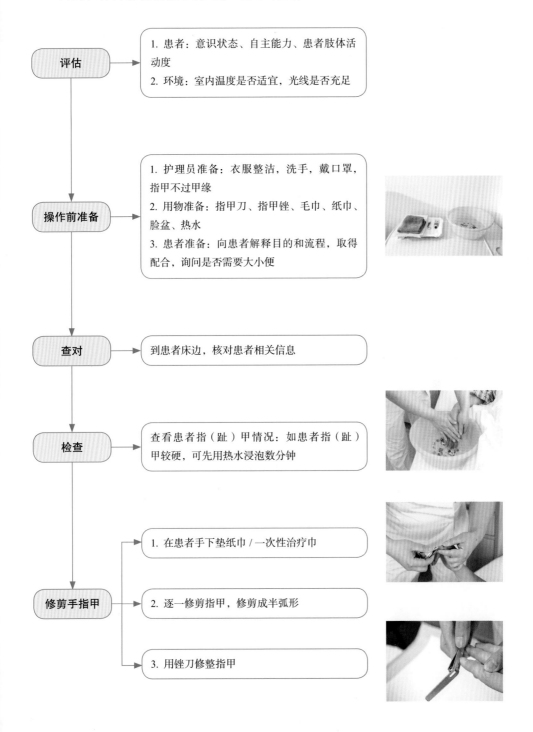

评估
1. 患者：意识状态、自主能力、患者肢体活动度
2. 环境：室内温度是否适宜，光线是否充足

操作前准备
1. 护理员准备：衣服整洁，洗手，戴口罩，指甲不过甲缘
2. 用物准备：指甲刀、指甲锉、毛巾、纸巾、脸盆、热水
3. 患者准备：向患者解释目的和流程，取得配合，询问是否需要大小便

查对
到患者床边，核对患者相关信息

检查
查看患者指（趾）甲情况：如患者指（趾）甲较硬，可先用热水浸泡数分钟

修剪手指甲
1. 在患者手下垫纸巾／一次性治疗巾
2. 逐一修剪指甲，修剪成半弧形
3. 用锉刀修整指甲

修剪脚趾甲

1. 在患者足下垫纸巾 / 一次性治疗巾

2. 逐一修剪趾甲，修剪成平形，两侧不留锐角

3. 用锉刀修剪趾甲

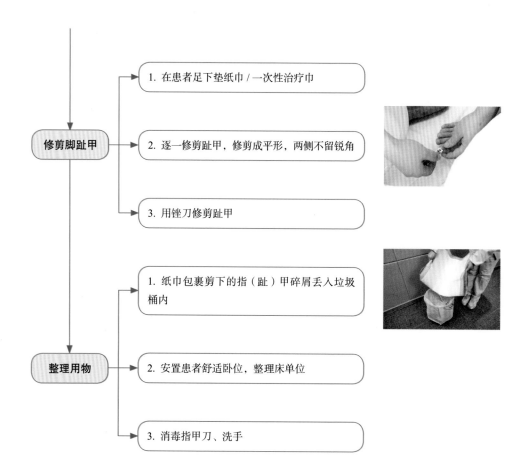

整理用物

1. 纸巾包裹剪下的指（趾）甲碎屑丢入垃圾桶内

2. 安置患者舒适卧位，整理床单位

3. 消毒指甲刀、洗手

六、手术后患者床上擦浴操作流程

目的：为手术后卧床患者清洁皮肤，促进血液循环，增进舒适，预防并发症，维护患者自尊。

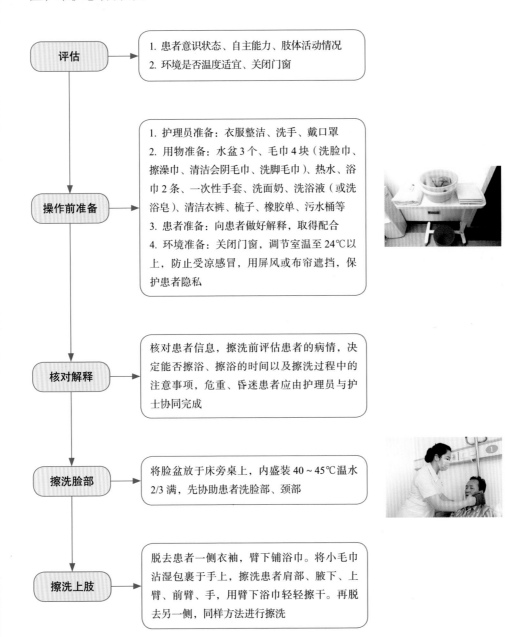

评估

1. 患者意识状态、自主能力、肢体活动情况
2. 环境是否温度适宜、关闭门窗

操作前准备

1. 护理员准备：衣服整洁、洗手、戴口罩
2. 用物准备：水盆3个、毛巾4块（洗脸巾、擦澡巾、清洁会阴毛巾、洗脚毛巾）、热水、浴巾2条、一次性手套、洗面奶、洗浴液（或洗浴皂）、清洁衣裤、梳子、橡胶单、污水桶等
3. 患者准备：向患者做好解释，取得配合
4. 环境准备：关闭门窗，调节室温至24℃以上，防止受凉感冒，用屏风或布帘遮挡，保护患者隐私

核对解释

核对患者信息，擦洗前评估患者的病情，决定能否擦浴、擦浴的时间以及擦洗过程中的注意事项，危重、昏迷患者应由护理员与护士协同完成

擦洗脸部

将脸盆放于床旁桌上，内盛装40～45℃温水2/3满，先协助患者洗脸部、颈部

擦洗上肢

脱去患者一侧衣袖，臂下铺浴巾。将小毛巾沾湿包裹于手上，擦洗患者肩部、腋下、上臂、前臂、手，用臂下浴巾轻轻擦干。再脱去另一侧，同样方法进行擦洗

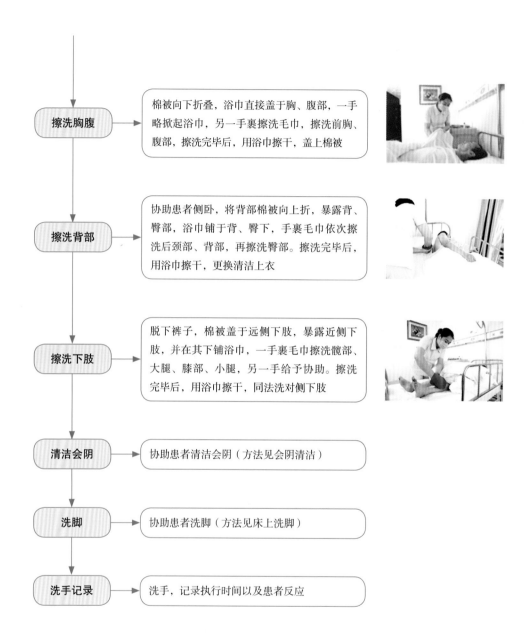

擦洗胸腹 → 棉被向下折叠，浴巾直接盖于胸、腹部，一手略掀起浴巾，另一手裹擦洗毛巾，擦洗前胸、腹部，擦洗完毕后，用浴巾擦干，盖上棉被

擦洗背部 → 协助患者侧卧，将背部棉被向上折，暴露背、臀部，浴巾铺于背、臀下，手裹毛巾依次擦洗后颈部、背部，再擦洗臀部。擦洗完毕后，用浴巾擦干，更换清洁上衣

擦洗下肢 → 脱下裤子，棉被盖于远侧下肢，暴露近侧下肢，并在其下铺浴巾，一手裹毛巾擦洗髋部、大腿、膝部、小腿，另一手给予协助。擦洗完毕后，用浴巾擦干，同法洗对侧下肢

清洁会阴 → 协助患者清洁会阴（方法见会阴清洁）

洗脚 → 协助患者洗脚（方法见床上洗脚）

洗手记录 → 洗手，记录执行时间以及患者反应

第三节　协助更衣操作技能流程

一、穿、脱衣裤操作流程

目的：为失能患者穿脱衣裤，协助仪表整理，增进舒适。

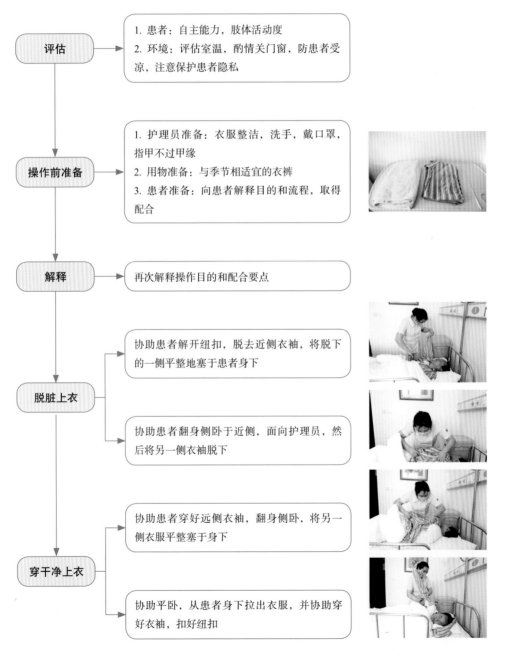

评估
1. 患者：自主能力，肢体活动度
2. 环境：评估室温，酌情关门窗，防患者受凉，注意保护患者隐私

操作前准备
1. 护理员准备：衣服整洁，洗手，戴口罩，指甲不过甲缘
2. 用物准备：与季节相适宜的衣裤
3. 患者准备：向患者解释目的和流程，取得配合

解释
再次解释操作目的和配合要点

脱脏上衣
协助患者解开纽扣，脱去近侧衣袖，将脱下的一侧平整地塞于患者身下

协助患者翻身侧卧于近侧，面向护理员，然后将另一侧衣袖脱下

穿干净上衣
协助患者穿好远侧衣袖，翻身侧卧，将另一侧衣服平整塞于身下

协助平卧，从患者身下拉出衣服，并协助穿好衣袖，扣好纽扣

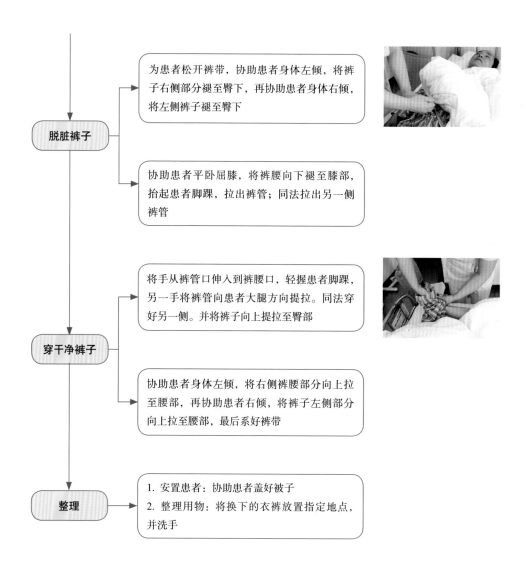

脱脏裤子

为患者松开裤带，协助患者身体左倾，将裤子右侧部分褪至臀下，再协助患者身体右倾，将左侧裤子褪至臀下

协助患者平卧屈膝，将裤腰向下褪至膝部，抬起患者脚踝，拉出裤管；同法拉出另一侧裤管

穿干净裤子

将手从裤管口伸入到裤腰口，轻握患者脚踝，另一手将裤管向患者大腿方向提拉。同法穿好另一侧。并将裤子向上提拉至臀部

协助患者身体左倾，将右侧裤腰部分向上拉至腰部，再协助患者右倾，将裤子左侧部分向上拉至腰部，最后系好裤带

整理

1. 安置患者：协助患者盖好被子
2. 整理用物：将换下的衣裤放置指定地点，并洗手

二、指导有肢体疾患患者穿、脱衣裤操作流程

目的：指导有肢体疾患，但是可以坐起的患者穿、脱衣裤，训练患者使用健手完成日常生活活动，确保患者舒适、有尊严。

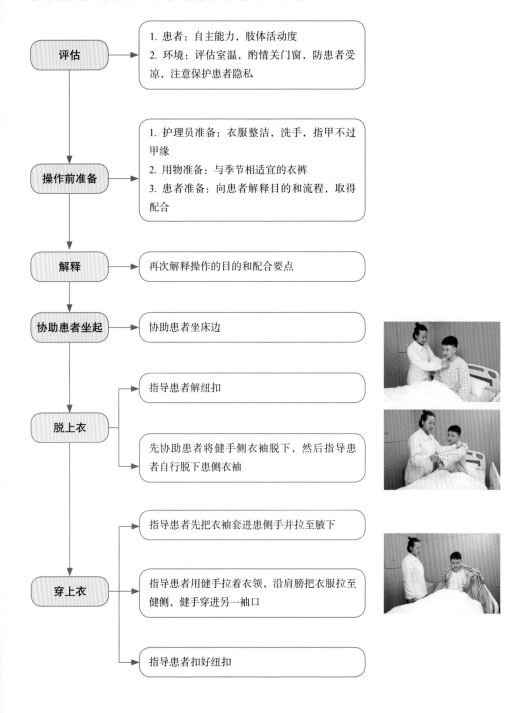

评估
1. 患者：自主能力，肢体活动度
2. 环境：评估室温，酌情关门窗，防患者受凉，注意保护患者隐私

操作前准备
1. 护理员准备：衣服整洁，洗手，指甲不过甲缘
2. 用物准备：与季节相适宜的衣裤
3. 患者准备：向患者解释目的和流程，取得配合

解释
再次解释操作的目的和配合要点

协助患者坐起
协助患者坐床边

脱上衣
指导患者解纽扣

先协助患者将健手侧衣袖脱下，然后指导患者自行脱下患侧衣袖

穿上衣
指导患者先把衣袖套进患侧手并拉至腋下

指导患者用健手拉着衣领，沿肩膀把衣服拉至健侧，健手穿进另一袖口

指导患者扣好纽扣

脱裤子

- 指导患者松裤腰带
- 指导并协助患者将健侧裤腿脱下
- 指导并协助患者将患侧裤腿脱下

穿裤子

- 指导患者将患腿交叉放在健腿上，把裤管套进患腿
- 健腿穿进另一裤管，将裤腰带尽量拉高至大腿
- 协助患者站立，将裤子拉至腰部
- 协助患者坐下，系上腰带

整理

- 安置患者：安置好患者
- 整理用物：将换下的衣裤放置在指定地方并洗手

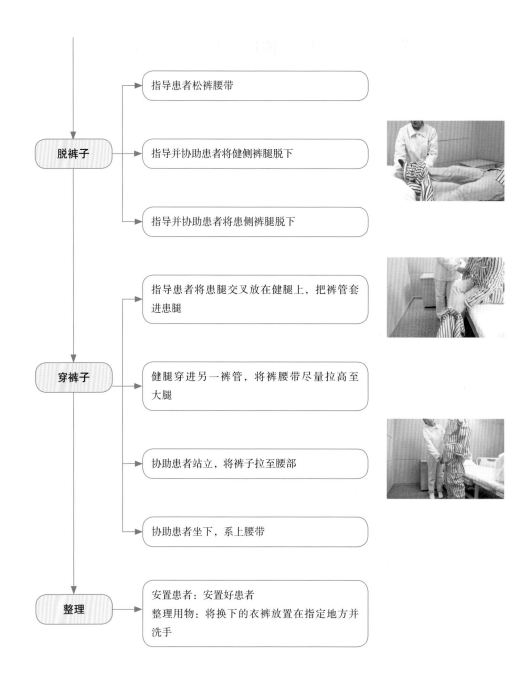

第四节 床单位整理操作技能流程

一、备用床操作流程

目的：保持房间整洁、美观，接收新入院患者。

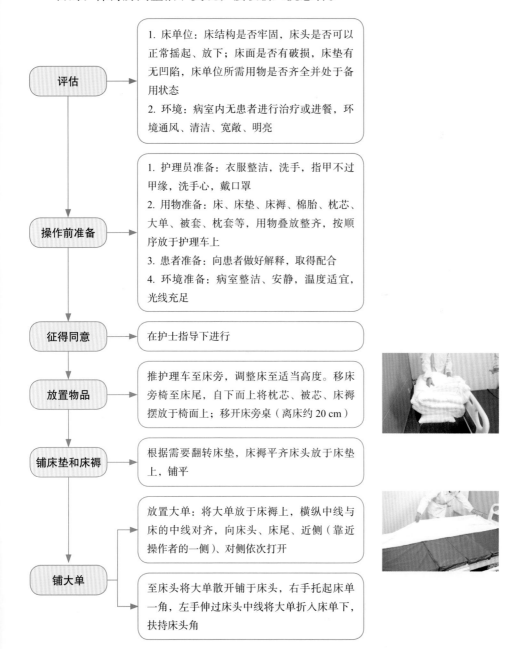

| 评估 | 1. 床单位：床结构是否牢固，床头是否可以正常摇起、放下；床面是否有破损，床垫有无凹陷，床单位所需用物是否齐全并处于备用状态
2. 环境：病室内无患者进行治疗或进餐，环境通风、清洁、宽敞、明亮 |

| 操作前准备 | 1. 护理员准备：衣服整洁，洗手，指甲不过甲缘，洗手心，戴口罩
2. 用物准备：床、床垫、床褥、棉胎、枕芯、大单、被套、枕套等，用物叠放整齐，按顺序放于护理车上
3. 患者准备：向患者做好解释，取得配合
4. 环境准备：病室整洁、安静，温度适宜，光线充足 |

| 征得同意 | 在护士指导下进行 |

| 放置物品 | 推护理车至床旁，调整床至适当高度。移床旁椅至床尾，自下而上将枕芯、被芯、床褥摆放于椅面上；移开床旁桌（离床约 20 cm） |

| 铺床垫和床褥 | 根据需要翻转床垫，床褥平齐床头放于床垫上，铺平 |

| 铺大单 | 放置大单：将大单放于床褥上，横纵中线与床的中线对齐，向床头、床尾、近侧（靠近操作者的一侧）、对侧依次打开 |
| | 至床头将大单散开铺于床头，右手托起床单一角，左手伸过床头中线将大单折入床单下，扶持床头角 |

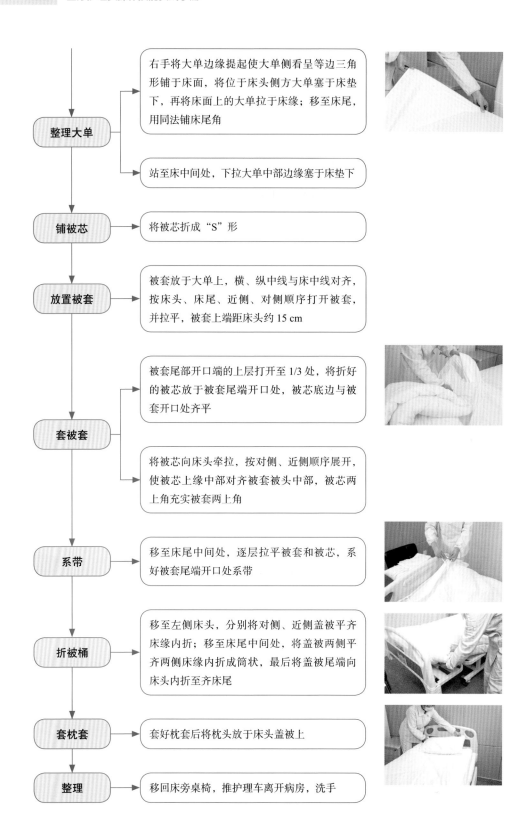

整理大单 → 右手将大单边缘提起使大单侧看呈等边三角形铺于床面，将位于床头侧方大单塞于床垫下，再将床面上的大单拉于床缘；移至床尾，用同法铺床尾角

→ 站至床中间处，下拉大单中部边缘塞于床垫下

铺被芯 → 将被芯折成"S"形

放置被套 → 被套放于大单上，横、纵中线与床中线对齐，按床头、床尾、近侧、对侧顺序打开被套，并拉平，被套上端距床头约 15 cm

套被套 → 被套尾部开口端的上层打开至 1/3 处，将折好的被芯放于被套尾端开口处，被芯底边与被套开口处齐平

→ 将被芯向床头牵拉，按对侧、近侧顺序展开，使被芯上缘中部对齐被套被头中部，被芯两上角充实被套两上角

系带 → 移至床尾中间处，逐层拉平被套和被芯，系好被套尾端开口处系带

折被桶 → 移至左侧床头，分别将对侧、近侧盖被平齐床缘内折；移至床尾中间处，将盖被两侧平齐两侧床缘内折成筒状，最后将盖被尾端向床头内折至齐床尾

套枕套 → 套好枕套后将枕头放于床头盖被上

整理 → 移回床旁桌椅，推护理车离开病房，洗手

二、暂空床操作流程

目的：保持病室整洁，供新入院患者或暂离床活动的患者使用。

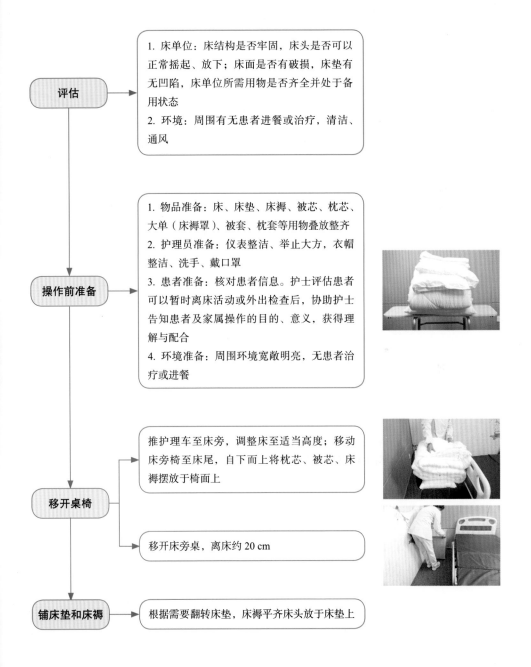

评估

1. 床单位：床结构是否牢固，床头是否可以正常摇起、放下；床面是否有破损，床垫有无凹陷，床单位所需用物是否齐全并处于备用状态
2. 环境：周围有无患者进餐或治疗，清洁、通风

操作前准备

1. 物品准备：床、床垫、床褥、被芯、枕芯、大单（床褥罩）、被套、枕套等用物叠放整齐
2. 护理员准备：仪表整洁、举止大方，衣帽整洁、洗手、戴口罩
3. 患者准备：核对患者信息。护士评估患者可以暂时离床活动或外出检查后，协助护士告知患者及家属操作的目的、意义，获得理解与配合
4. 环境准备：周围环境宽敞明亮，无患者治疗或进餐

移开桌椅

推护理车至床旁，调整床至适当高度；移动床旁椅至床尾，自下而上将枕芯、被芯、床褥摆放于椅面上

移开床旁桌，离床约 20 cm

铺床垫和床褥

根据需要翻转床垫，床褥平齐床头放于床垫上

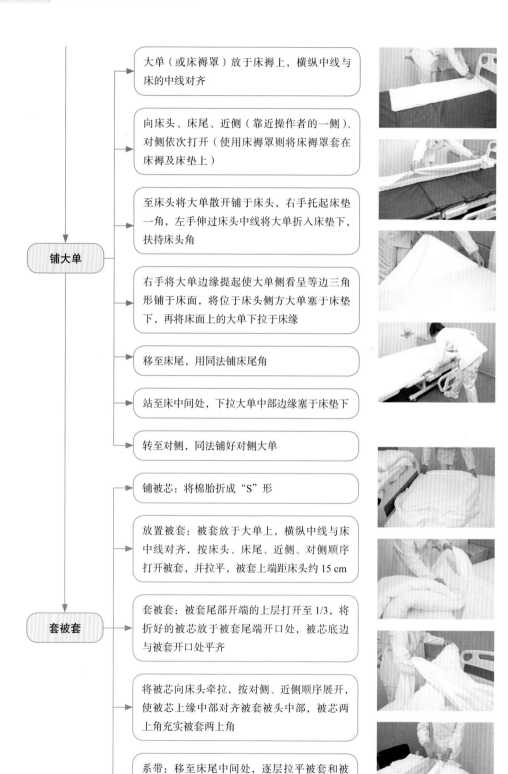

铺大单

大单（或床褥罩）放于床褥上，横纵中线与床的中线对齐

向床头、床尾、近侧（靠近操作者的一侧）、对侧依次打开（使用床褥罩则将床褥罩套在床褥及床垫上）

至床头将大单散开铺于床头，右手托起床垫一角，左手伸过床头中线将大单折入床垫下，扶持床头角

右手将大单边缘提起使大单侧看呈等边三角形铺于床面，将位于床头侧方大单塞于床垫下，再将床面上的大单下拉于床缘

移至床尾，用同法铺床尾角

站至床中间处，下拉大单中部边缘塞于床垫下

转至对侧，同法铺好对侧大单

套被套

铺被芯：将棉胎折成"S"形

放置被套：被套放于大单上，横纵中线与床中线对齐，按床头、床尾、近侧、对侧顺序打开被套，并拉平，被套上端距床头约 15 cm

套被套：被套尾部开端的上层打开至 1/3，将折好的被芯放于被套尾端开口处，被芯底边与被套开口处平齐

将被芯向床头牵拉，按对侧、近侧顺序展开，使被芯上缘中部对齐被套被头中部，被芯两上角充实被套两上角

系带：移至床尾中间处，逐层拉平被套和被芯，系好被套尾端开口处系带

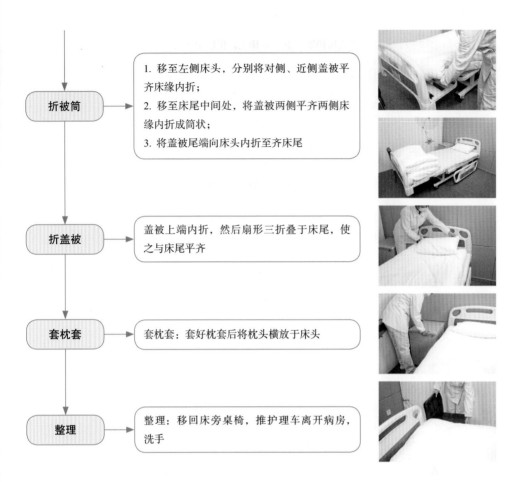

折被筒

1. 移至左侧床头，分别将对侧、近侧盖被平齐床缘内折；
2. 移至床尾中间处，将盖被两侧平齐两侧床缘内折成筒状；
3. 将盖被尾端向床头内折至齐床尾

折盖被

盖被上端内折，然后扇形三折叠于床尾，使之与床尾平齐

套枕套

套枕套：套好枕套后将枕头横放于床头

整理

整理：移回床旁桌椅，推护理车离开病房，洗手

三、麻醉床操作流程

目的：保持房间整洁、美观，接收手术患者，避免污染床上用物，预防压力性损伤，使患者感觉安全、舒适。

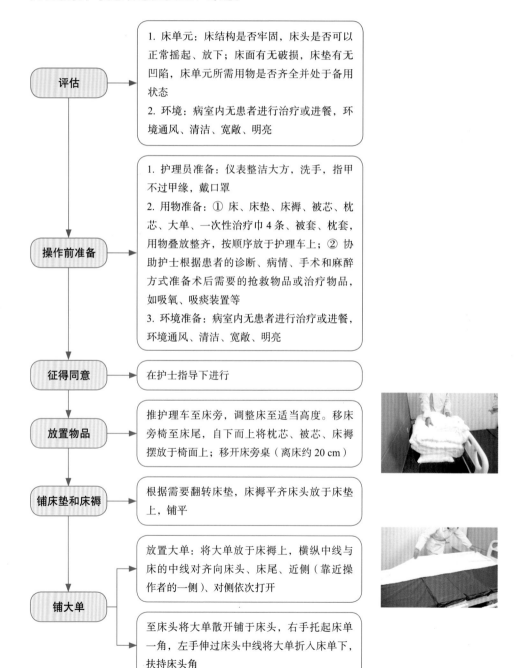

评估

1. 床单元：床结构是否牢固，床头是否可以正常摇起、放下；床面有无破损，床垫有无凹陷，床单元所需用物是否齐全并处于备用状态

2. 环境：病室内无患者进行治疗或进餐，环境通风、清洁、宽敞、明亮

操作前准备

1. 护理员准备：仪表整洁大方，洗手，指甲不过甲缘，戴口罩

2. 用物准备：① 床、床垫、床褥、被芯、枕芯、大单、一次性治疗巾4条、被套、枕套，用物叠放整齐，按顺序放于护理车上；② 协助护士根据患者的诊断、病情、手术和麻醉方式准备术后需要的抢救物品或治疗物品，如吸氧、吸痰装置等

3. 环境准备：病室内无患者进行治疗或进餐，环境通风、清洁、宽敞、明亮

征得同意

在护士指导下进行

放置物品

推护理车至床旁，调整床至适当高度。移床旁椅至床尾，自下而上将枕芯、被芯、床褥摆放于椅面上；移开床旁桌（离床约20 cm）

铺床垫和床褥

根据需要翻转床垫，床褥平齐床头放于床垫上，铺平

铺大单

放置大单：将大单放于床褥上，横纵中线与床的中线对齐向床头、床尾、近侧（靠近操作者的一侧）、对侧依次打开

至床头将大单散开铺于床头，右手托起床单一角，左手伸过床头中线将大单折入床单下，扶持床头角

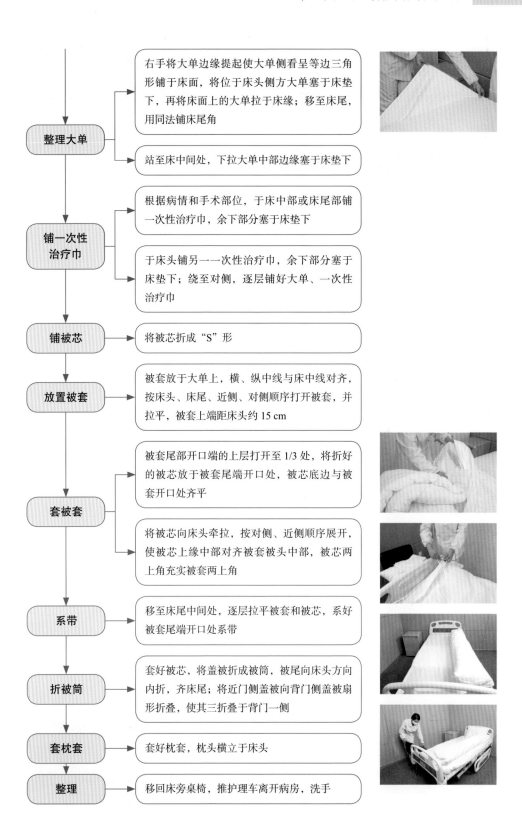

整理大单 → 右手将大单边缘提起使大单侧看呈等边三角形铺于床面，将位于床头侧方大单塞于床垫下，再将床面上的大单拉于床缘；移至床尾，用同法铺床尾角

→ 站至床中间处，下拉大单中部边缘塞于床垫下

铺一次性治疗巾 → 根据病情和手术部位，于床中部或床尾部铺一次性治疗巾，余下部分塞于床垫下

→ 于床头铺另一一次性治疗巾，余下部分塞于床垫下；绕至对侧，逐层铺好大单、一次性治疗巾

铺被芯 → 将被芯折成"S"形

放置被套 → 被套放于大单上，横、纵中线与床中线对齐，按床头、床尾、近侧、对侧顺序打开被套，并拉平，被套上端距床头约15 cm

套被套 → 被套尾部开口端的上层打开至1/3处，将折好的被芯放于被套尾端开口处，被芯底边与被套开口处齐平

→ 将被芯向床头牵拉，按对侧、近侧顺序展开，使被芯上缘中部对齐被套被头中部，被芯两上角充实被套两上角

系带 → 移至床尾中间处，逐层拉平被套和被芯，系好被套尾端开口处系带

折被筒 → 套好被芯，将盖被折成被筒，被尾向床头方向内折，齐床尾；将近门侧盖被向背门侧盖被扇形折叠，使其三折叠于背门一侧

套枕套 → 套好枕套，枕头横立于床头

整理 → 移回床旁桌椅，推护理车离开病房，洗手

四、为卧床患者整理床单位操作流程

目的：保持床单位清洁、美观，增进舒适，预防并发症。

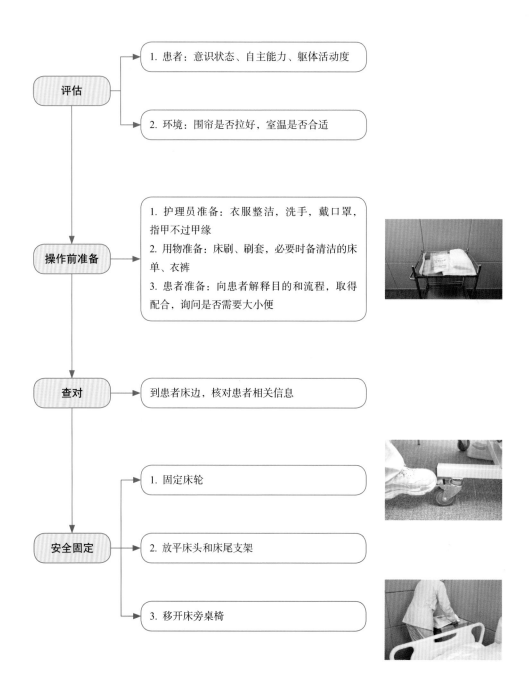

评估

1. 患者：意识状态、自主能力、躯体活动度

2. 环境：围帘是否拉好，室温是否合适

操作前准备

1. 护理员准备：衣服整洁，洗手，戴口罩，指甲不过甲缘

2. 用物准备：床刷、刷套，必要时备清洁的床单、衣裤

3. 患者准备：向患者解释目的和流程，取得配合，询问是否需要大小便

查对

到患者床边，核对患者相关信息

安全固定

1. 固定床轮

2. 放平床头和床尾支架

3. 移开床旁桌椅

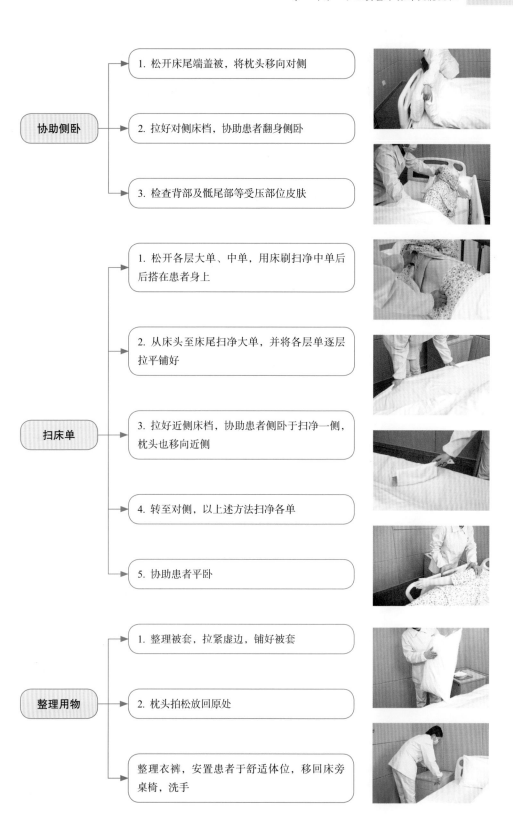

协助侧卧

1. 松开床尾端盖被，将枕头移向对侧

2. 拉好对侧床档，协助患者翻身侧卧

3. 检查背部及骶尾部等受压部位皮肤

扫床单

1. 松开各层大单、中单，用床刷扫净中单后后搭在患者身上

2. 从床头至床尾扫净大单，并将各层单逐层拉平铺好

3. 拉好近侧床档，协助患者侧卧于扫净一侧，枕头也移向近侧

4. 转至对侧，以上述方法扫净各单

5. 协助患者平卧

整理用物

1. 整理被套，拉紧虚边，铺好被套

2. 枕头拍松放回原处

整理衣裤，安置患者于舒适体位，移回床旁桌椅，洗手

五、卧床患者更换床单操作流程

目的：为卧床患者更换床单，保持床铺清洁、干燥，增进患者舒适感。

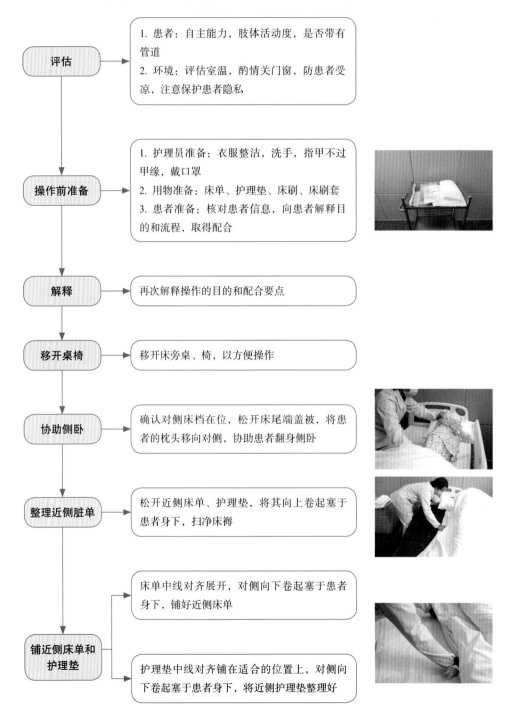

评估
1. 患者：自主能力，肢体活动度，是否带有管道
2. 环境：评估室温，酌情关门窗，防患者受凉，注意保护患者隐私

操作前准备
1. 护理员准备：衣服整洁，洗手，指甲不过甲缘，戴口罩
2. 用物准备：床单、护理垫、床刷、床刷套
3. 患者准备：核对患者信息，向患者解释目的和流程，取得配合

解释
再次解释操作的目的和配合要点

移开桌椅
移开床旁桌、椅，以方便操作

协助侧卧
确认对侧床档在位，松开床尾端盖被，将患者的枕头移向对侧，协助患者翻身侧卧

整理近侧脏单
松开近侧床单、护理垫，将其向上卷起塞于患者身下，扫净床褥

铺近侧床单和护理垫
床单中线对齐展开，对侧向下卷起塞于患者身下，铺好近侧床单

护理垫中线对齐铺在适合的位置上，对侧向下卷起塞于患者身下，将近侧护理垫整理好

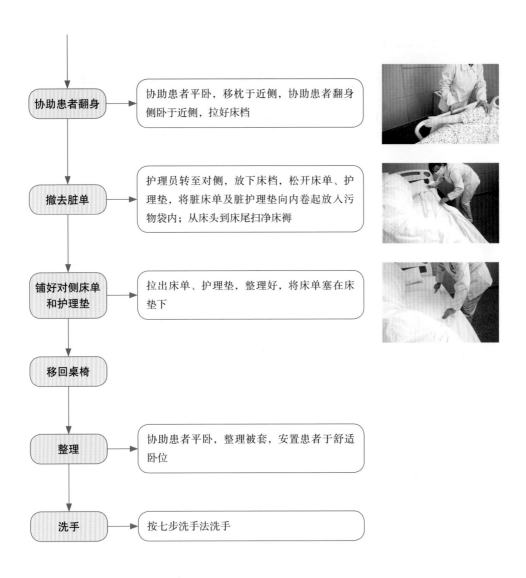

| 协助患者翻身 | → | 协助患者平卧,移枕于近侧,协助患者翻身侧卧于近侧,拉好床档 |

| 撤去脏单 | → | 护理员转至对侧,放下床档,松开床单、护理垫,将脏床单及脏护理垫向内卷起放入污物袋内;从床头到床尾扫净床褥 |

| 铺好对侧床单和护理垫 | → | 拉出床单、护理垫,整理好,将床单塞在床垫下 |

| 移回桌椅 |

| 整理 | → | 协助患者平卧,整理被套,安置患者于舒适卧位 |

| 洗手 | → | 按七步洗手法洗手 |

第三章 患者体位移动与锻炼基本操作技能流程

第一节 患者体位移动操作技能流程

一、翻身操作流程

目的：协助患者翻身，促进血液循环，减少局部皮肤长期受压，增加肌肉活动，提高肺活量，从而促进患者舒适，避免压疮等并发症的发生。

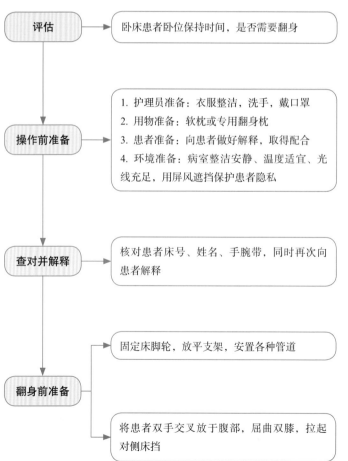

评估 → 卧床患者卧位保持时间，是否需要翻身

操作前准备 →
1. 护理员准备：衣服整洁，洗手，戴口罩
2. 用物准备：软枕或专用翻身枕
3. 患者准备：向患者做好解释，取得配合
4. 环境准备：病室整洁安静、温度适宜、光线充足，用屏风遮挡保护患者隐私

查对并解释 → 核对患者床号、姓名、手腕带，同时再次向患者解释

翻身前准备 →
固定床脚轮，放平支架，安置各种管道

将患者双手交叉放于腹部，屈曲双膝，拉起对侧床挡

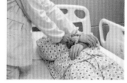

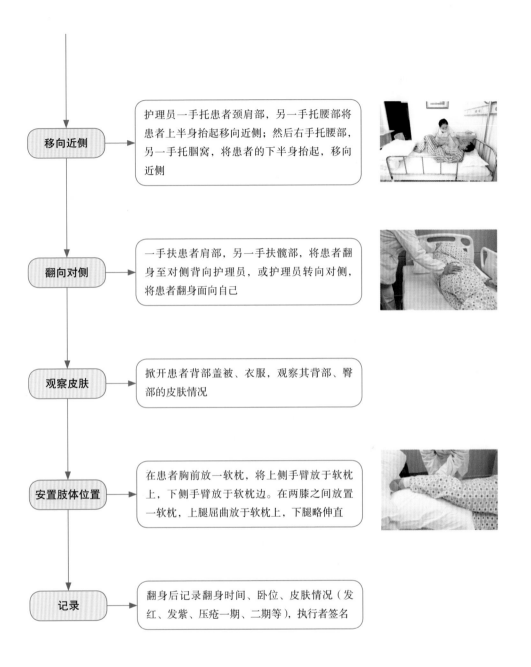

移向近侧 → 护理员一手托患者颈肩部，另一手托腰部将患者上半身抬起移向近侧；然后右手托腰部，另一手托腘窝，将患者的下半身抬起，移向近侧

翻向对侧 → 一手扶患者肩部，另一手扶髋部，将患者翻身至对侧背向护理员，或护理员转向对侧，将患者翻身面向自己

观察皮肤 → 掀开患者背部盖被、衣服，观察其背部、臀部的皮肤情况

安置肢体位置 → 在患者胸前放一软枕，将上侧手臂放于软枕上，下侧手臂放于软枕边。在两膝之间放置一软枕，上腿屈曲放于软枕上，下腿略伸直

记录 → 翻身后记录翻身时间、卧位、皮肤情况（发红、发紫、压疮一期、二期等），执行者签名

二、移向床头操作流程

目的：协助滑向床尾又不能自行移回床头的患者，恢复舒适、安全的体位。

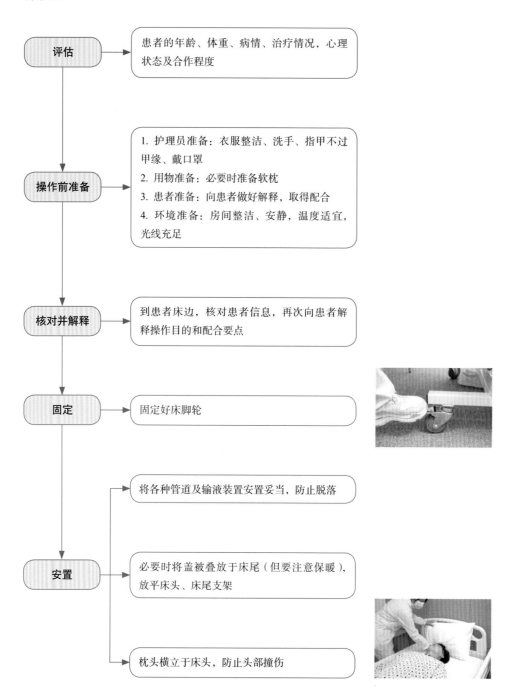

| 评估 | → | 患者的年龄、体重、病情、治疗情况，心理状态及合作程度 |

| 操作前准备 | → | 1. 护理员准备：衣服整洁、洗手、指甲不过甲缘、戴口罩
2. 用物准备：必要时准备软枕
3. 患者准备：向患者做好解释，取得配合
4. 环境准备：房间整洁、安静，温度适宜，光线充足 |

| 核对并解释 | → | 到患者床边，核对患者信息，再次向患者解释操作目的和配合要点 |

| 固定 | → | 固定好床脚轮 |

安置 →
- 将各种管道及输液装置安置妥当，防止脱落
- 必要时将盖被叠放于床尾（但要注意保暖），放平床头、床尾支架
- 枕头横立于床头，防止头部撞伤

一人协助
移向床头 ▶ 适用于体重较轻的患者

摆体位 ▶ 协助患者仰卧、屈膝，双手握住床头栏杆，双足蹬床面

移动患者 ▶ 护理员站于床旁，两脚适当分开，遵循节力原则，一手托肩部，一手托腰骶，嘱患者足部用力蹬床面，挺身上移，护理员与患者同时用力，协同移向床头。移动过程避免拖拉，以免擦伤皮肤

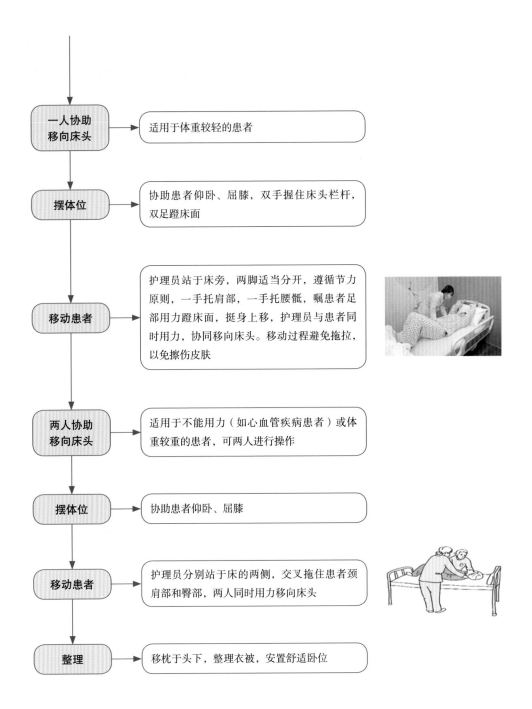

两人协助
移向床头 ▶ 适用于不能用力（如心血管疾病患者）或体重较重的患者，可两人进行操作

摆体位 ▶ 协助患者仰卧、屈膝

移动患者 ▶ 护理员分别站于床的两侧，交叉拖住患者颈肩部和臀部，两人同时用力移向床头

整理 ▶ 移枕于头下，整理衣被，安置舒适卧位

三、搬运法操作流程

目的：运送不能起床的患者出、入院，做各种特殊检查、治疗、手术或转运。

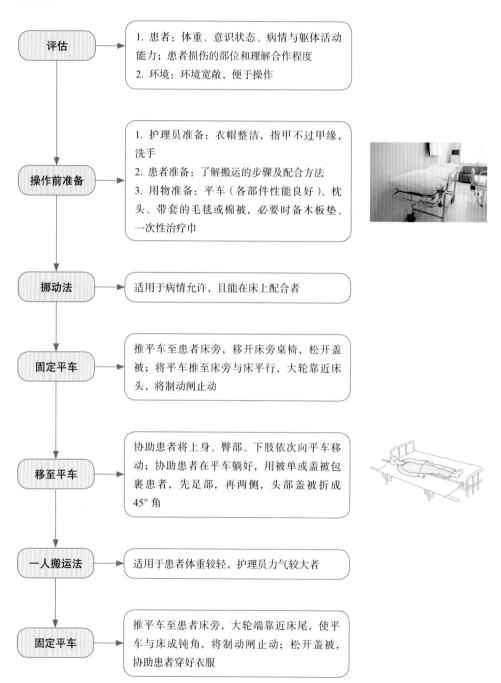

评估
1. 患者：体重、意识状态、病情与躯体活动能力；患者损伤的部位和理解合作程度
2. 环境：环境宽敞，便于操作

操作前准备
1. 护理员准备：衣帽整洁，指甲不过甲缘，洗手
2. 患者准备：了解搬运的步骤及配合方法
3. 用物准备：平车（各部件性能良好）、枕头、带套的毛毯或棉被，必要时备木板垫、一次性治疗巾

挪动法
适用于病情允许，且能在床上配合者

固定平车
推平车至患者床旁，移开床旁桌椅，松开盖被；将平车推至床旁与床平行，大轮靠近床头，将制动闸止动

移至平车
协助患者将上身、臀部、下肢依次向平车移动；协助患者在平车躺好，用被单或盖被包裹患者，先足部，再两侧，头部盖被折成45°角

一人搬运法
适用于患者体重较轻，护理员力气较大者

固定平车
推平车至患者床旁，大轮端靠近床尾，使平车与床成钝角，将制动闸止动；松开盖被，协助患者穿好衣服

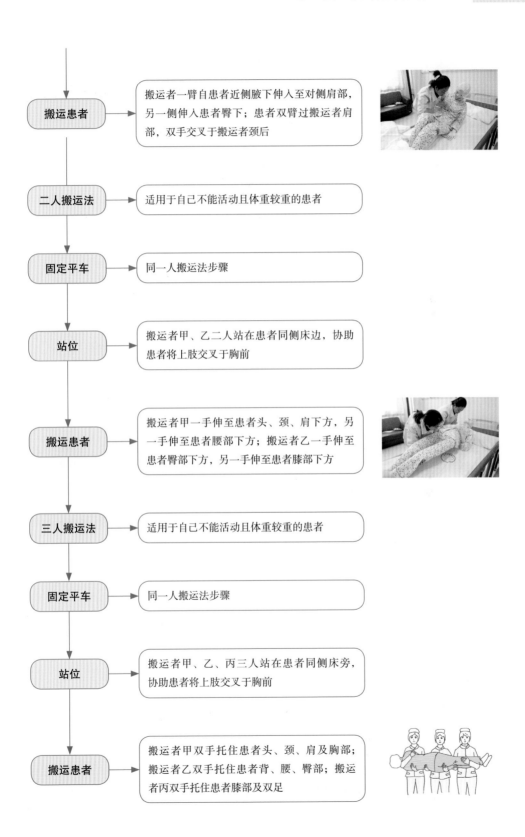

搬运患者 → 搬运者一臂自患者近侧腋下伸入至对侧肩部，另一侧伸入患者臀下；患者双臂过搬运者肩部，双手交叉于搬运者颈后

二人搬运法 → 适用于自己不能活动且体重较重的患者

固定平车 → 同一人搬运法步骤

站位 → 搬运者甲、乙二人站在患者同侧床边，协助患者将上肢交叉于胸前

搬运患者 → 搬运者甲一手伸至患者头、颈、肩下方，另一手伸至患者腰部下方；搬运者乙一手伸至患者臀部下方，另一手伸至患者膝部下方

三人搬运法 → 适用于自己不能活动且体重较重的患者

固定平车 → 同一人搬运法步骤

站位 → 搬运者甲、乙、丙三人站在患者同侧床旁，协助患者将上肢交叉于胸前

搬运患者 → 搬运者甲双手托住患者头、颈、肩及胸部；搬运者乙双手托住患者背、腰、臀部；搬运者丙双手托住患者膝部及双足

四人搬运法 → 适用于颈椎、腰椎骨折病人

固定平车 → 同挪动法步骤

站位 → 搬运者甲、乙分别站于床头和床尾；搬运者丙、丁分别站于病床和平车的一侧

搬运患者 → 将帆布兜或中单放于患者腰、臀部下方；搬运者甲抬起患者的头、颈、肩；搬运者乙抬起患者的双足；搬运者丙、丁分别抓住帆布兜四角

移至平车 → 多人同时抬起患者至近侧床缘，再同时抬起患者稳步向平车处移动，将患者放于平车中央，盖好盖被

运送患者 → 拉上平车两扶手；松开平车制动闸，推患者至目的地

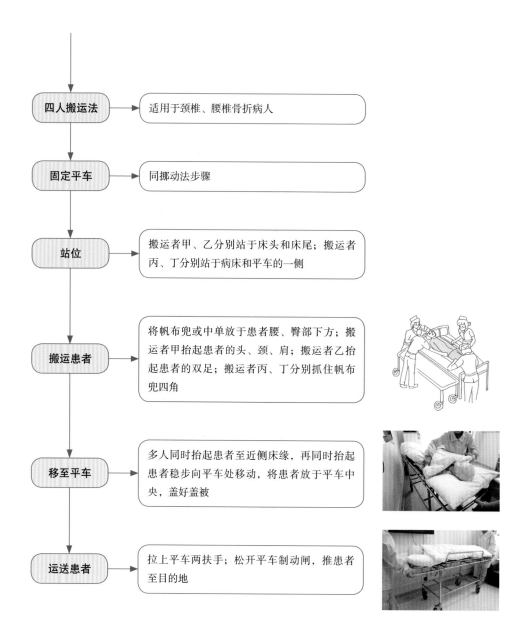

四、卧位肢体及关节功能位摆放操作流程

目的：使肢体发挥最大功能。

评估 → 评估患者关节功能是否良好

操作前准备 →
1. 护理员准备：衣服整洁，洗手
2. 用物准备：床、枕头
3. 患者准备：向患者做好解释，取得配合
4. 环境准备：病室整洁安静，温度适宜，光线充足

查对并解释 → 携用物至床旁，核对患者床号、姓名，评估患者健康及自理合作程度，再次解释操作目的

保持仰卧位 → 患者仰卧，头下垫枕，不宜过高，头转向健侧；患侧下垫一个比躯干略高的枕头，将伸展的上臂放于枕上；前臂旋后，掌心向上，手指伸展；在患侧臀部及大腿外侧垫枕，防止患侧骨盆后缩及髋关节外展外旋；下肢自然屈曲，足底不放物品

保持健侧位 → 患者侧卧，健侧在下，患侧在上；枕头不宜过高；患肩前屈90°，手平放于枕上；患下肢膝、髋屈曲放于枕上，使髋内旋；健侧下肢平放于床上，轻度伸髋，稍屈膝

保持患侧位 → 患者侧卧，患侧在下，健侧在上，患肩前伸，伸肘前臂旋后，腕指伸展，躯干稍向后转，呈60°～70°，后背用枕头支撑；健侧上肢放于躯干上；健手自由活动；患下肢后伸屈膝，健下肢放于患肢前方枕头上

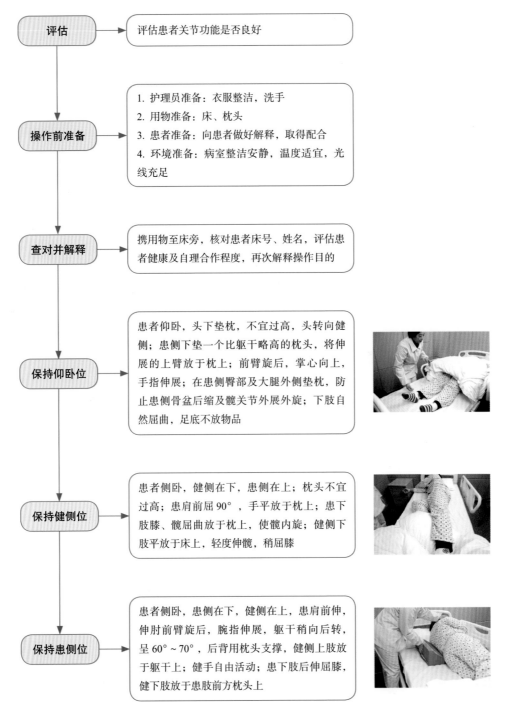

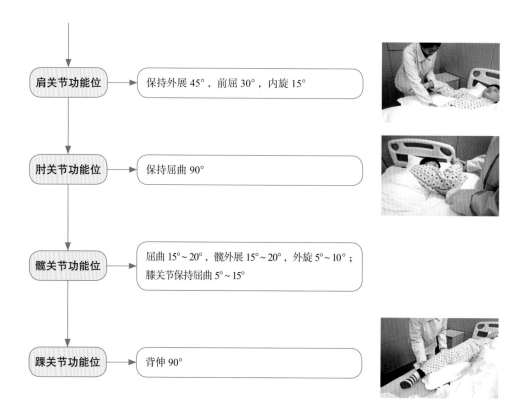

肩关节功能位 ▸ 保持外展 45°，前屈 30°，内旋 15°

肘关节功能位 ▸ 保持屈曲 90°

髋关节功能位 ▸ 屈曲 15°~20°，髋外展 15°~20°，外旋 5°~10°；膝关节保持屈曲 5°~15°

踝关节功能位 ▸ 背伸 90°

五、叩背操作流程

目的：1. 卧床患者定期进行叩背，促进血液循环，预防压疮和肺部感染；

　　　2. 通过震动作用，使痰液松动，利于咳出，保持呼吸道通畅；

　　　3. 减轻患者呼吸肌做功，减少耗氧。

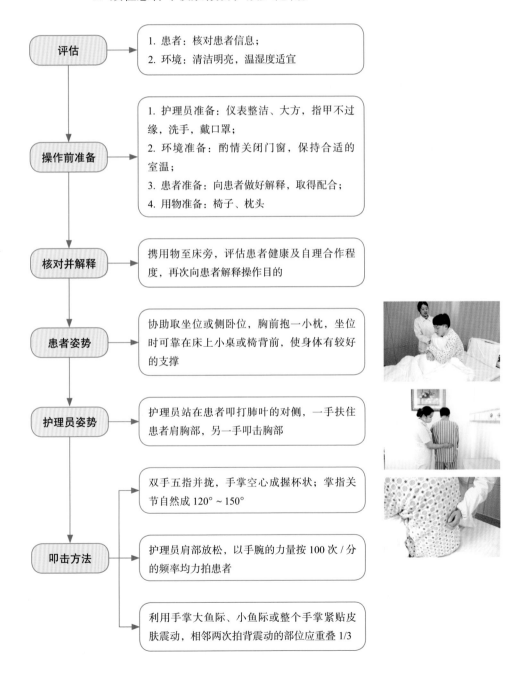

评估
→
1. 患者：核对患者信息；
2. 环境：清洁明亮，温湿度适宜

操作前准备
→
1. 护理员准备：仪表整洁、大方，指甲不过缘，洗手，戴口罩；
2. 环境准备：酌情关闭门窗，保持合适的室温；
3. 患者准备：向患者做好解释，取得配合；
4. 用物准备：椅子、枕头

核对并解释
→
携用物至床旁，评估患者健康及自理合作程度，再次向患者解释操作目的

患者姿势
→
协助取坐位或侧卧位，胸前抱一小枕，坐位时可靠在床上小桌或椅背前，使身体有较好的支撑

护理员姿势
→
护理员站在患者叩打肺叶的对侧，一手扶住患者肩胸部，另一手叩击胸部

叩击方法
→
双手五指并拢，手掌空心成握杯状；掌指关节自然成 120°~150°

→
护理员肩部放松，以手腕的力量按 100 次／分的频率均力拍患者

→
利用手掌大鱼际、小鱼际或整个手掌紧贴皮肤震动，相邻两次拍背震动的部位应重叠 1/3

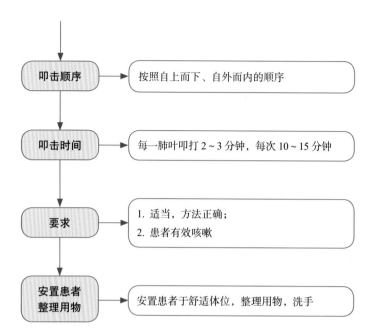

| 叩击顺序 | → | 按照自上而下、自外而内的顺序 |

| 叩击时间 | → | 每一肺叶叩打 2~3 分钟，每次 10~15 分钟 |

| 要求 | → | 1. 适当，方法正确；
2. 患者有效咳嗽 |

| 安置患者
整理用物 | → | 安置患者于舒适体位，整理用物，洗手 |

第二节　患者锻炼操作技能流程

一、上肢被动运动操作流程

目的：预防上肢关节活动受限，促进肢体血液循环，增强感觉输入。

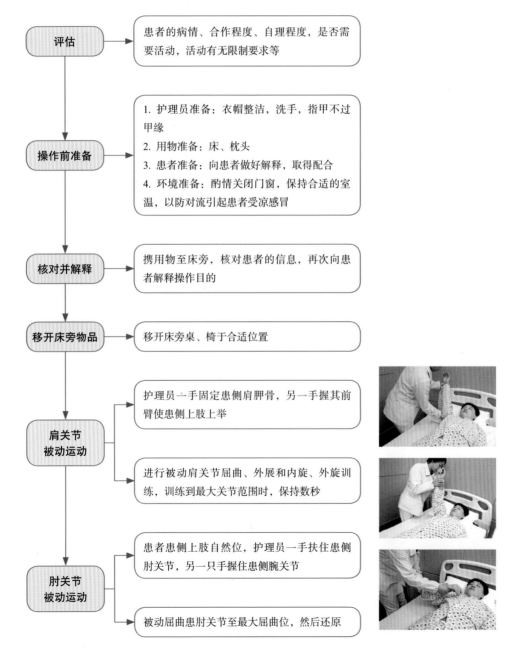

| 评估 | → | 患者的病情、合作程度、自理程度，是否需要活动，活动有无限制要求等 |

操作前准备 → 1. 护理员准备：衣帽整洁，洗手，指甲不过甲缘
2. 用物准备：床、枕头
3. 患者准备：向患者做好解释，取得配合
4. 环境准备：酌情关闭门窗，保持合适的室温，以防对流引起患者受凉感冒

核对并解释 → 携用物至床旁，核对患者的信息，再次向患者解释操作目的

移开床旁物品 → 移开床旁桌、椅于合适位置

肩关节被动运动 → 护理员一手固定患侧肩胛骨，另一手握其前臂使患侧上肢上举

→ 进行被动肩关节屈曲、外展和内旋、外旋训练，训练到最大关节范围时，保持数秒

肘关节被动运动 → 患者患侧上肢自然位，护理员一手扶住患侧肘关节，另一只手握住患侧腕关节

→ 被动屈曲患肘关节至最大屈曲位，然后还原

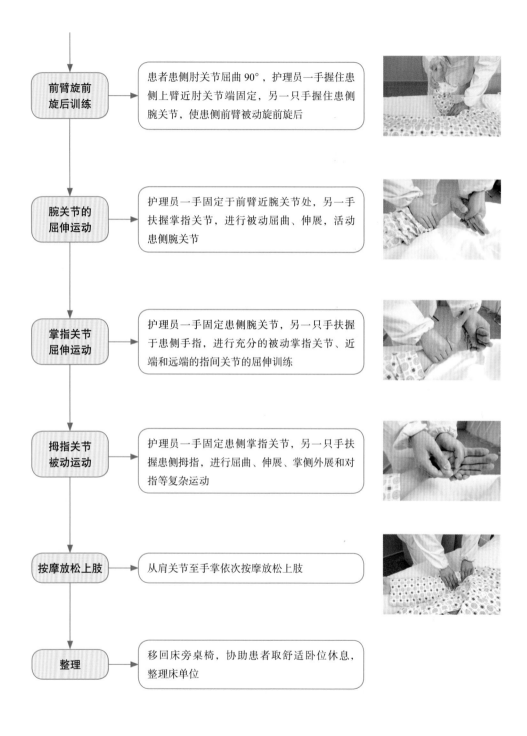

前臂旋前旋后训练	患者患侧肘关节屈曲 90°，护理员一手握住患侧上臂近肘关节端固定，另一只手握住患侧腕关节，使患侧前臂被动旋前旋后
腕关节的屈伸运动	护理员一手固定于前臂近腕关节处，另一手扶握掌指关节，进行被动屈曲、伸展，活动患侧腕关节
掌指关节屈伸运动	护理员一手固定患侧腕关节，另一只手扶握于患侧手指，进行充分的被动掌指关节、近端和远端的指间关节的屈伸训练
拇指关节被动运动	护理员一手固定患侧掌指关节，另一只手扶握患侧拇指，进行屈曲、伸展、掌侧外展和对指等复杂运动
按摩放松上肢	从肩关节至手掌依次按摩放松上肢
整理	移回床旁桌椅，协助患者取舒适卧位休息，整理床单位

二、下肢被动运动操作流程

目的：预防下肢关节活动受限，促进肢体血液循环，增强感觉输入。

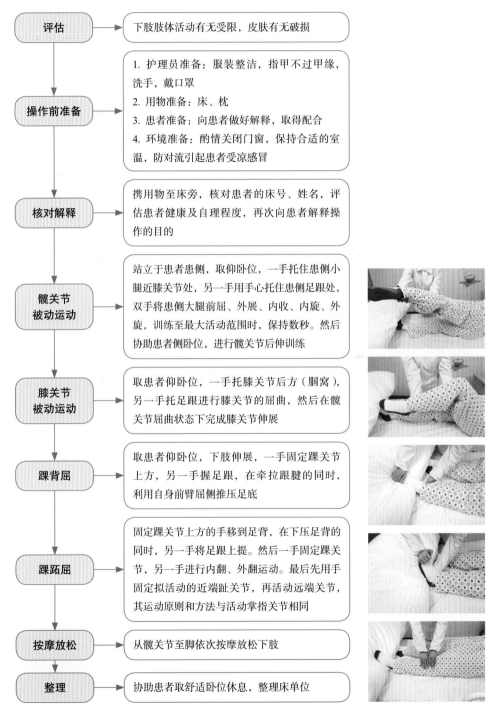

评估	下肢肢体活动有无受限，皮肤有无破损
操作前准备	1. 护理员准备：服装整洁，指甲不过甲缘，洗手，戴口罩 2. 用物准备：床、枕 3. 患者准备：向患者做好解释，取得配合 4. 环境准备：酌情关闭门窗，保持合适的室温，防对流引起患者受凉感冒
核对解释	携用物至床旁，核对患者的床号、姓名，评估患者健康及自理程度，再次向患者解释操作的目的
髋关节被动运动	站立于患者患侧，取仰卧位，一手托住患侧小腿近膝关节处，另一手用手心托住患侧足跟处，双手将患侧大腿前屈、外展、内收、内旋、外旋，训练至最大活动范围时，保持数秒。然后协助患者侧卧位，进行髋关节后伸训练
膝关节被动运动	取患者仰卧位，一手托膝关节后方（腘窝），另一手托足跟进行膝关节的屈曲，然后在髋关节屈曲状态下完成膝关节伸展
踝背屈	取患者仰卧位，下肢伸展，一手固定踝关节上方，另一手握足跟，在牵拉跟腱的同时，利用自身前臂屈侧推压足底
踝跖屈	固定踝关节上方的手移到足背，在下压足背的同时，另一手将足跟上提。然后一手固定踝关节，另一手进行内翻、外翻运动。最后先用手固定拟活动的近端趾关节，再活动远端关节，其运动原则和方法与活动掌指关节相同
按摩放松	从髋关节至脚依次按摩放松下肢
整理	协助患者取舒适卧位休息，整理床单位

三、床上活动指导操作流程

目的：指导床上活动主要是为患者进行坐位平衡、坐起、站立、行走训练做准备。

| 评估 | → | 1. 患者：意识状态、自主能力、患者肢体活动度
2. 环境：评估室温，防患者受凉 |

| 操作前准备 | → | 1. 护理员准备：衣服整洁，洗手，指甲不过甲缘，戴口罩
2. 用物准备：椅子、枕头
3. 患者准备：向患者做好解释，取得配合，协助大小便
4. 环境准备：酌情关闭门窗，保持合适的室温，用屏风或布帘遮挡 |

| 核对解释 | → | 携用物至床旁，核对患者的床号、姓名，评估患者健康及自理合作能力，再次向患者解释操作目的 |

| 被动
向健侧翻身 | |

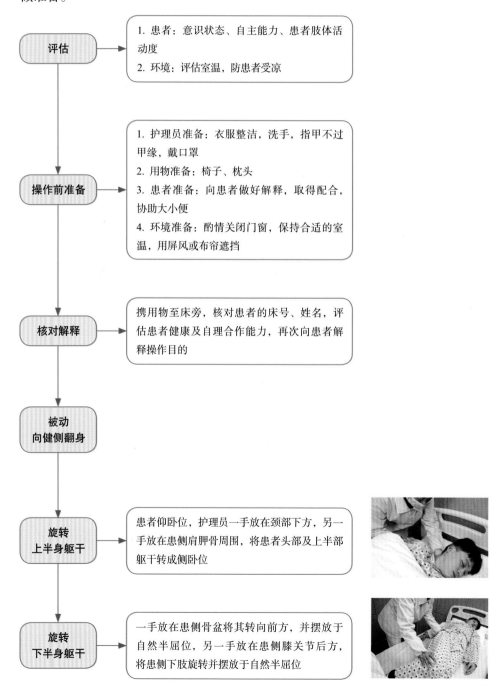

| 旋转
上半身躯干 | → | 患者仰卧位，护理员一手放在颈部下方，另一手放在患侧肩胛骨周围，将患者头部及上半部躯干转成侧卧位 |

| 旋转
下半身躯干 | → | 一手放在患侧骨盆将其转向前方，并摆放于自然半屈位，另一手放在患侧膝关节后方，将患侧下肢旋转并摆放于自然半屈位 |

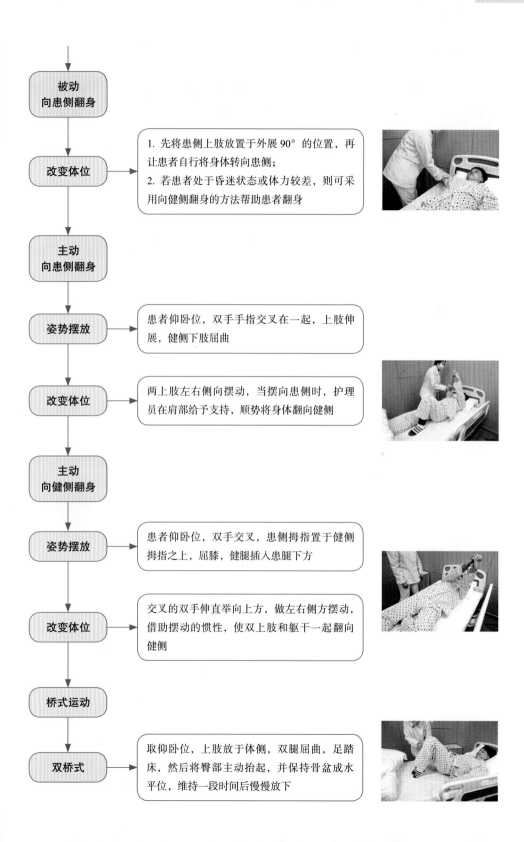

被动
向患侧翻身

改变体位 → 1. 先将患侧上肢放置于外展 90° 的位置，再让患者自行将身体转向患侧；
2. 若患者处于昏迷状态或体力较差，则可采用向健侧翻身的方法帮助患者翻身

主动
向患侧翻身

姿势摆放 → 患者仰卧位，双手手指交叉在一起，上肢伸展，健侧下肢屈曲

改变体位 → 两上肢左右侧向摆动，当摆向患侧时，护理员在肩部给予支持，顺势将身体翻向健侧

主动
向健侧翻身

姿势摆放 → 患者仰卧位，双手交叉，患侧拇指置于健侧拇指之上，屈膝，健腿插入患腿下方

改变体位 → 交叉的双手伸直举向上方，做左右侧方摆动，借助摆动的惯性，使双上肢和躯干一起翻向健侧

桥式运动

双桥式 → 取仰卧位，上肢放于体侧，双腿屈曲，足踏床，然后将臀部主动抬起，并保持骨盆成水平位，维持一段时间后慢慢放下

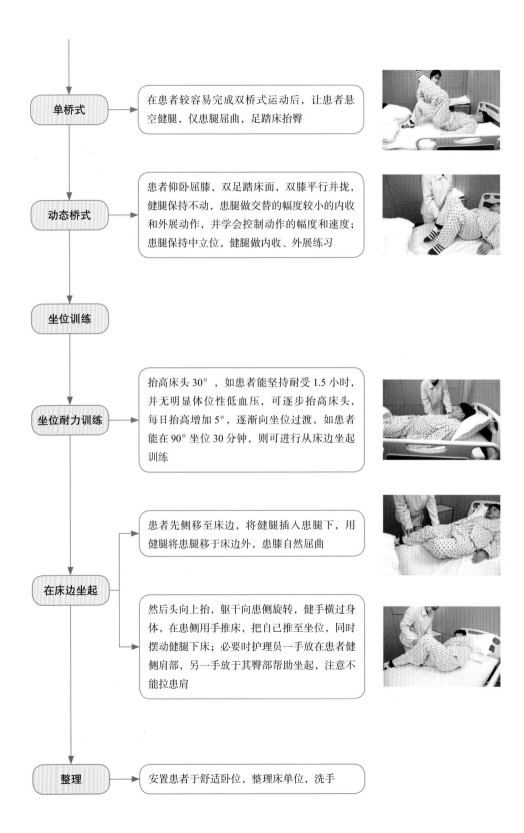

单桥式 → 在患者较容易完成双桥式运动后，让患者悬空健腿，仅患腿屈曲，足踏床抬臀

动态桥式 → 患者仰卧屈膝，双足踏床面，双膝平行并拢，健腿保持不动，患腿做交替的幅度较小的内收和外展动作，并学会控制动作的幅度和速度；患腿保持中立位，健腿做内收、外展练习

坐位训练

坐位耐力训练 → 抬高床头 30°，如患者能坚持耐受 1.5 小时，并无明显体位性低血压，可逐步抬高床头，每日抬高增加 5°，逐渐向坐位过渡，如患者能在 90° 坐位 30 分钟，则可进行从床边坐起训练

在床边坐起 → 患者先侧移至床边，将健腿插入患腿下，用健腿将患腿移于床边外，患膝自然屈曲

→ 然后头向上抬，躯干向患侧旋转，健手横过身体，在患侧用手推床，把自己推至坐位，同时摆动健腿下床；必要时护理员一手放在患者健侧肩部，另一手放于其臀部帮助坐起，注意不能拉患肩

整理 → 安置患者于舒适卧位，整理床单位，洗手

第四章 患者饮食、排泄与睡眠照护基本操作技能流程

第一节 饮食操作技能流程

一、协助进食的操作流程

目的：帮助患者顺利完成经口进食的过程，满足人体所需的营养物质，保证身体的健康、预防疾病，减少疾病期间并发症的发生并促进康复。

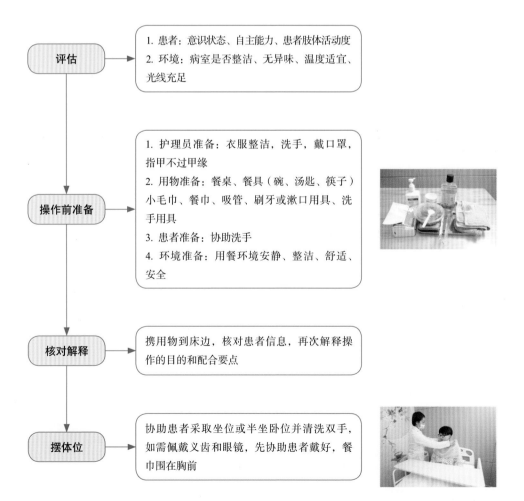

```
评估 →  1. 患者：意识状态、自主能力、患者肢体活动度
        2. 环境：病室是否整洁、无异味、温度适宜、
           光线充足

操作前准备 → 1. 护理员准备：衣服整洁，洗手，戴口罩，
              指甲不过甲缘
             2. 用物准备：餐桌、餐具（碗、汤匙、筷子）
              小毛巾、餐巾、吸管、刷牙或漱口用具、洗
              手用具
             3. 患者准备：协助洗手
             4. 环境准备：用餐环境安静、整洁、舒适、
              安全

核对解释 → 携用物到床边，核对患者信息，再次解释操
            作的目的和配合要点

摆体位 → 协助患者采取坐位或半坐卧位并清洗双手，
          如需佩戴义齿和眼镜，先协助患者戴好，餐
          巾围在胸前
```

摆放食物 → 食物放在餐桌方便取到的位置，根据具体情况选用合适的餐具（如特殊形状的勺子、加粗的筷子、有底座的碗等），帮助手部功能障碍的患者独立进餐

自行进餐 → 需在旁边给予协助。进食初，先协助患者进食少量水或汤，如无不适，再进食固体食物，并叮嘱患者小口缓慢进食，细嚼慢咽，不要边进食边讲话，以免发生呛咳

自行饮水 → 协助患者手持水杯或借助吸管饮水，小口缓慢饮用，以免呛咳。出现呛咳时，应稍休息再饮用。此外，一次饮水量不宜太多，以免增加心脏和肾脏的负担

视力障碍者 → 首先为其介绍食物的种类，按照其喜好摆放的位置。叮嘱患者缓慢进食，进食带有骨头的食物，护理员要特别告知小心进食，进食鱼类要先协助剔除鱼刺

肢体功能障碍者 → 健侧手拿汤匙或筷子，协助患侧手尽可能扶住碗盘，嘱其慢慢进食，锻炼自食能力

漱口洗手 → 饭后鼓励患者自行漱口，以保持口腔清洁，并协助患者洗手

整理记录 → 及时撤去餐具，清理掉落的食物残渣，整理床单位
根据需要记录的患者进食的种类、数量、进食过程中及进食后的反应等

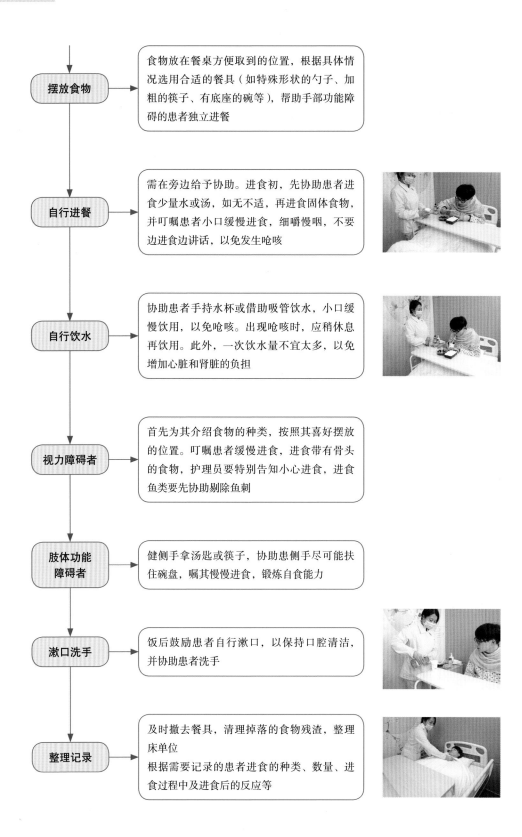

二、经口喂食的操作流程

目的：为不能自行进食的患者喂食、喂水，满足患者食欲，维持机体良好的营养状况；减少疾病期间并发症的发生并促进康复。

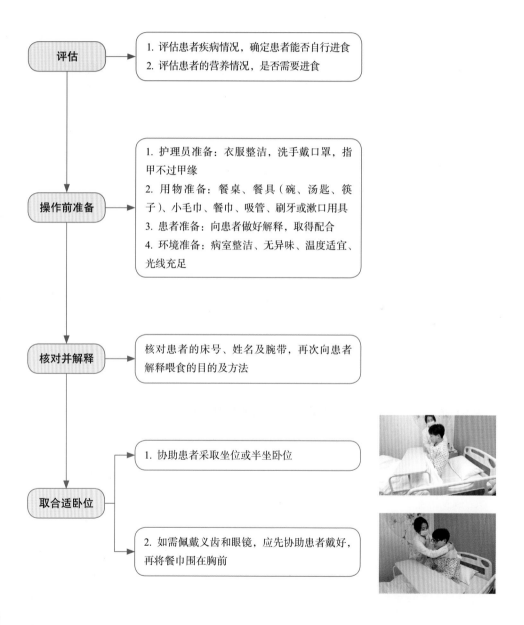

评估
1. 评估患者疾病情况，确定患者能否自行进食
2. 评估患者的营养情况，是否需要进食

操作前准备
1. 护理员准备：衣服整洁，洗手戴口罩，指甲不过甲缘
2. 用物准备：餐桌、餐具（碗、汤匙、筷子）、小毛巾、餐巾、吸管、刷牙或漱口用具
3. 患者准备：向患者做好解释，取得配合
4. 环境准备：病室整洁、无异味、温度适宜、光线充足

核对并解释
核对患者的床号、姓名及腕带，再次向患者解释喂食的目的及方法

取合适卧位
1. 协助患者采取坐位或半坐卧位

2. 如需佩戴义齿和眼镜，应先协助患者戴好，再将餐巾围在胸前

小口喂食

1. 试温：先测试食物温度，以不烫为宜

2. 喂食之前先喂水

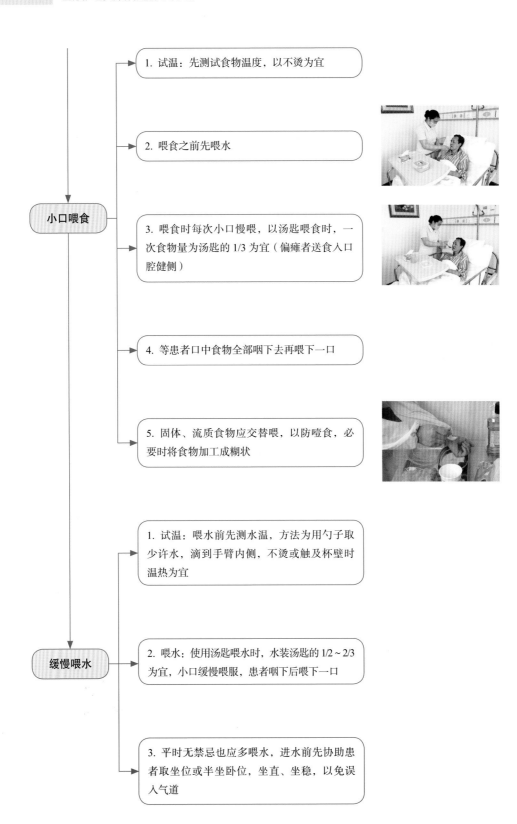

3. 喂食时每次小口慢喂，以汤匙喂食时，一次食物量为汤匙的 1/3 为宜（偏瘫者送食入口腔健侧）

4. 等患者口中食物全部咽下去再喂下一口

5. 固体、流质食物应交替喂，以防噎食，必要时将食物加工成糊状

缓慢喂水

1. 试温：喂水前先测水温，方法为用勺子取少许水，滴到手臂内侧，不烫或触及杯壁时温热为宜

2. 喂水：使用汤匙喂水时，水装汤匙的 1/2 ~ 2/3 为宜，小口缓慢喂服，患者咽下后喂下一口

3. 平时无禁忌也应多喂水，进水前先协助患者取坐位或半坐卧位，坐直、坐稳，以免误入气道

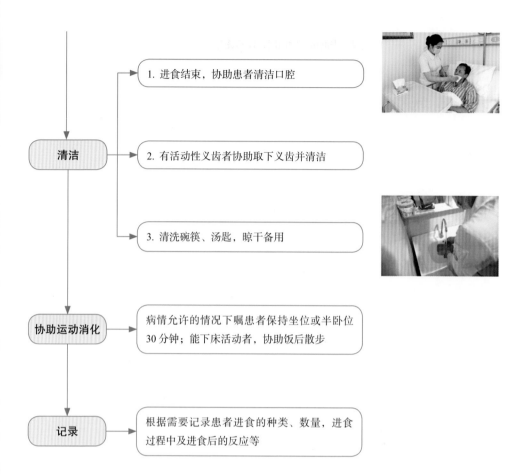

清洁
1. 进食结束，协助患者清洁口腔

2. 有活动性义齿者协助取下义齿并清洁

3. 清洗碗筷、汤匙，晾干备用

协助运动消化
病情允许的情况下嘱患者保持坐位或半卧位30分钟；能下床活动者，协助饭后散步

记录
根据需要记录患者进食的种类、数量，进食过程中及进食后的反应等

三、鼻饲操作流程

目的：对不能经口进食的患者，用鼻饲管灌注流质食物、水分、药物，以满足机体营养和治疗的需要。

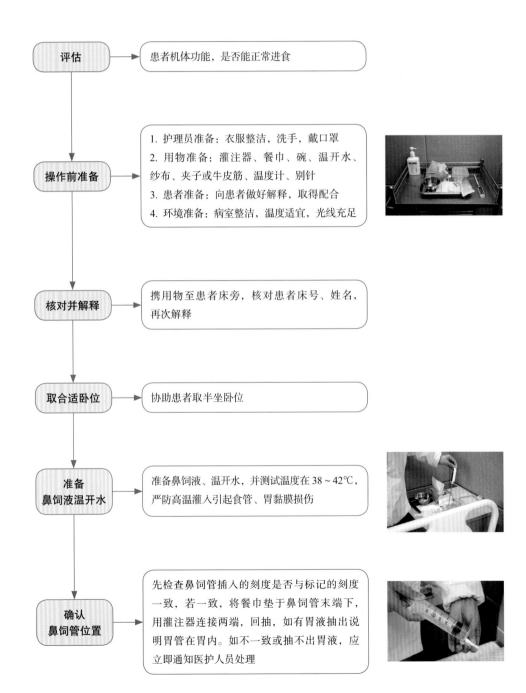

评估	患者机体功能，是否能正常进食
操作前准备	1. 护理员准备：衣服整洁，洗手，戴口罩 2. 用物准备：灌注器、餐巾、碗、温开水、纱布、夹子或牛皮筋、温度计、别针 3. 患者准备：向患者做好解释，取得配合 4. 环境准备：病室整洁，温度适宜，光线充足
核对并解释	携用物至患者床旁，核对患者床号、姓名，再次解释
取合适卧位	协助患者取半坐卧位
准备鼻饲液温开水	准备鼻饲液、温开水，并测试温度在 38～42℃，严防高温灌入引起食管、胃黏膜损伤
确认鼻饲管位置	先检查鼻饲管插入的刻度是否与标记的刻度一致，若一致，将餐巾垫于鼻饲管末端下，用灌注器连接两端，回抽，如有胃液抽出说明胃管在胃内。如不一致或抽不出胃液，应立即通知医护人员处理

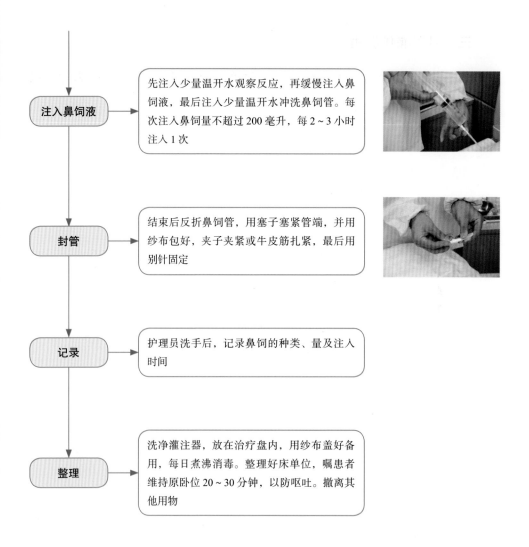

注入鼻饲液 → 先注入少量温开水观察反应，再缓慢注入鼻饲液，最后注入少量温开水冲洗鼻饲管。每次注入鼻饲量不超过 200 毫升，每 2～3 小时注入 1 次

封管 → 结束后反折鼻饲管，用塞子塞紧管端，并用纱布包好，夹子夹紧或牛皮筋扎紧，最后用别针固定

记录 → 护理员洗手后，记录鼻饲的种类、量及注入时间

整理 → 洗净灌注器，放在治疗盘内，用纱布盖好备用，每日煮沸消毒。整理好床单位，嘱患者维持原卧位 20～30 分钟，以防呕吐。撤离其他用物

四、胃造瘘管管饲操作流程

目的：导管经胃造瘘口插入胃内，从管内灌注流质食物、水分和药物，以满足机体营养和治疗的需要，也可用于腹部手术后的胃肠减压。

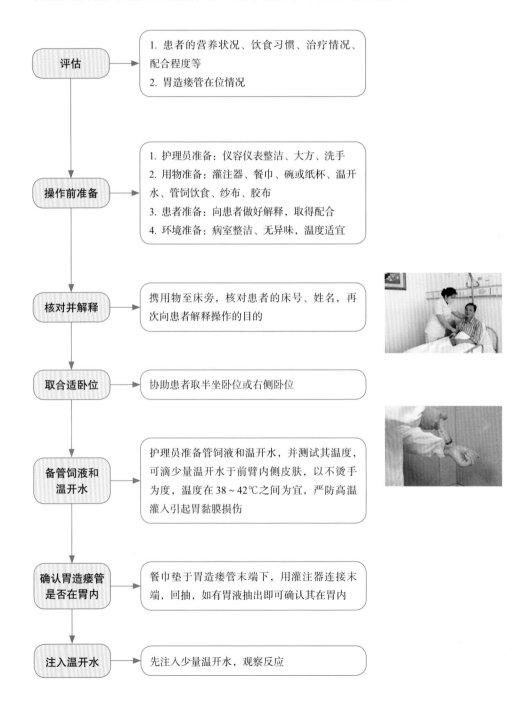

评估 →
1. 患者的营养状况、饮食习惯、治疗情况、配合程度等
2. 胃造瘘管在位情况

操作前准备 →
1. 护理员准备：仪容仪表整洁、大方、洗手
2. 用物准备：灌注器、餐巾、碗或纸杯、温开水、管饲饮食、纱布、胶布
3. 患者准备：向患者做好解释，取得配合
4. 环境准备：病室整洁、无异味，温度适宜

核对并解释 →
携用物至床旁，核对患者的床号、姓名，再次向患者解释操作的目的

取合适卧位 →
协助患者取半坐卧位或右侧卧位

备管饲液和温开水 →
护理员准备管饲液和温开水，并测试其温度，可滴少量温开水于前臂内侧皮肤，以不烫手为度，温度在38～42℃之间为宜，严防高温灌入引起胃黏膜损伤

确认胃造瘘管是否在胃内 →
餐巾垫于胃造瘘管末端下，用灌注器连接末端，回抽，如有胃液抽出即可确认其在胃内

注入温开水 →
先注入少量温开水，观察反应

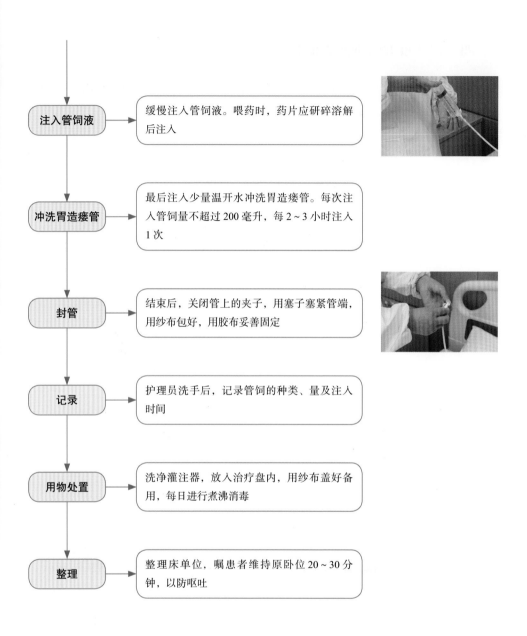

注入管饲液 → 缓慢注入管饲液。喂药时，药片应研碎溶解后注入

冲洗胃造瘘管 → 最后注入少量温开水冲洗胃造瘘管。每次注入管饲量不超过200毫升，每2～3小时注入1次

封管 → 结束后，关闭管上的夹子，用塞子塞紧管端，用纱布包好，用胶布妥善固定

记录 → 护理员洗手后，记录管饲的种类、量及注入时间

用物处置 → 洗净灌注器，放入治疗盘内，用纱布盖好备用，每日进行煮沸消毒

整理 → 整理床单位，嘱患者维持原卧位20～30分钟，以防呕吐

第二节　协助如厕操作技能流程

一、协助如厕操作流程

目的：协助活动不便的患者排便，满足患者排泄需要，维持患者舒适。

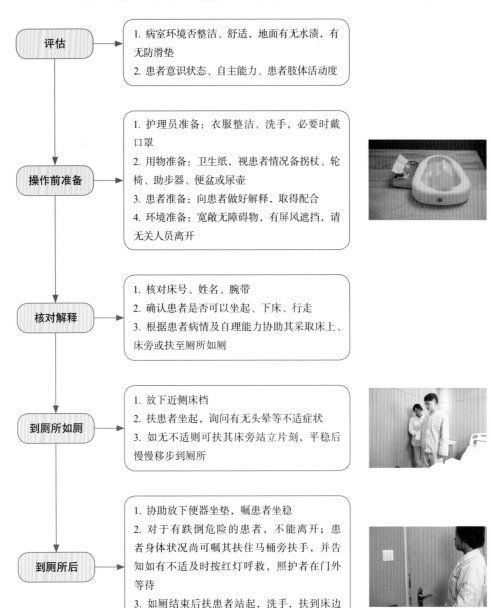

| 评估 | → | 1. 病室环境否整洁、舒适，地面有无水渍，有无防滑垫
2. 患者意识状态、自主能力、患者肢体活动度 |

| 操作前准备 | → | 1. 护理员准备：衣服整洁、洗手，必要时戴口罩
2. 用物准备：卫生纸，视患者情况备拐杖、轮椅、助步器、便盆或尿壶
3. 患者准备：向患者做好解释，取得配合
4. 环境准备：宽敞无障碍物，有屏风遮挡，请无关人员离开 |

| 核对解释 | → | 1. 核对床号、姓名、腕带
2. 确认患者是否可以坐起、下床、行走
3. 根据患者病情及自理能力协助其采取床上、床旁或扶至厕所如厕 |

| 到厕所如厕 | → | 1. 放下近侧床档
2. 扶患者坐起，询问有无头晕等不适症状
3. 如无不适则可扶其床旁站立片刻，平稳后慢慢移步到厕所 |

| 到厕所后 | → | 1. 协助放下便器坐垫，嘱患者坐稳
2. 对于有跌倒危险的患者，不能离开；患者身体状况尚可嘱其扶住马桶旁扶手，并告知如有不适及时按红灯呼救，照护者在门外等待
3. 如厕结束后扶患者站起，洗手，扶到床边休息，取舒适卧位，拉好床档 |

床旁如厕 → 1. 可选用移动坐便器或在椅子上放便盆
2. 协助患者脱下裤子，在便器上坐稳
男患者则需陪护者将小便器递与患者或协助使用

床上如厕 → 不能下地的患者，给予便盆或尿壶
便盆使用前用温水冲洗后搽拭干净，将扁平一端放于患者臀下，便后及时将便盆取出

如厕结束 → 协助患者擦净粪便，洗手，必要时给予冲洗会阴及肛门处，保持清洁舒适

洗手记录 → 洗手，记录患者尿液、粪便的颜色和量，有异常及时报告护士

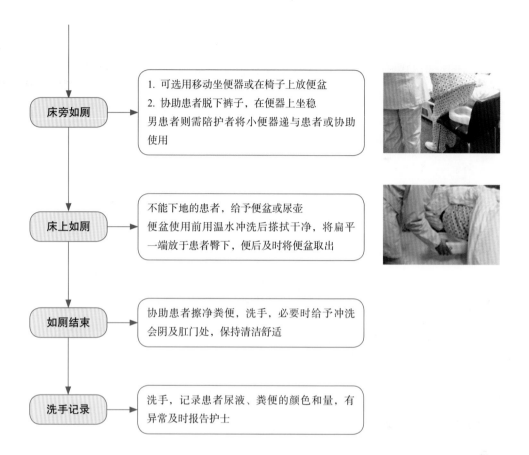

二、尿壶使用操作流程

目的：协助卧床患者使用尿壶排尿，满足患者排泄需要，保持衣被清洁、干燥，增进舒适，预防并发症。

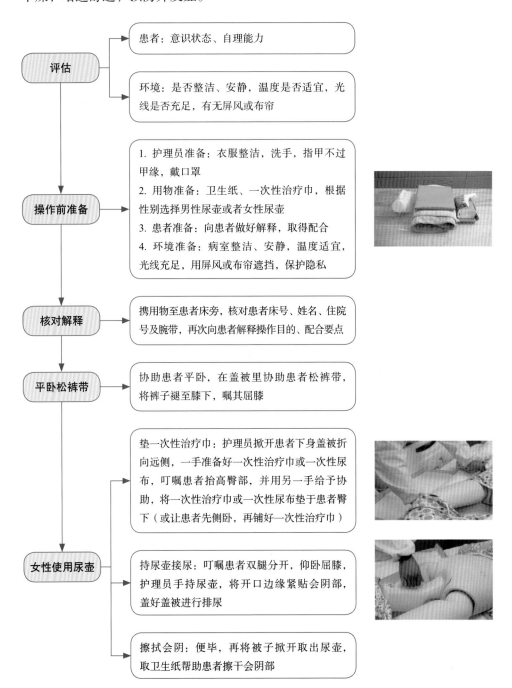

评估
- 患者：意识状态、自理能力
- 环境：是否整洁、安静，温度是否适宜，光线是否充足，有无屏风或布帘

操作前准备
1. 护理员准备：衣服整洁，洗手，指甲不过甲缘，戴口罩
2. 用物准备：卫生纸、一次性治疗巾，根据性别选择男性尿壶或者女性尿壶
3. 患者准备：向患者做好解释，取得配合
4. 环境准备：病室整洁、安静，温度适宜，光线充足，用屏风或布帘遮挡，保护隐私

核对解释
携用物至患者床旁，核对患者床号、姓名、住院号及腕带，再次向患者解释操作目的、配合要点

平卧松裤带
协助患者平卧，在盖被里协助患者松裤带，将裤子褪至膝下，嘱其屈膝

女性使用尿壶
- 垫一次性治疗巾：护理员掀开患者下身盖被折向远侧，一手准备好一次性治疗巾或一次性尿布，叮嘱患者抬高臀部，并用另一手给予协助，将一次性治疗巾或一次性尿布垫于患者臀下（或让患者先侧卧，再铺好一次性治疗巾）
- 持尿壶接尿：叮嘱患者双腿分开，仰卧屈膝，护理员手持尿壶，将开口边缘紧贴会阴部，盖好盖被进行排尿
- 擦拭会阴：便毕，再将被子掀开取出尿壶，取卫生纸帮助患者擦干会阴部

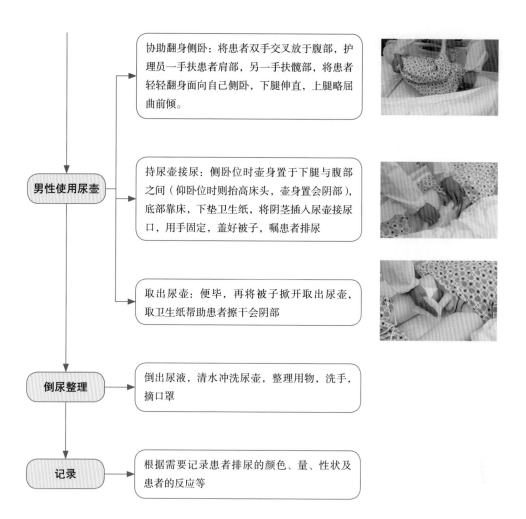

男性使用尿壶

协助翻身侧卧：将患者双手交叉放于腹部，护理员一手扶患者肩部，另一手扶髋部，将患者轻轻翻身面向自己侧卧，下腿伸直，上腿略屈曲前倾。

持尿壶接尿：侧卧位时壶身置于下腿与腹部之间（仰卧位时则抬高床头，壶身置会阴部），底部靠床，下垫卫生纸，将阴茎插入尿壶接尿口，用手固定，盖好被子，嘱患者排尿

取出尿壶：便毕，再将被子掀开取出尿壶，取卫生纸帮助患者擦干会阴部

倒尿整理

倒出尿液，清水冲洗尿壶，整理用物，洗手，摘口罩

记录

根据需要记录患者排尿的颜色、量、性状及患者的反应等

三、便器使用操作流程

目的：协助卧床患者排便，满足排泄需要，增进舒适。

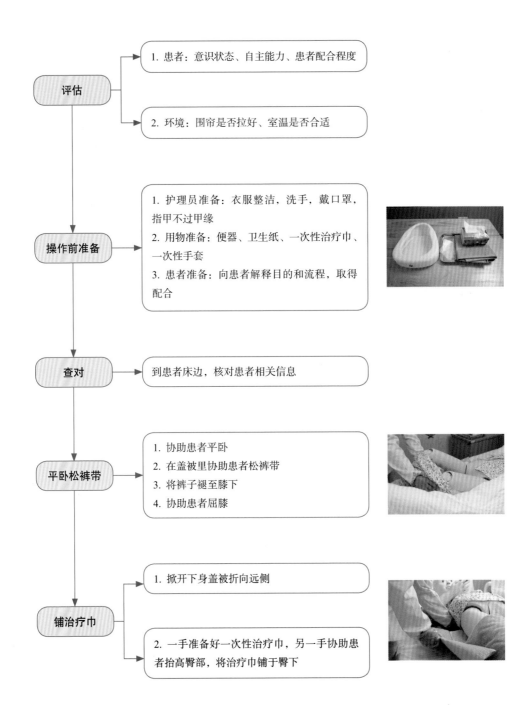

评估

1. 患者：意识状态、自主能力、患者配合程度

2. 环境：围帘是否拉好、室温是否合适

操作前准备

1. 护理员准备：衣服整洁，洗手，戴口罩，指甲不过甲缘
2. 用物准备：便器、卫生纸、一次性治疗巾、一次性手套
3. 患者准备：向患者解释目的和流程，取得配合

查对

到患者床边，核对患者相关信息

平卧松裤带

1. 协助患者平卧
2. 在盖被里协助患者松裤带
3. 将裤子褪至膝下
4. 协助患者屈膝

铺治疗巾

1. 掀开下身盖被折向远侧

2. 一手准备好一次性治疗巾，另一手协助患者抬高臀部，将治疗巾铺于臀下

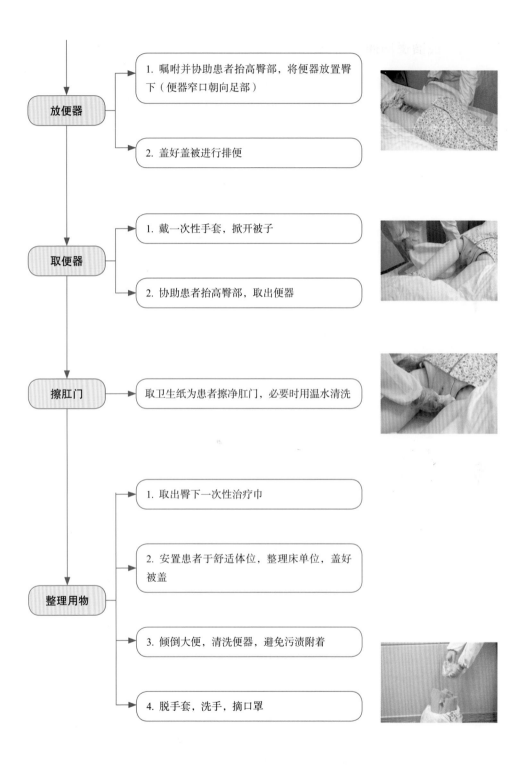

放便器

1. 嘱咐并协助患者抬高臀部，将便器放置臀下（便器窄口朝向足部）

2. 盖好盖被进行排便

取便器

1. 戴一次性手套，掀开被子

2. 协助患者抬高臀部，取出便器

擦肛门

取卫生纸为患者擦净肛门，必要时用温水清洗

整理用物

1. 取出臀下一次性治疗巾

2. 安置患者于舒适体位，整理床单位，盖好被盖

3. 倾倒大便，清洗便器，避免污渍附着

4. 脱手套，洗手，摘口罩

四、成人更换尿布（纸尿裤）操作流程

目的：为不能自理的尿失禁或尿滴沥患者更换纸尿裤，清洗会阴部，以保持会阴部的清洁、干燥，从而增进舒适，预防并发症。

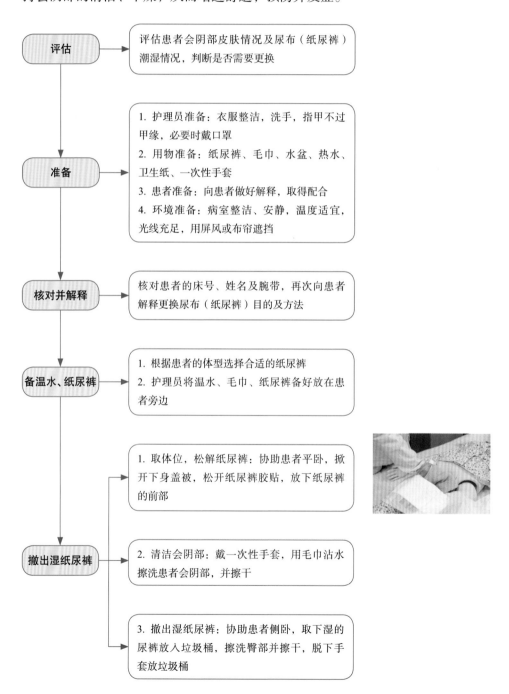

| 评估 | → | 评估患者会阴部皮肤情况及尿布（纸尿裤）潮湿情况，判断是否需要更换 |

准备 → 1. 护理员准备：衣服整洁，洗手，指甲不过甲缘，必要时戴口罩
2. 用物准备：纸尿裤、毛巾、水盆、热水、卫生纸、一次性手套
3. 患者准备：向患者做好解释，取得配合
4. 环境准备：病室整洁、安静，温度适宜，光线充足，用屏风或布帘遮挡

核对并解释 → 核对患者的床号、姓名及腕带，再次向患者解释更换尿布（纸尿裤）目的及方法

备温水、纸尿裤 → 1. 根据患者的体型选择合适的纸尿裤
2. 护理员将温水、毛巾、纸尿裤备好放在患者旁边

撤出湿纸尿裤 → 1. 取体位，松解纸尿裤：协助患者平卧，掀开下身盖被，松开纸尿裤胶贴，放下纸尿裤的前部

2. 清洁会阴部：戴一次性手套，用毛巾沾水擦洗患者会阴部，并擦干

3. 撤出湿纸尿裤：协助患者侧卧，取下湿的尿裤放入垃圾桶，擦洗臀部并擦干，脱下手套放垃圾桶

戴新纸尿裤

1. 放置新纸尿裤：将新纸尿裤的后部沿腰部展开，前部置于两腿之间，协助患者平卧

2. 固定纸尿裤：两腿中间的纸尿裤往上提拉到下腹部，与后端对正，拉伸后部腰围，分别撕开两侧腰贴，贴在前部腰贴区

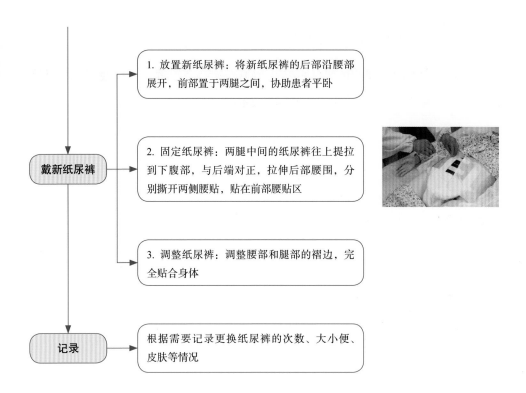

3. 调整纸尿裤：调整腰部和腿部的褶边，完全贴合身体

记录

根据需要记录更换纸尿裤的次数、大小便、皮肤等情况

五、简易通便操作流程

目的：协助便秘患者排便，满足患者排泄需要，增进舒适，预防并发症。

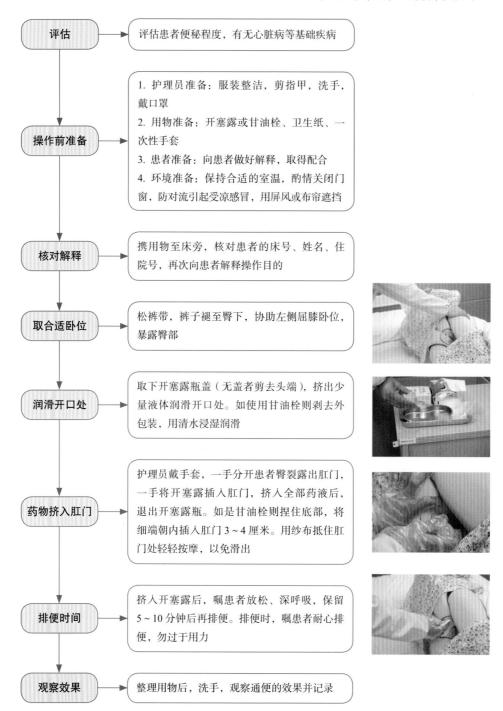

评估	评估患者便秘程度，有无心脏病等基础疾病
操作前准备	1. 护理员准备：服装整洁，剪指甲，洗手，戴口罩 2. 用物准备：开塞露或甘油栓、卫生纸、一次性手套 3. 患者准备：向患者做好解释，取得配合 4. 环境准备：保持合适的室温，酌情关闭门窗，防对流引起受凉感冒，用屏风或布帘遮挡
核对解释	携用物至床旁，核对患者的床号、姓名、住院号，再次向患者解释操作目的
取合适卧位	松裤带，裤子褪至臀下，协助左侧屈膝卧位，暴露臀部
润滑开口处	取下开塞露瓶盖（无盖者剪去头端），挤出少量液体润滑开口处。如使用甘油栓则剥去外包装，用清水浸湿润滑
药物挤入肛门	护理员戴手套，一手分开患者臀裂露出肛门，一手将开塞露插入肛门，挤入全部药液后，退出开塞露瓶。如是甘油栓则捏住底部，将细端朝内插入肛门 3～4 厘米。用纱布抵住肛门处轻轻按摩，以免滑出
排便时间	挤入开塞露后，嘱患者放松、深呼吸，保留5～10分钟后再排便。排便时，嘱患者耐心排便，勿过于用力
观察效果	整理用物后，洗手，观察通便的效果并记录

六、人工排便法操作流程

目的：经灌肠或简易通便后仍无效，采用人工促进大便排出，解除患者痛苦，增进舒适。

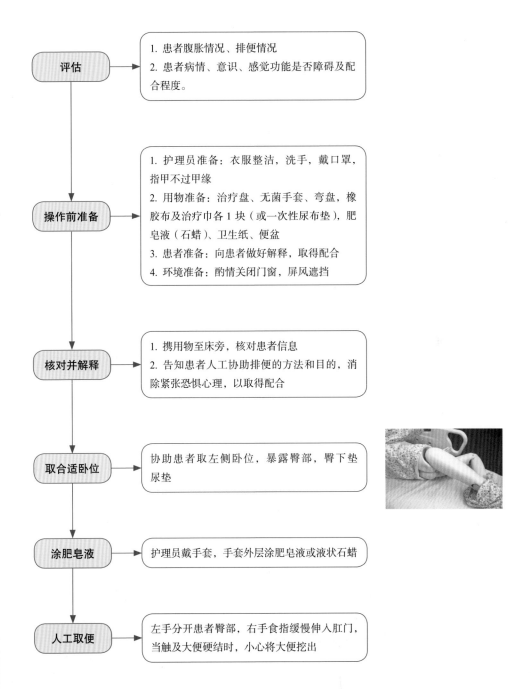

评估
1. 患者腹胀情况、排便情况
2. 患者病情、意识、感觉功能是否障碍及配合程度。

操作前准备
1. 护理员准备：衣服整洁，洗手，戴口罩，指甲不过甲缘
2. 用物准备：治疗盘、无菌手套、弯盘，橡胶布及治疗巾各 1 块（或一次性尿布垫），肥皂液（石蜡）、卫生纸、便盆
3. 患者准备：向患者做好解释，取得配合
4. 环境准备：酌情关闭门窗，屏风遮挡

核对并解释
1. 携用物至床旁，核对患者信息
2. 告知患者人工协助排便的方法和目的，消除紧张恐惧心理，以取得配合

取合适卧位
协助患者取左侧卧位，暴露臀部，臀下垫尿垫

涂肥皂液
护理员戴手套，手套外层涂肥皂液或液状石蜡

人工取便
左手分开患者臀部，右手食指缓慢伸入肛门，当触及大便硬结时，小心将大便挖出

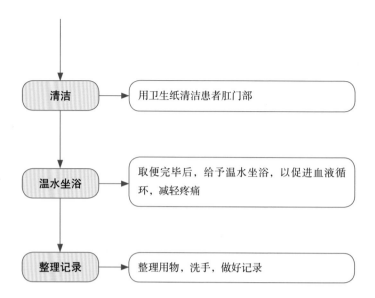

清洁 ——→ 用卫生纸清洁患者肛门部

温水坐浴 ——→ 取便完毕后，给予温水坐浴，以促进血液循环，减轻疼痛

整理记录 ——→ 整理用物，洗手，做好记录

七、留置导尿和膀胱造瘘者定时放尿、测量尿量操作流程

目的：训练膀胱的反射功能，使膀胱定时充盈排空，促进膀胱功能的恢复。

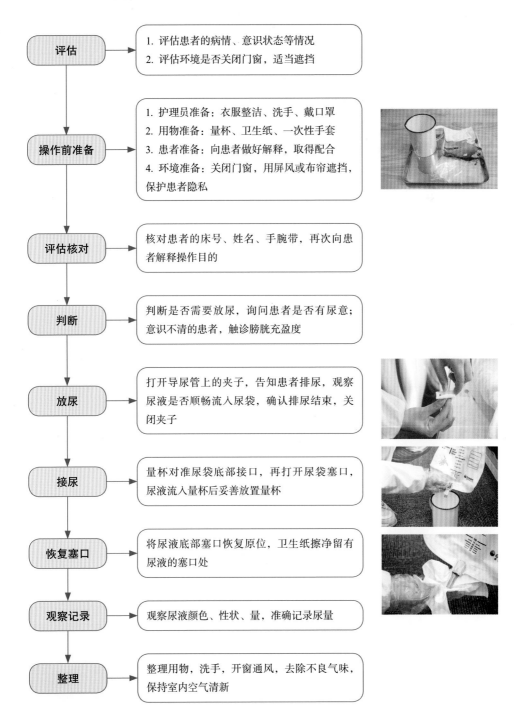

评估
1. 评估患者的病情、意识状态等情况
2. 评估环境是否关闭门窗，适当遮挡

操作前准备
1. 护理员准备：衣服整洁、洗手、戴口罩
2. 用物准备：量杯、卫生纸、一次性手套
3. 患者准备：向患者做好解释，取得配合
4. 环境准备：关闭门窗，用屏风或布帘遮挡，保护患者隐私

评估核对
核对患者的床号、姓名、手腕带，再次向患者解释操作目的

判断
判断是否需要放尿，询问患者是否有尿意；意识不清的患者，触诊膀胱充盈度

放尿
打开导尿管上的夹子，告知患者排尿，观察尿液是否顺畅流入尿袋，确认排尿结束，关闭夹子

接尿
量杯对准尿袋底部接口，再打开尿袋塞口，尿液流入量杯后妥善放置量杯

恢复塞口
将尿液底部塞口恢复原位，卫生纸擦净留有尿液的塞口处

观察记录
观察尿液颜色、性状、量，准确记录尿量

整理
整理用物，洗手，开窗通风，去除不良气味，保持室内空气清新

第三节　标本采集操作技能流程

一、尿常规标本采集操作流程

目的：采集尿液标本，进行实验室的物理、化学、细菌学检查，以帮助诊断。

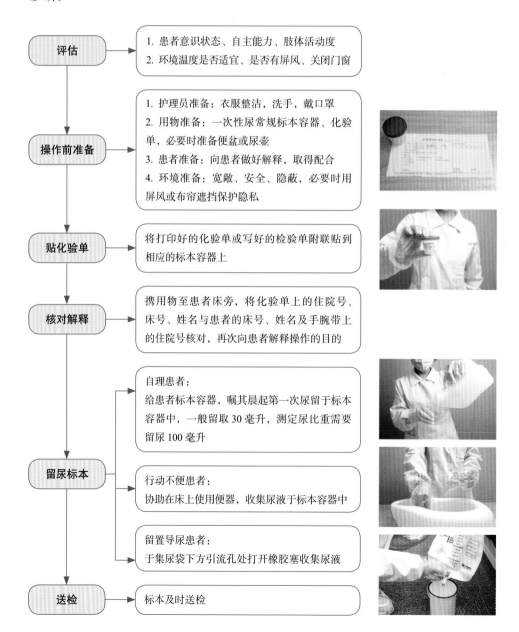

评估
1. 患者意识状态、自主能力、肢体活动度
2. 环境温度是否适宜、是否有屏风、关闭门窗

操作前准备
1. 护理员准备：衣服整洁，洗手，戴口罩
2. 用物准备：一次性尿常规标本容器、化验单，必要时准备便盆或尿壶
3. 患者准备：向患者做好解释，取得配合
4. 环境准备：宽敞、安全、隐蔽，必要时用屏风或布帘遮挡保护隐私

贴化验单
将打印好的化验单或写好的检验单附联贴到相应的标本容器上

核对解释
携用物至患者床旁，将化验单上的住院号、床号、姓名与患者的床号、姓名及手腕带上的住院号核对，再次向患者解释操作的目的

留尿标本
自理患者：
给患者标本容器，嘱其晨起第一次尿留于标本容器中，一般留取 30 毫升，测定尿比重需要留尿 100 毫升

行动不便患者：
协助在床上使用便器，收集尿液于标本容器中

留置导尿患者：
于集尿袋下方引流孔处打开橡胶塞收集尿液

送检
标本及时送检

二、粪常规标本采集操作流程

目的：检查粪便的性状、颜色、粪便里的细胞，以协助诊断。

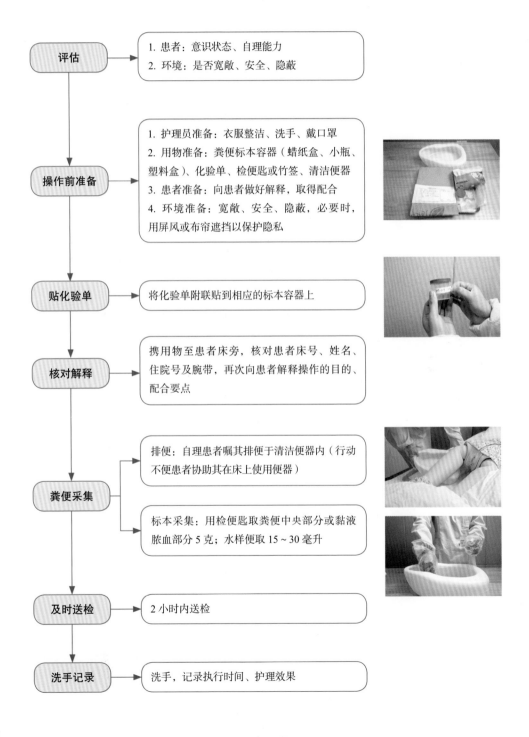

评估
1. 患者：意识状态、自理能力
2. 环境：是否宽敞、安全、隐蔽

操作前准备
1. 护理员准备：衣服整洁、洗手、戴口罩
2. 用物准备：粪便标本容器（蜡纸盒、小瓶、塑料盒）、化验单、检便匙或竹签、清洁便器
3. 患者准备：向患者做好解释，取得配合
4. 环境准备：宽敞、安全、隐蔽，必要时，用屏风或布帘遮挡以保护隐私

贴化验单
将化验单附联贴到相应的标本容器上

核对解释
携用物至患者床旁，核对患者床号、姓名、住院号及腕带，再次向患者解释操作的目的、配合要点

粪便采集
排便：自理患者嘱其排便于清洁便器内（行动不便患者协助其在床上使用便器）

标本采集：用检便匙取粪便中央部分或黏液脓血部分 5 克；水样便取 15 ~ 30 毫升

及时送检
2 小时内送检

洗手记录
洗手，记录执行时间、护理效果

三、痰常规标本采集操作流程

目的：检查痰液中的细菌、寄生虫卵和癌细胞，观察其性质、气味、颜色、量，以助临床诊断。

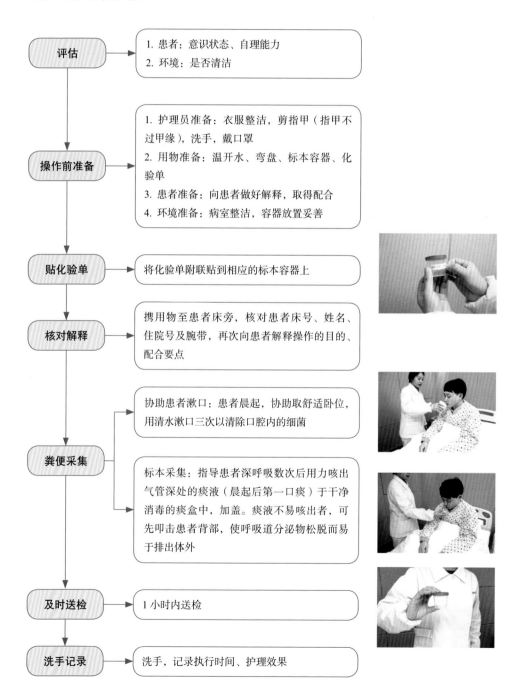

评估
1. 患者：意识状态、自理能力
2. 环境：是否清洁

操作前准备
1. 护理员准备：衣服整洁，剪指甲（指甲不过甲缘），洗手，戴口罩
2. 用物准备：温开水、弯盘、标本容器、化验单
3. 患者准备：向患者做好解释，取得配合
4. 环境准备：病室整洁，容器放置妥善

贴化验单
将化验单附联贴到相应的标本容器上

核对解释
携用物至患者床旁，核对患者床号、姓名、住院号及腕带，再次向患者解释操作的目的、配合要点

粪便采集
协助患者漱口：患者晨起，协助取舒适卧位，用清水漱口三次以清除口腔内的细菌

标本采集：指导患者深呼吸数次后用力咳出气管深处的痰液（晨起后第一口痰）于干净消毒的痰盒中，加盖。痰液不易咳出者，可先叩击患者背部，使呼吸道分泌物松脱而易于排出体外

及时送检
1 小时内送检

洗手记录
洗手，记录执行时间、护理效果

四、中段尿标本采集操作流程

目的：收集未被污染的尿液作细菌学检查，协助诊断。

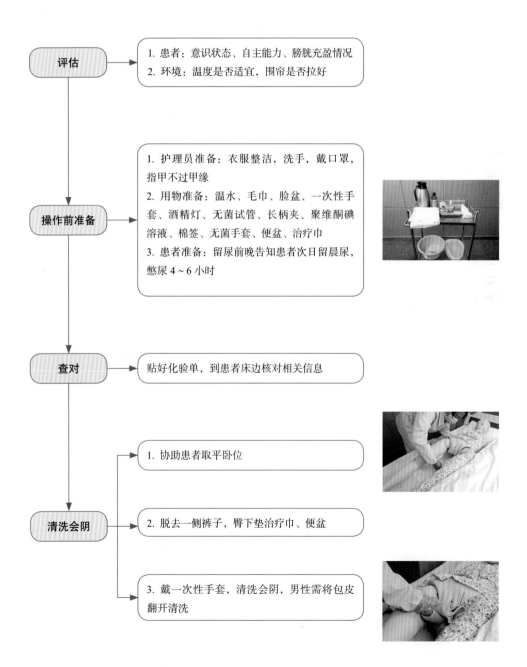

评估
1. 患者：意识状态、自主能力、膀胱充盈情况
2. 环境：温度是否适宜，围帘是否拉好

操作前准备
1. 护理员准备：衣服整洁，洗手，戴口罩，指甲不过甲缘
2. 用物准备：温水、毛巾、脸盆、一次性手套、酒精灯、无菌试管、长柄夹、聚维酮碘溶液、棉签、无菌手套、便盆、治疗巾
3. 患者准备：留尿前晚告知患者次日留晨尿，憋尿 4～6 小时

查对
贴好化验单，到患者床边核对相关信息

清洗会阴
1. 协助患者取平卧位
2. 脱去一侧裤子，臀下垫治疗巾、便盆
3. 戴一次性手套，清洗会阴，男性需将包皮翻开清洗

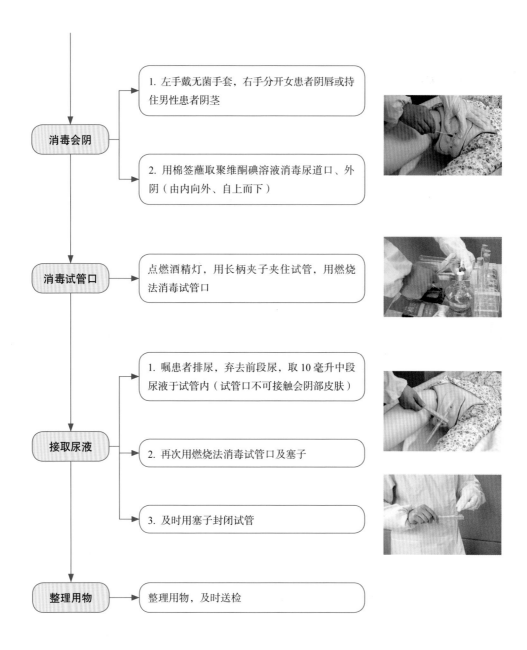

消毒会阴 ➔ 1. 左手戴无菌手套，右手分开女患者阴唇或持住男性患者阴茎

消毒会阴 ➔ 2. 用棉签蘸取聚维酮碘溶液消毒尿道口、外阴（由内向外、自上而下）

消毒试管口 ➔ 点燃酒精灯，用长柄夹子夹住试管，用燃烧法消毒试管口

接取尿液 ➔ 1. 嘱患者排尿，弃去前段尿，取 10 毫升中段尿液于试管内（试管口不可接触会阴部皮肤）

接取尿液 ➔ 2. 再次用燃烧法消毒试管口及塞子

接取尿液 ➔ 3. 及时用塞子封闭试管

整理用物 ➔ 整理用物，及时送检

五、24 小时尿标本采集操作流程

目的：收集 24 小时尿液协助诊断。

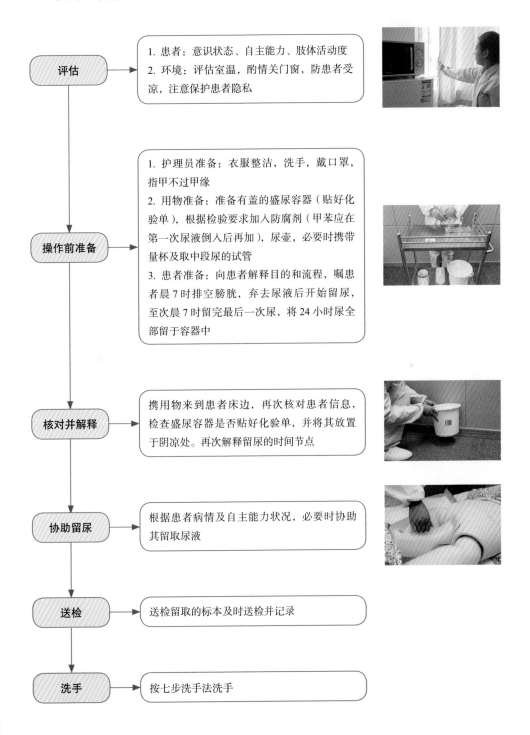

评估

1. 患者：意识状态、自主能力、肢体活动度
2. 环境：评估室温，酌情关门窗，防患者受凉，注意保护患者隐私

操作前准备

1. 护理员准备：衣服整洁，洗手，戴口罩，指甲不过甲缘
2. 用物准备：准备有盖的盛尿容器（贴好化验单），根据检验要求加入防腐剂（甲苯应在第一次尿液倒入后再加），尿壶，必要时携带量杯及取中段尿的试管
3. 患者准备：向患者解释目的和流程，嘱患者晨 7 时排空膀胱，弃去尿液后开始留尿，至次晨 7 时留完最后一次尿，将 24 小时尿全部留于容器中

核对并解释

携用物来到患者床边，再次核对患者信息，检查盛尿容器是否贴好化验单，并将其放置于阴凉处。再次解释留尿的时间节点

协助留尿

根据患者病情及自主能力状况，必要时协助其留取尿液

送检

送检留取的标本及时送检并记录

洗手

按七步洗手法洗手

第四节　睡眠照护操作技能流程

一、睡眠照护操作流程

目的：协助不能自理的患者做好睡前卫生，促进患者睡眠，增进患者舒适。

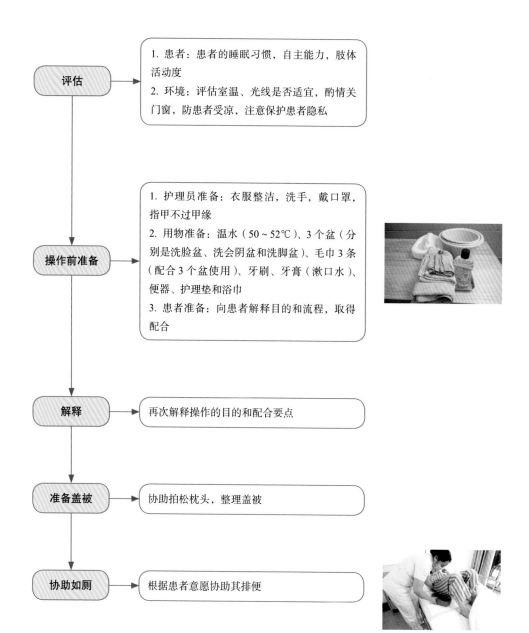

评估

1. 患者：患者的睡眠习惯，自主能力，肢体活动度
2. 环境：评估室温、光线是否适宜，酌情关门窗，防患者受凉，注意保护患者隐私

操作前准备

1. 护理员准备：衣服整洁，洗手，戴口罩，指甲不过甲缘
2. 用物准备：温水（50～52℃）、3个盆（分别是洗脸盆、洗会阴盆和洗脚盆）、毛巾3条（配合3个盆使用）、牙刷、牙膏（漱口水）、便器、护理垫和浴巾
3. 患者准备：向患者解释目的和流程，取得配合

解释

再次解释操作的目的和配合要点

准备盖被

协助拍松枕头，整理盖被

协助如厕

根据患者意愿协助其排便

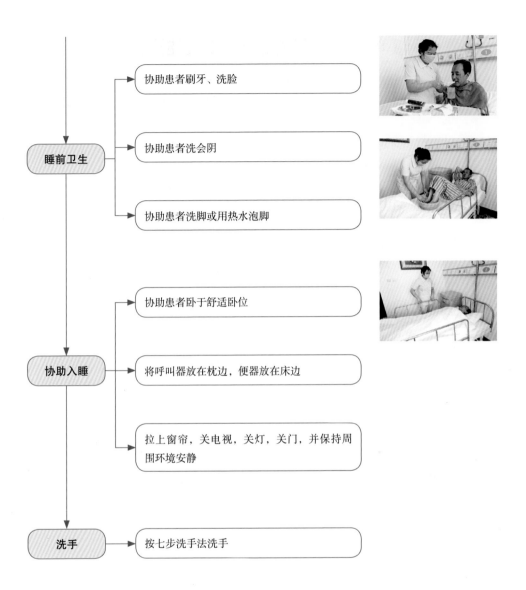

睡前卫生 → 协助患者刷牙、洗脸

睡前卫生 → 协助患者洗会阴

睡前卫生 → 协助患者洗脚或用热水泡脚

协助入睡 → 协助患者卧于舒适卧位

协助入睡 → 将呼叫器放在枕边，便器放在床边

协助入睡 → 拉上窗帘，关电视，关灯，关门，并保持周围环境安静

洗手 → 按七步洗手法洗手

第五章　观察与测量基本操作技能流程

第一节　观察与测量操作技能流程

一、身高测量操作流程

目的：通过测量身高，反映患者的生长发育及营养状况。

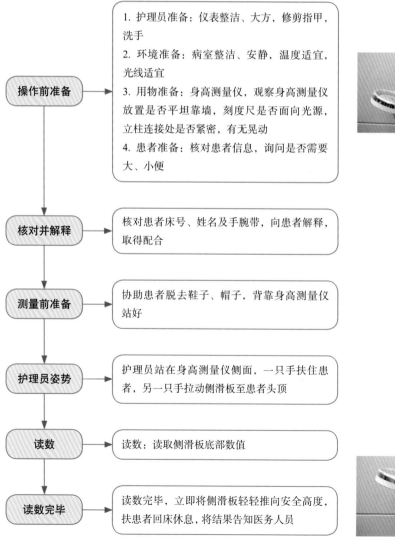

操作前准备	1. 护理员准备：仪表整洁、大方，修剪指甲，洗手 2. 环境准备：病室整洁、安静，温度适宜，光线适宜 3. 用物准备：身高测量仪，观察身高测量仪放置是否平坦靠墙，刻度尺是否面向光源，立柱连接处是否紧密，有无晃动 4. 患者准备：核对患者信息，询问是否需要大、小便
核对并解释	核对患者床号、姓名及手腕带，向患者解释，取得配合
测量前准备	协助患者脱去鞋子、帽子，背靠身高测量仪站好
护理员姿势	护理员站在身高测量仪侧面，一只手扶住患者，另一只手拉动侧滑板至患者头顶
读数	读数：读取侧滑板底部数值
读数完毕	读数完毕，立即将侧滑板轻轻推向安全高度，扶患者回床休息，将结果告知医务人员

二、体重测量操作流程

目的：通过测量体重，反映患者的生长发育及营养状况，动态监测体重的变化，反映机体出入量是否平衡以及病情变化。

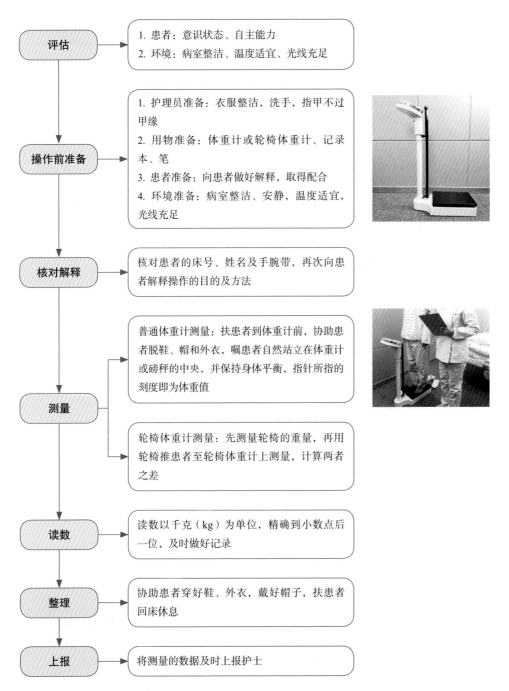

评估
1. 患者：意识状态、自主能力
2. 环境：病室整洁、温度适宜、光线充足

操作前准备
1. 护理员准备：衣服整洁，洗手，指甲不过甲缘
2. 用物准备：体重计或轮椅体重计、记录本、笔
3. 患者准备：向患者做好解释，取得配合
4. 环境准备：病室整洁、安静，温度适宜，光线充足

核对解释
核对患者的床号、姓名及手腕带，再次向患者解释操作的目的及方法

测量
普通体重计测量：扶患者到体重计前，协助患者脱鞋、帽和外衣，嘱患者自然站立在体重计或磅秤的中央，并保持身体平衡，指针所指的刻度即为体重值

轮椅体重计测量：先测量轮椅的重量，再用轮椅推患者至轮椅体重计上测量，计算两者之差

读数
读数以千克（kg）为单位，精确到小数点后一位，及时做好记录

整理
协助患者穿好鞋、外衣，戴好帽子，扶患者回床休息

上报
将测量的数据及时上报护士

三、出入量记录操作流程

目的：准确记录患者的出入量，可以协助医护人员观察病情变化，调整治疗方案。

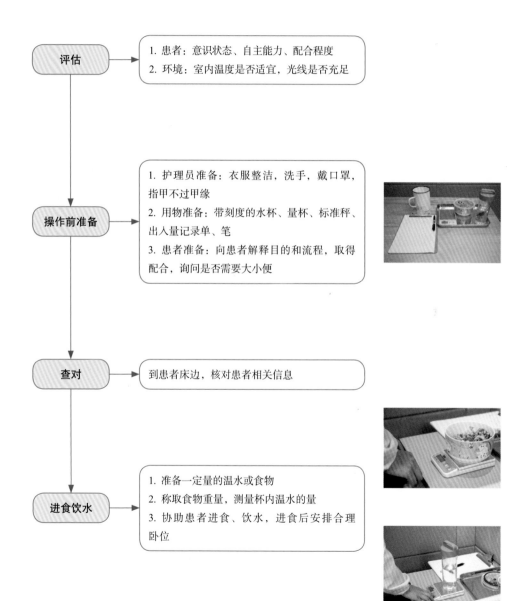

评估
1. 患者：意识状态、自主能力、配合程度
2. 环境：室内温度是否适宜，光线是否充足

操作前准备
1. 护理员准备：衣服整洁，洗手，戴口罩，指甲不过甲缘
2. 用物准备：带刻度的水杯、量杯、标准秤、出入量记录单、笔
3. 患者准备：向患者解释目的和流程，取得配合，询问是否需要大小便

查对
到患者床边，核对患者相关信息

进食饮水
1. 准备一定量的温水或食物
2. 称取食物重量，测量杯内温水的量
3. 协助患者进食、饮水，进食后安排合理卧位

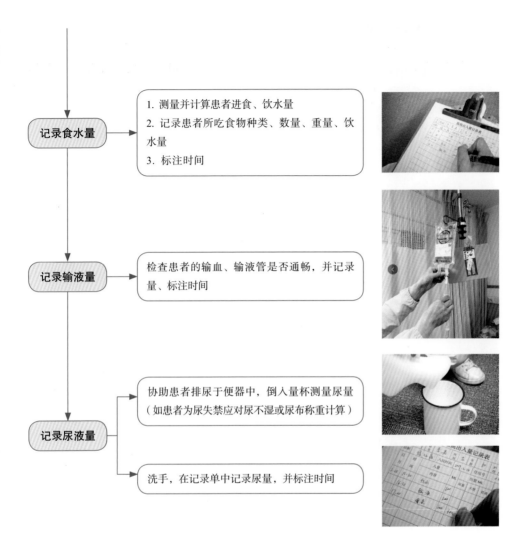

记录食水量

1. 测量并计算患者进食、饮水量
2. 记录患者所吃食物种类、数量、重量、饮水量
3. 标注时间

记录输液量

检查患者的输血、输液管是否通畅，并记录量、标注时间

记录尿液量

协助患者排尿于便器中，倒入量杯测量尿量（如患者为尿失禁应对尿不湿或尿布称重计算）

洗手，在记录单中记录尿量，并标注时间

四、测量腋下体温操作流程

目的：判断患者体温有无异常，动态监测体温变化，为治疗和护理提供依据。

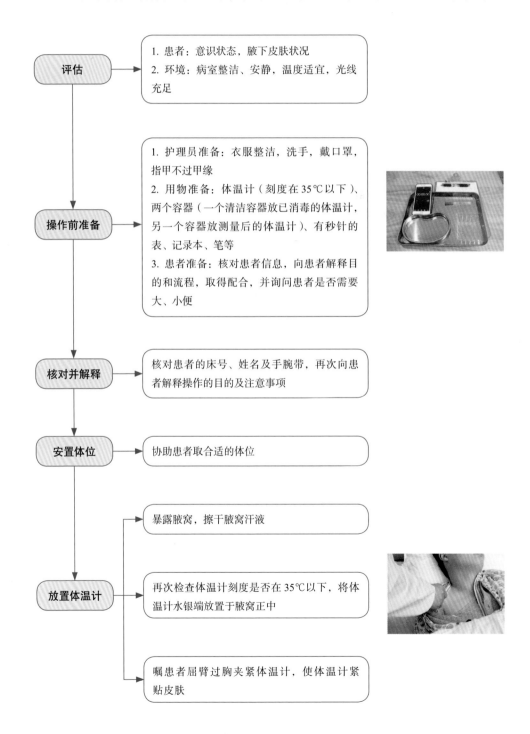

评估	→	1. 患者：意识状态，腋下皮肤状况 2. 环境：病室整洁、安静，温度适宜，光线充足
操作前准备	→	1. 护理员准备：衣服整洁，洗手，戴口罩，指甲不过甲缘 2. 用物准备：体温计（刻度在35℃以下）、两个容器（一个清洁容器放已消毒的体温计，另一个容器放测量后的体温计）、有秒针的表、记录本、笔等 3. 患者准备：核对患者信息，向患者解释目的和流程，取得配合，并询问患者是否需要大、小便
核对并解释	→	核对患者的床号、姓名及手腕带，再次向患者解释操作的目的及注意事项
安置体位	→	协助患者取合适的体位
放置体温计	→	暴露腋窝，擦干腋窝汗液 再次检查体温计刻度是否在35℃以下，将体温计水银端放置于腋窝正中 嘱患者屈臂过胸夹紧体温计，使体温计紧贴皮肤

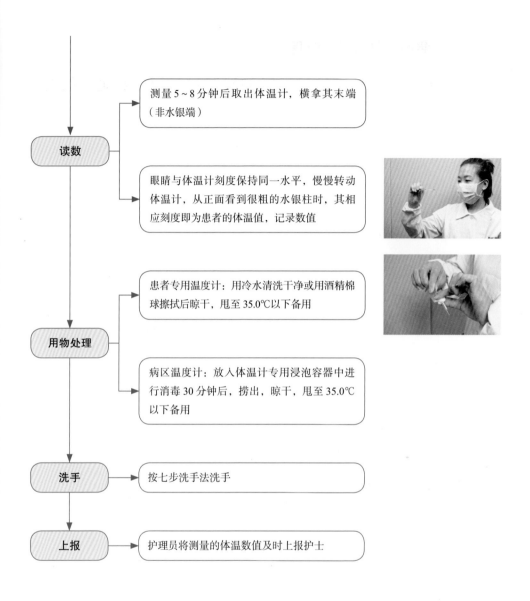

读数

测量 5~8 分钟后取出体温计，横拿其末端（非水银端）

眼睛与体温计刻度保持同一水平，慢慢转动体温计，从正面看到很粗的水银柱时，其相应刻度即为患者的体温值，记录数值

用物处理

患者专用温度计：用冷水清洗干净或用酒精棉球擦拭后晾干，甩至 35.0℃ 以下备用

病区温度计：放入体温计专用浸泡容器中进行消毒 30 分钟后，捞出，晾干，甩至 35.0℃ 以下备用

洗手

按七步洗手法洗手

上报

护理员将测量的体温数值及时上报护士

第六章　应急救护基本操作技能流程

第一节　应急救护操作技能流程

一、心肺复苏操作流程

目的：挽救心跳呼吸骤停者的生命。

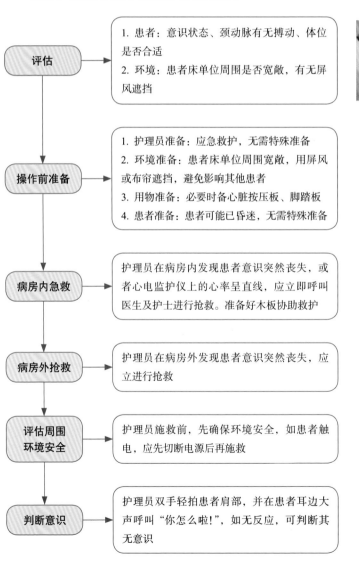

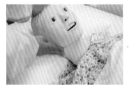

评估	1. 患者：意识状态、颈动脉有无搏动、体位是否合适 2. 环境：患者床单位周围是否宽敞，有无屏风遮挡
操作前准备	1. 护理员准备：应急救护，无需特殊准备 2. 环境准备：患者床单位周围宽敞，用屏风或布帘遮挡，避免影响其他患者 3. 用物准备：必要时备心脏按压板、脚踏板 4. 患者准备：患者可能已昏迷，无需特殊准备
病房内急救	护理员在病房内发现患者意识突然丧失，或者心电监护仪上的心率呈直线，应立即呼叫医生及护士进行抢救。准备好木板协助救护
病房外抢救	护理员在病房外发现患者意识突然丧失，应立进行抢救
评估周围环境安全	护理员施救前，先确保环境安全，如患者触电，应先切断电源后再施救
判断意识	护理员双手轻拍患者肩部，并在患者耳边大声呼叫"你怎么啦!"，如无反应，可判断其无意识

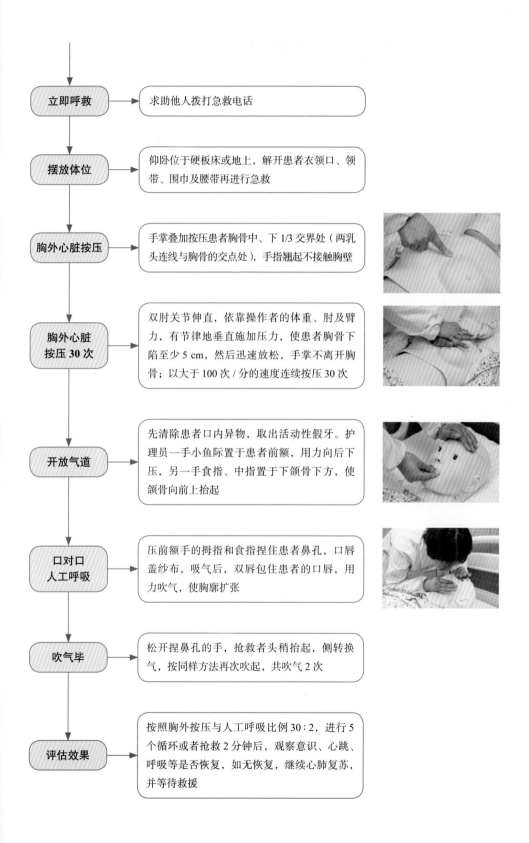

立即呼救 → 求助他人拨打急救电话

摆放体位 → 仰卧位于硬板床或地上，解开患者衣领口、领带、围巾及腰带再进行急救

胸外心脏按压 → 手掌叠加按压患者胸骨中、下 1/3 交界处（两乳头连线与胸骨的交点处），手指翘起不接触胸壁

胸外心脏按压 30 次 → 双肘关节伸直，依靠操作者的体重、肘及臂力，有节律地垂直施加压力，使患者胸骨下陷至少 5 cm，然后迅速放松，手掌不离开胸骨；以大于 100 次 / 分的速度连续按压 30 次

开放气道 → 先清除患者口内异物，取出活动性假牙。护理员一手小鱼际置于患者前额，用力向后下压，另一手食指、中指置于下颌骨下方，使颌骨向前上抬起

口对口人工呼吸 → 压前额手的拇指和食指捏住患者鼻孔，口唇盖纱布，吸气后，双唇包住患者的口唇，用力吹气，使胸廓扩张

吹气毕 → 松开捏鼻孔的手，抢救者头稍抬起，侧转换气，按同样方法再次吹起，共吹气 2 次

评估效果 → 按照胸外按压与人工呼吸比例 30：2，进行 5 个循环或者抢救 2 分钟后，观察意识、心跳、呼吸等是否恢复，如无恢复，继续心肺复苏，并等待救援

二、噎食急救操作流程

目的：将食物排出，恢复气道通畅，挽救生命。

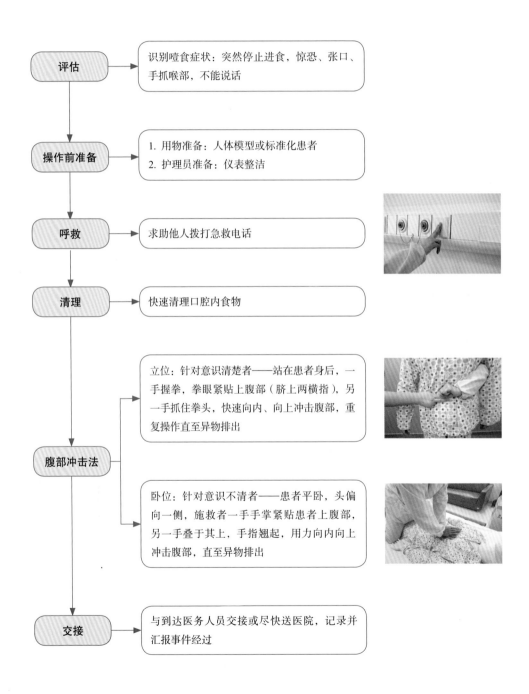

评估	→	识别噎食症状：突然停止进食，惊恐、张口、手抓喉部，不能说话
操作前准备	→	1. 用物准备：人体模型或标准化患者 2. 护理员准备：仪表整洁
呼救	→	求助他人拨打急救电话
清理	→	快速清理口腔内食物
腹部冲击法	→	立位：针对意识清楚者——站在患者身后，一手握拳，拳眼紧贴上腹部（脐上两横指），另一手抓住拳头，快速向内、向上冲击腹部，重复操作直至异物排出
	→	卧位：针对意识不清者——患者平卧，头偏向一侧，施救者一手手掌紧贴患者上腹部，另一手叠于其上，手指翘起，用力向内向上冲击腹部，直至异物排出
交接	→	与到达医务人员交接或尽快送医院，记录并汇报事件经过

三、跌倒应急处理操作流程

目的：评估患者意外跌倒的伤情，正确处理，避免二次损伤。

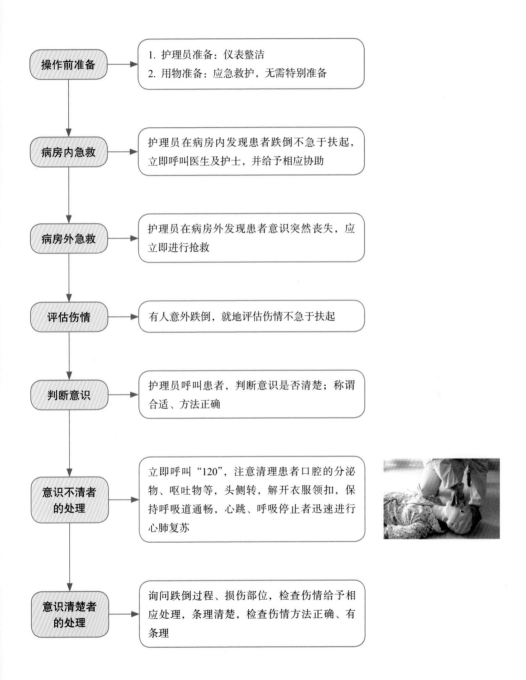

操作前准备	→	1. 护理员准备：仪表整洁 2. 用物准备：应急救护，无需特别准备
病房内急救	→	护理员在病房内发现患者跌倒不急于扶起，立即呼叫医生及护士，并给予相应协助
病房外急救	→	护理员在病房外发现患者意识突然丧失，应立即进行抢救
评估伤情	→	有人意外跌倒，就地评估伤情不急于扶起
判断意识	→	护理员呼叫患者，判断意识是否清楚；称谓合适、方法正确
意识不清者的处理	→	立即呼叫"120"，注意清理患者口腔的分泌物、呕吐物等，头侧转，解开衣服领扣，保持呼吸道通畅，心跳、呼吸停止者迅速进行心肺复苏
意识清楚者的处理	→	询问跌倒过程、损伤部位，检查伤情给予相应处理，条理清楚，检查伤情方法正确、有条理

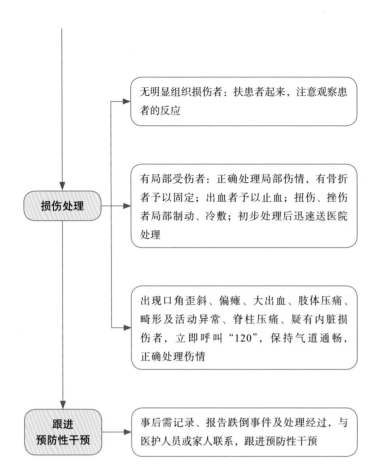

损伤处理

无明显组织损伤者：扶患者起来，注意观察患者的反应

有局部受伤者：正确处理局部伤情，有骨折者予以固定；出血者予以止血；扭伤、挫伤者局部制动、冷敷；初步处理后迅速送医院处理

出现口角歪斜、偏瘫、大出血、肢体压痛、畸形及活动异常、脊柱压痛、疑有内脏损伤者，立即呼叫"120"，保持气道通畅，正确处理伤情

跟进
预防性干预

事后需记录、报告跌倒事件及处理经过，与医护人员或家人联系，跟进预防性干预

第七章 患者照护用品的应用基本操作技能流程

第一节 冷热应用操作技能流程

一、冰袋应用操作流程

目的：冰袋使局部毛细血管收缩，起到散热、降温、止血、止痛及防止肿胀等作用。

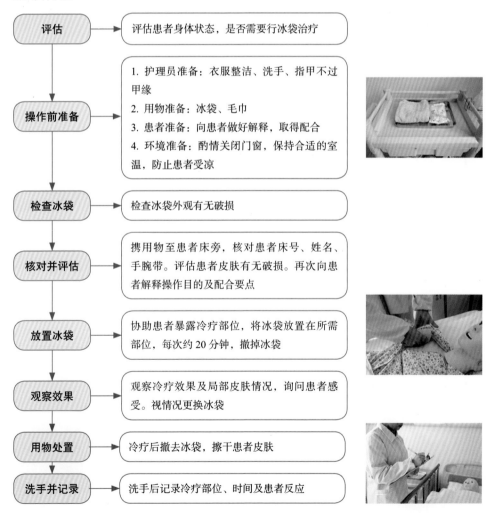

| 评估 | → | 评估患者身体状态，是否需要行冰袋治疗 |

| 操作前准备 | → | 1. 护理员准备：衣服整洁、洗手、指甲不过甲缘
2. 用物准备：冰袋、毛巾
3. 患者准备：向患者做好解释，取得配合
4. 环境准备：酌情关闭门窗，保持合适的室温，防止患者受凉 |

| 检查冰袋 | → | 检查冰袋外观有无破损 |

| 核对并评估 | → | 携用物至患者床旁，核对患者床号、姓名、手腕带。评估患者皮肤有无破损。再次向患者解释操作目的及配合要点 |

| 放置冰袋 | → | 协助患者暴露冷疗部位，将冰袋放置在所需部位，每次约20分钟，撤掉冰袋 |

| 观察效果 | → | 观察冷疗效果及局部皮肤情况，询问患者感受。视情况更换冰袋 |

| 用物处置 | → | 冷疗后撤去冰袋，擦干患者皮肤 |

| 洗手并记录 | → | 洗手后记录冷疗部位、时间及患者反应 |

二、热水袋应用操作流程

目的：保暖、解除痉挛、镇痛、促进浅表炎症消散和局限、舒适。

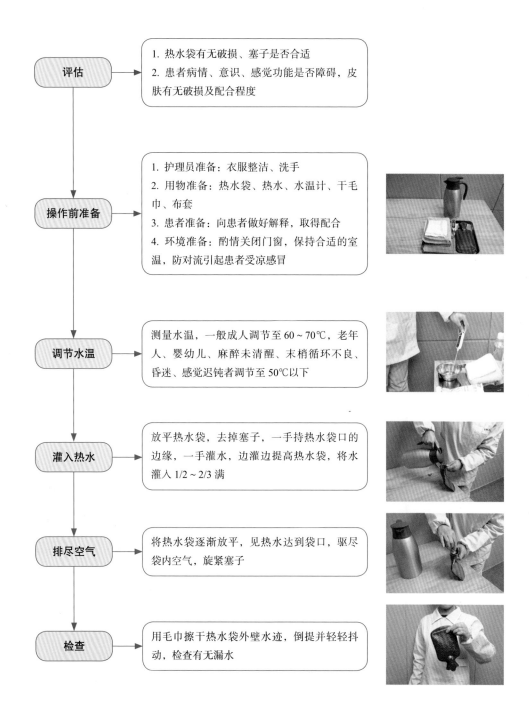

评估
1. 热水袋有无破损、塞子是否合适
2. 患者病情、意识、感觉功能是否障碍，皮肤有无破损及配合程度

操作前准备
1. 护理员准备：衣服整洁、洗手
2. 用物准备：热水袋、热水、水温计、干毛巾、布套
3. 患者准备：向患者做好解释，取得配合
4. 环境准备：酌情关闭门窗，保持合适的室温，防对流引起患者受凉感冒

调节水温
测量水温，一般成人调节至 60~70℃，老年人、婴幼儿、麻醉未清醒、末梢循环不良、昏迷、感觉迟钝者调节至 50℃以下

灌入热水
放平热水袋，去掉塞子，一手持热水袋口的边缘，一手灌水，边灌边提高热水袋，将水灌入 1/2~2/3 满

排尽空气
将热水袋逐渐放平，见热水达到袋口，驱尽袋内空气，旋紧塞子

检查
用毛巾擦干热水袋外壁水迹，倒提并轻轻抖动，检查有无漏水

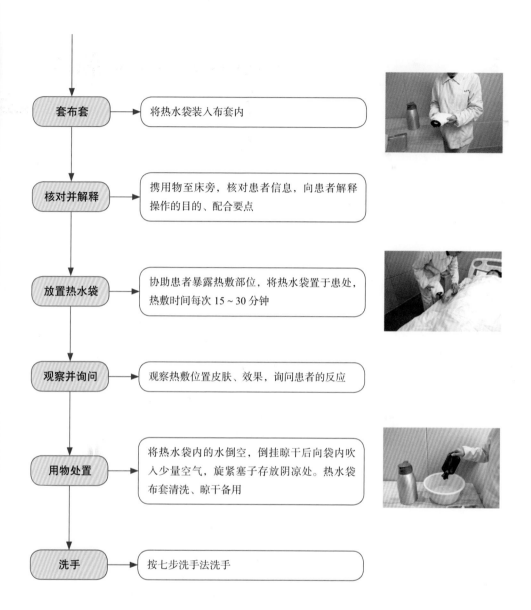

套布套 → 将热水袋装入布套内

核对并解释 → 携用物至床旁，核对患者信息，向患者解释操作的目的、配合要点

放置热水袋 → 协助患者暴露热敷部位，将热水袋置于患处，热敷时间每次 15～30 分钟

观察并询问 → 观察热敷位置皮肤、效果，询问患者的反应

用物处置 → 将热水袋内的水倒空，倒挂晾干后向袋内吹入少量空气，旋紧塞子存放阴凉处。热水袋布套清洗、晾干备用

洗手 → 按七步洗手法洗手

三、温水坐浴操作流程

目的：消除肛门、会阴部的充血、炎症、水肿和疼痛，使局部清洁，患者舒适，常用于会阴、肛门疾病的患者。

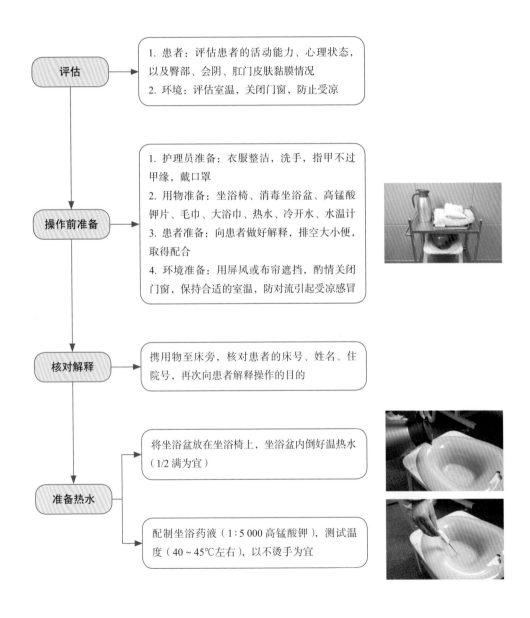

评估
1. 患者：评估患者的活动能力、心理状态，以及臀部、会阴、肛门皮肤黏膜情况
2. 环境：评估室温，关闭门窗，防止受凉

操作前准备
1. 护理员准备：衣服整洁，洗手，指甲不过甲缘，戴口罩
2. 用物准备：坐浴椅、消毒坐浴盆、高锰酸钾片、毛巾、大浴巾、热水、冷开水、水温计
3. 患者准备：向患者做好解释，排空大小便，取得配合
4. 环境准备：用屏风或布帘遮挡，酌情关闭门窗，保持合适的室温，防对流引起受凉感冒

核对解释
携用物至床旁，核对患者的床号、姓名、住院号，再次向患者解释操作的目的

准备热水
将坐浴盆放在坐浴椅上，坐浴盆内倒好温热水（1/2 满为宜）

配制坐浴药液（1：5 000 高锰酸钾），测试温度（40～45℃左右），以不烫手为宜

协助坐浴 → 协助患者脱裤至膝部，慢慢坐入浴盆内，用大浴巾盖住患者大腿部

控制水温 → 及时测试并调节水温，添加热水时注意安全，嘱患者偏离浴盆，以防烫伤

观察 → 坐浴时间为 15～20 分钟。患者如有不适，如出现脉搏加速、头晕等症状，应立即停止坐浴

安置患者 →
1. 坐浴完毕，用毛巾擦干臀部（先擦会阴部，后擦臀部，最后擦干肛门）
2. 协助穿裤，并安置患者于舒适卧位
3. 整理床单位，清理用物，洗手，记录

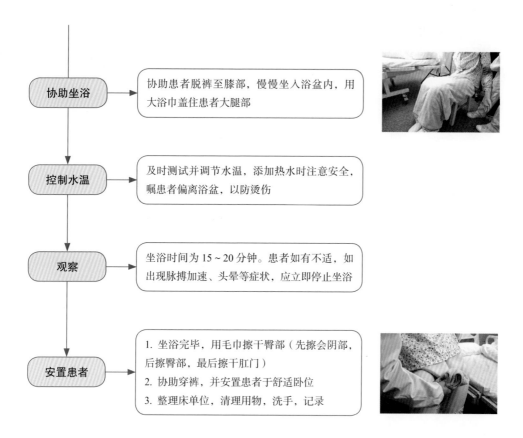

四、酒精擦浴操作流程

目的：为高热患者降温。

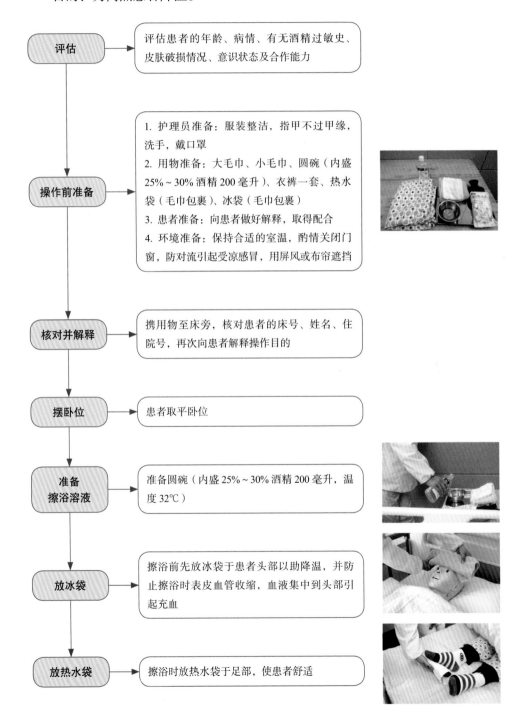

评估 → 评估患者的年龄、病情、有无酒精过敏史、皮肤破损情况、意识状态及合作能力

操作前准备 →
1. 护理员准备：服装整洁，指甲不过甲缘，洗手，戴口罩
2. 用物准备：大毛巾、小毛巾、圆碗（内盛 25%～30% 酒精 200 毫升）、衣裤一套、热水袋（毛巾包裹）、冰袋（毛巾包裹）
3. 患者准备：向患者做好解释，取得配合
4. 环境准备：保持合适的室温，酌情关闭门窗，防对流引起受凉感冒，用屏风或布帘遮挡

核对并解释 → 携用物至床旁，核对患者的床号、姓名、住院号，再次向患者解释操作目的

摆卧位 → 患者取平卧位

准备擦浴溶液 → 准备圆碗（内盛 25%～30% 酒精 200 毫升，温度 32℃）

放冰袋 → 擦浴前先放冰袋于患者头部以助降温，并防止擦浴时表皮血管收缩，血液集中到头部引起充血

放热水袋 → 擦浴时放热水袋于足部，使患者舒适

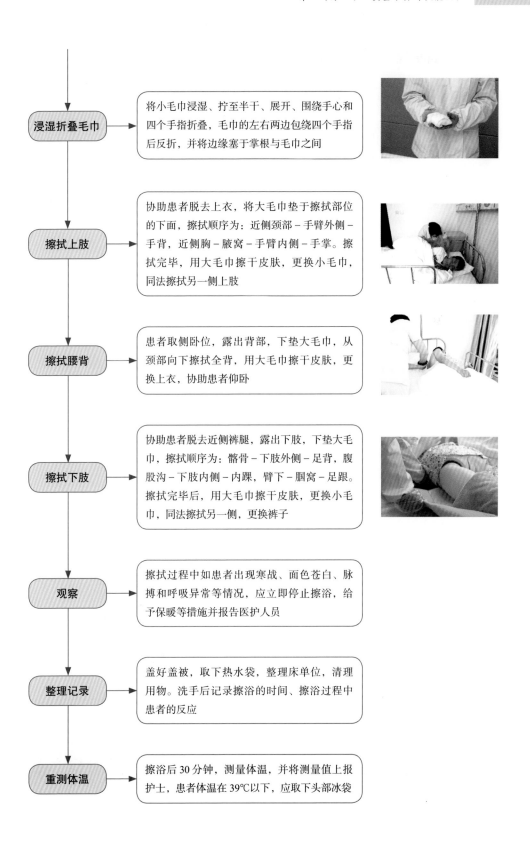

浸湿折叠毛巾 → 将小毛巾浸湿、拧至半干、展开、围绕手心和四个手指折叠，毛巾的左右两边包绕四个手指后反折，并将边缘塞于掌根与毛巾之间

擦拭上肢 → 协助患者脱去上衣，将大毛巾垫于擦拭部位的下面，擦拭顺序为：近侧颈部－手臂外侧－手背、近侧胸－腋窝－手臂内侧－手掌。擦拭完毕，用大毛巾擦干皮肤，更换小毛巾，同法擦拭另一侧上肢

擦拭腰背 → 患者取侧卧位，露出背部，下垫大毛巾，从颈部向下擦拭全背，用大毛巾擦干皮肤，更换上衣，协助患者仰卧

擦拭下肢 → 协助患者脱去近侧裤腿，露出下肢，下垫大毛巾，擦拭顺序为：髂骨－下肢外侧－足背，腹股沟－下肢内侧－内踝，臂下－腘窝－足跟。擦拭完毕后，用大毛巾擦干皮肤，更换小毛巾，同法擦拭另一侧，更换裤子

观察 → 擦拭过程中如患者出现寒战、面色苍白、脉搏和呼吸异常等情况，应立即停止擦浴，给予保暖等措施并报告医护人员

整理记录 → 盖好盖被，取下热水袋，整理床单位，清理用物。洗手后记录擦浴的时间、擦浴过程中患者的反应

重测体温 → 擦浴后30分钟，测量体温，并将测量值上报护士，患者体温在39℃以下，应取下头部冰袋

五、局部软组织冷敷操作流程

目的：高热患者头部降温，止血、消炎，扭伤早期止痛。

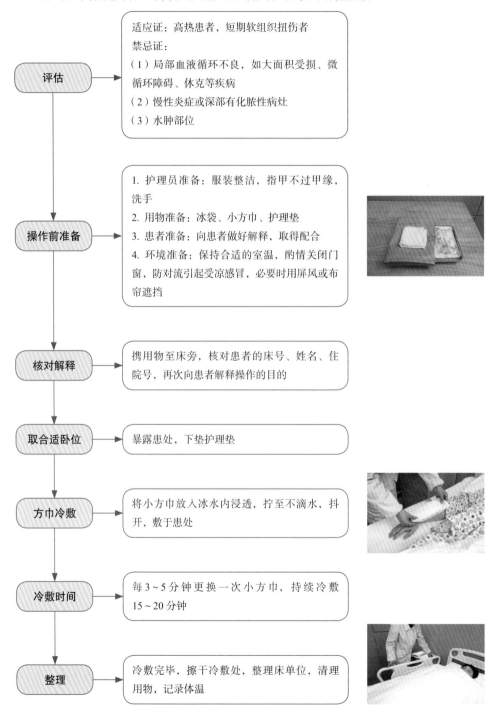

评估 → 适应证：高热患者，短期软组织扭伤者
禁忌证：
（1）局部血液循环不良，如大面积受损、微循环障碍、休克等疾病
（2）慢性炎症或深部有化脓性病灶
（3）水肿部位

操作前准备 → 1. 护理员准备：服装整洁，指甲不过甲缘，洗手
2. 用物准备：冰袋、小方巾、护理垫
3. 患者准备：向患者做好解释，取得配合
4. 环境准备：保持合适的室温，酌情关闭门窗，防对流引起受凉感冒，必要时用屏风或布帘遮挡

核对解释 → 携用物至床旁，核对患者的床号、姓名、住院号，再次向患者解释操作的目的

取合适卧位 → 暴露患处，下垫护理垫

方巾冷敷 → 将小方巾放入冰水内浸透，拧至不滴水，抖开，敷于患处

冷敷时间 → 每3~5分钟更换一次小方巾，持续冷敷15~20分钟

整理 → 冷敷完毕，擦干冷敷处，整理床单位，清理用物，记录体温

六、局部软组织热敷操作流程

目的：消炎、消肿、解痉、止痛。

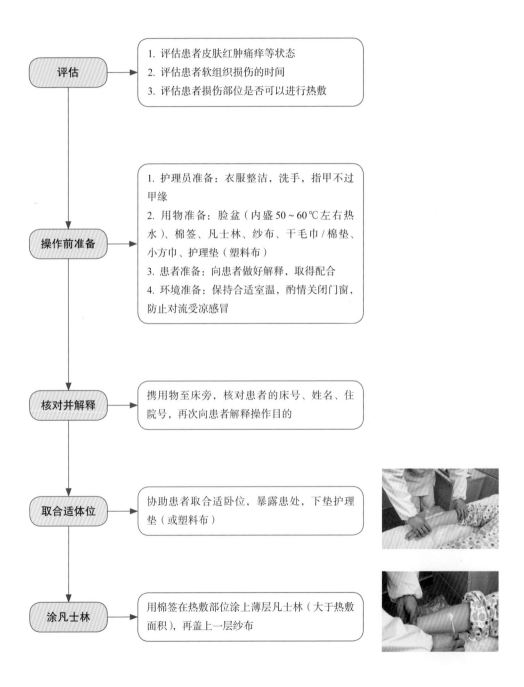

评估
1. 评估患者皮肤红肿痛痒等状态
2. 评估患者软组织损伤的时间
3. 评估患者损伤部位是否可以进行热敷

操作前准备
1. 护理员准备：衣服整洁，洗手，指甲不过甲缘
2. 用物准备：脸盆（内盛 50～60℃左右热水）、棉签、凡士林、纱布、干毛巾/棉垫、小方巾、护理垫（塑料布）
3. 患者准备：向患者做好解释，取得配合
4. 环境准备：保持合适室温，酌情关闭门窗，防止对流受凉感冒

核对并解释
携用物至床旁，核对患者的床号、姓名、住院号，再次向患者解释操作目的

取合适体位
协助患者取合适卧位，暴露患处，下垫护理垫（或塑料布）

涂凡士林
用棉签在热敷部位涂上薄层凡士林（大于热敷面积），再盖上一层纱布

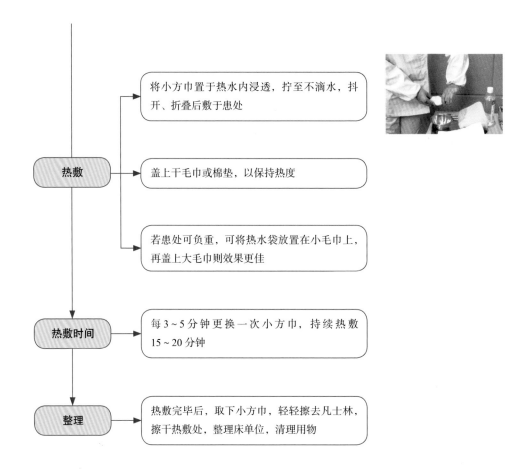

热敷 → 将小方巾置于热水内浸透，拧至不滴水，抖开、折叠后敷于患处

热敷 → 盖上干毛巾或棉垫，以保持热度

→ 若患处可负重，可将热水袋放置在小毛巾上，再盖上大毛巾则效果更佳

热敷时间 → 每3~5分钟更换一次小方巾，持续热敷15~20分钟

整理 → 热敷完毕后，取下小方巾，轻轻擦去凡士林，擦干热敷处，整理床单位，清理用物

第二节 体位移动操作技能流程

一、拐杖使用操作流程

目的：协助一侧下肢无力或功能障碍的患者离床活动，保持身体平衡，最大限度地支持保护患肢。

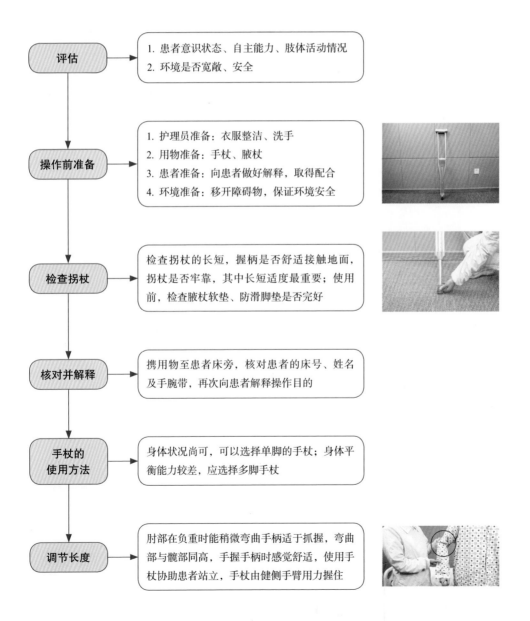

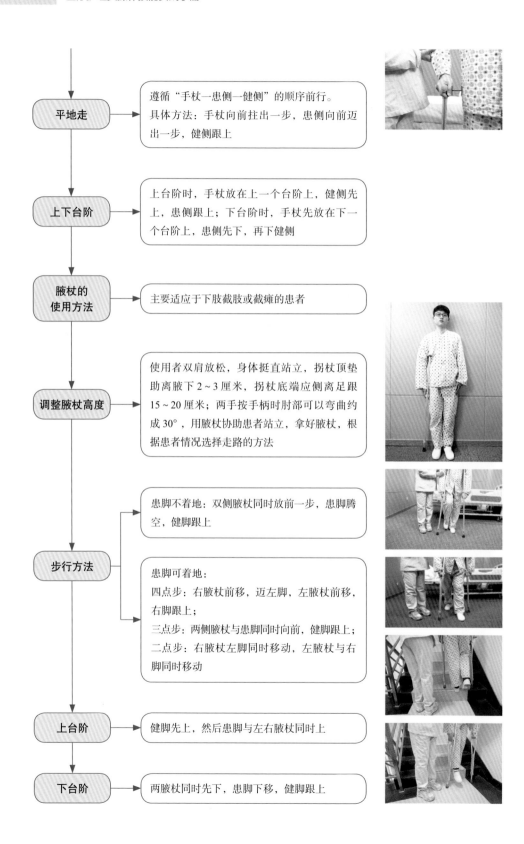

平地走	遵循"手杖—患侧—健侧"的顺序前行。 具体方法：手杖向前挂出一步，患侧向前迈出一步，健侧跟上
上下台阶	上台阶时，手杖放在上一个台阶上，健侧先上，患侧跟上；下台阶时，手杖先放在下一个台阶上，患侧先下，再下健侧
腋杖的使用方法	主要适应于下肢截肢或截瘫的患者
调整腋杖高度	使用者双肩放松，身体挺直站立，拐杖顶垫助离腋下2～3厘米，拐杖底端应侧离足跟15～20厘米；两手按手柄时肘部可以弯曲约成30°，用腋杖协助患者站立，拿好腋杖，根据患者情况选择走路的方法
步行方法	患脚不着地：双侧腋杖同时放前一步，患脚腾空，健脚跟上
	患脚可着地： 四点步：右腋杖前移，迈左脚，左腋杖前移，右脚跟上； 三点步：两侧腋杖与患脚同时向前，健脚跟上； 二点步：右腋杖左脚同时移动，左腋杖与右脚同时移动
上台阶	健脚先上，然后患脚与左右腋杖同时上
下台阶	两腋杖同时先下，患脚下移，健脚跟上

二、轮椅应用操作流程

目的：在护士指导下护送不能行走但能坐起的患者进行检查、治疗或室外活动。

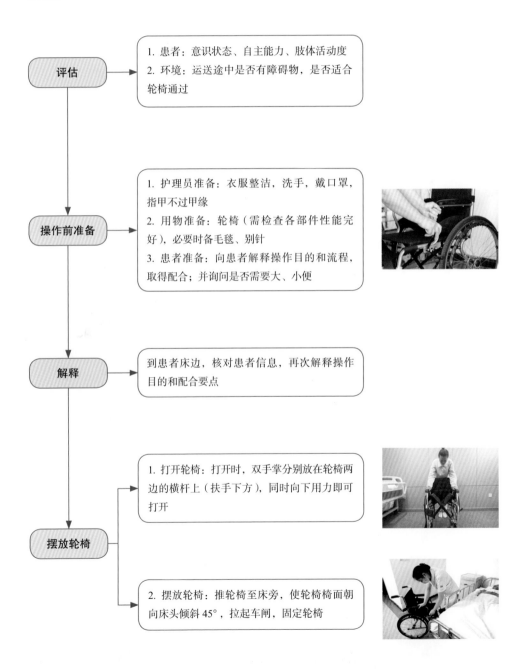

评估
1. 患者：意识状态、自主能力、肢体活动度
2. 环境：运送途中是否有障碍物，是否适合轮椅通过

操作前准备
1. 护理员准备：衣服整洁，洗手，戴口罩，指甲不过甲缘
2. 用物准备：轮椅（需检查各部件性能完好），必要时备毛毯、别针
3. 患者准备：向患者解释操作目的和流程，取得配合；并询问是否需要大、小便

解释
到患者床边，核对患者信息，再次解释操作目的和配合要点

摆放轮椅
1. 打开轮椅：打开时，双手掌分别放在轮椅两边的横杆上（扶手下方），同时向下用力即可打开
2. 摆放轮椅：推轮椅至床旁，使轮椅椅面朝向床头倾斜45°，拉起车闸，固定轮椅

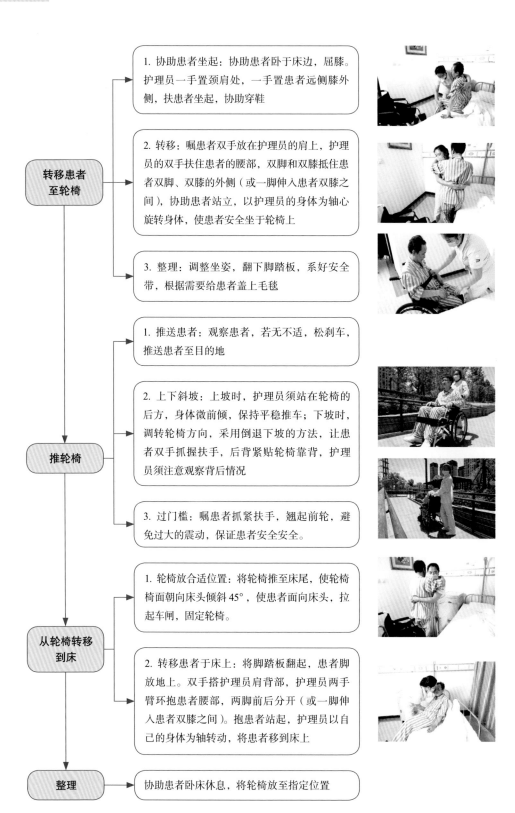

转移患者至轮椅

1. 协助患者坐起：协助患者卧于床边，屈膝。护理员一手置颈肩处，一手置患者远侧膝外侧，扶患者坐起，协助穿鞋

2. 转移：嘱患者双手放在护理员的肩上，护理员的双手扶住患者的腰部，双脚和双膝抵住患者双脚、双膝的外侧（或一脚伸入患者双膝之间），协助患者站立，以护理员的身体为轴心旋转身体，使患者安全坐于轮椅上

3. 整理：调整坐姿，翻下脚踏板，系好安全带，根据需要给患者盖上毛毯

推轮椅

1. 推送患者：观察患者，若无不适，松刹车，推送患者至目的地

2. 上下斜坡：上坡时，护理员须站在轮椅的后方，身体微前倾，保持平稳推车；下坡时，调转轮椅方向，采用倒退下坡的方法，让患者双手抓握扶手，后背紧贴轮椅靠背，护理员须注意观察背后情况

3. 过门槛：嘱患者抓紧扶手，翘起前轮，避免过大的震动，保证患者安全安全。

从轮椅转移到床

1. 轮椅放合适位置：将轮椅推至床尾，使轮椅椅面朝向床头倾斜45°，使患者面向床头，拉起车闸，固定轮椅。

2. 转移患者于床上：将脚踏板翻起，患者脚放地上。双手搭护理员肩背部，护理员两手臂环抱患者的腰部，两脚前后分开（或一脚伸入患者双膝之间）。抱患者站起，护理员以自己的身体为轴转动，将患者移到床上

整理

协助患者卧床休息，将轮椅放至指定位置

三、步行器应用操作流程

目的：协助一侧下肢无力或有病痛的患者离床活动，保持身体平衡。

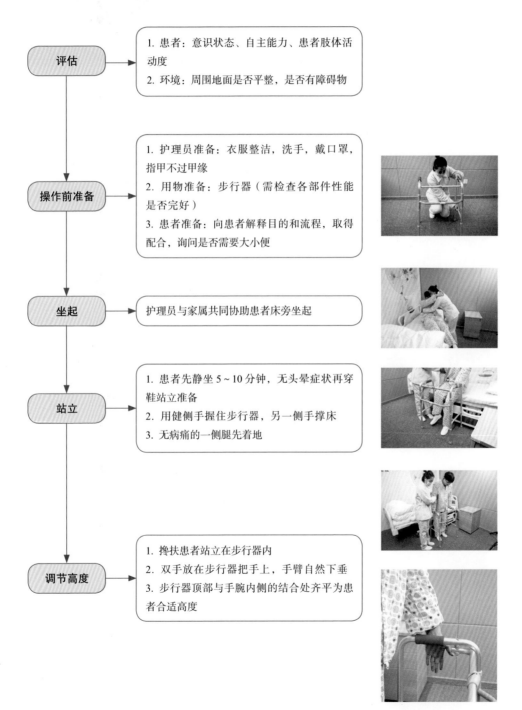

评估
1. 患者：意识状态、自主能力、患者肢体活动度
2. 环境：周围地面是否平整，是否有障碍物

操作前准备
1. 护理员准备：衣服整洁，洗手，戴口罩，指甲不过甲缘
2. 用物准备：步行器（需检查各部件性能是否完好）
3. 患者准备：向患者解释目的和流程，取得配合，询问是否需要大小便

坐起
护理员与家属共同协助患者床旁坐起

站立
1. 患者先静坐 5~10 分钟，无头晕症状再穿鞋站立准备
2. 用健侧手握住步行器，另一侧手撑床
3. 无病痛的一侧腿先着地

调节高度
1. 搀扶患者站立在步行器内
2. 双手放在步行器把手上，手臂自然下垂
3. 步行器顶部与手腕内侧的结合处齐平为患者合适高度

行走

1. 移动步行器：协助患者先将步行器向前推动一步长的距离，并保持身体挺直
2. 移动患侧肢体：再将患侧肢体迈向步行器，并保持步行器不动
3. 移动健侧肢体：最后将健侧肢体迈向步行器，步行器仍保持不动，双脚持平

重复

不断移动步行器向前，重复以上过程

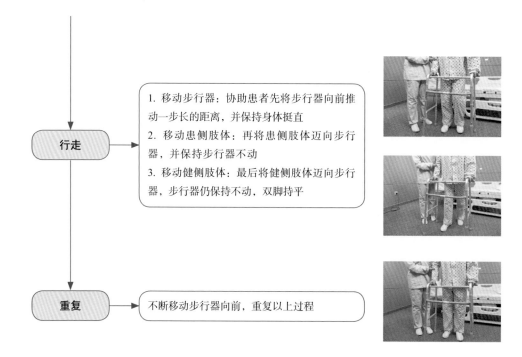

四、平车应用操作流程

目的：运送不能起床的患者入院，做各种检查、治疗、手术等。

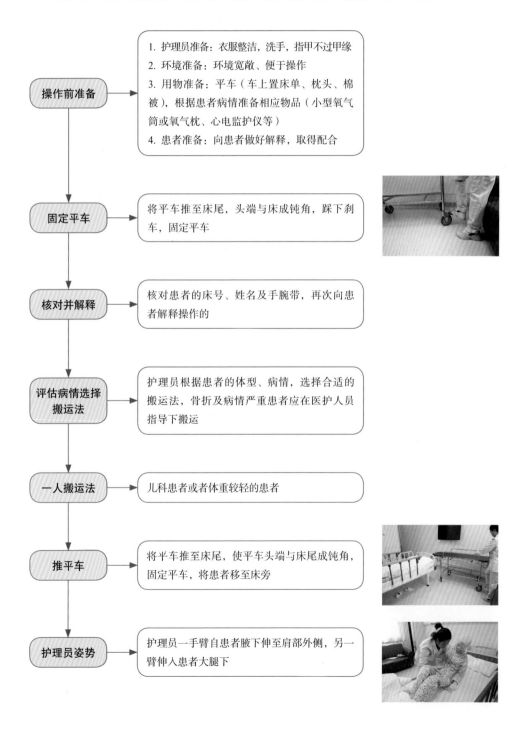

操作前准备
1. 护理员准备：衣服整洁，洗手，指甲不过甲缘
2. 环境准备：环境宽敞、便于操作
3. 用物准备：平车（车上置床单、枕头、棉被），根据患者病情准备相应物品（小型氧气筒或氧气枕、心电监护仪等）
4. 患者准备：向患者做好解释，取得配合

固定平车
将平车推至床尾，头端与床成钝角，踩下刹车，固定平车

核对并解释
核对患者的床号、姓名及手腕带，再次向患者解释操作的

评估病情选择搬运法
护理员根据患者的体型、病情，选择合适的搬运法，骨折及病情严重患者应在医护人员指导下搬运

一人搬运法
儿科患者或者体重较轻的患者

推平车
将平车推至床尾，使平车头端与床尾成钝角，固定平车，将患者移至床旁

护理员姿势
护理员一手臂自患者腋下伸至肩部外侧，另一臂伸入患者大腿下

移动患者 → 患者双臂交叉于搬运者颈后，托起患者移步转身，将患者轻放于平车上

两人搬运法 → 适用于不能自行活动或体重较重者。平车放置方法同上

护理员位置 → 二人站于病床同侧，将患者移至床边

两人协作 → 两人同时托起患者颈部、腰部、臀部，两名护理员同时合力抬起患者，移步转向平车

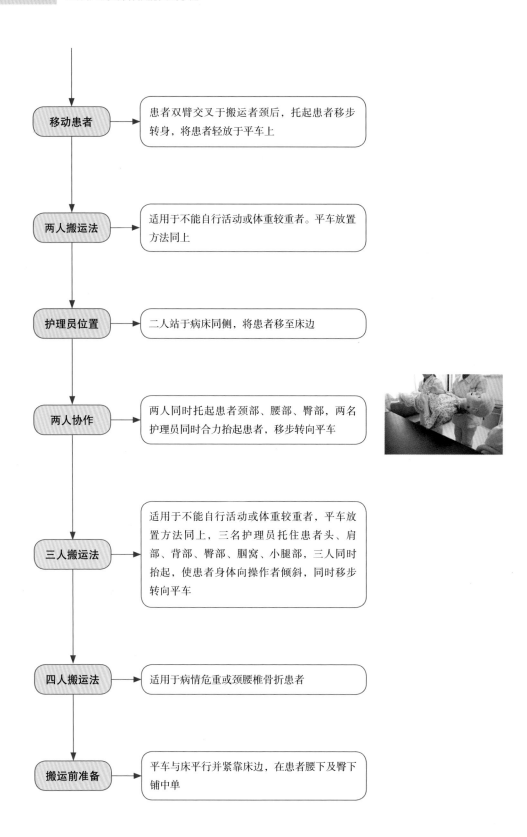

三人搬运法 → 适用于不能自行活动或体重较重者，平车放置方法同上，三名护理员托住患者头、肩部、背部、臀部、腘窝、小腿部，三人同时抬起，使患者身体向操作者倾斜，同时移步转向平车

四人搬运法 → 适用于病情危重或颈腰椎骨折患者

搬运前准备 → 平车与床平行并紧靠床边，在患者腰下及臀下铺中单

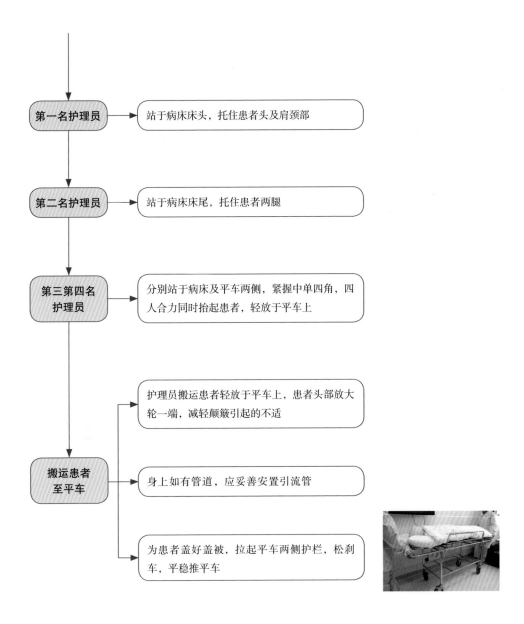

第一名护理员 → 站于病床床头，托住患者头及肩颈部

第二名护理员 → 站于病床床尾，托住患者两腿

第三第四名护理员 → 分别站于病床及平车两侧，紧握中单四角，四人合力同时抬起患者，轻放于平车上

搬运患者至平车 → 护理员搬运患者轻放于平车上，患者头部放大轮一端，减轻颠簸引起的不适

→ 身上如有管道，应妥善安置引流管

→ 为患者盖好盖被，拉起平车两侧护栏，松刹车，平稳推平车

五、移位机使用操作流程

目的：帮助没有自理能力的患者在轮椅、床、平车、马桶或便椅、浴缸等设施之间转运。

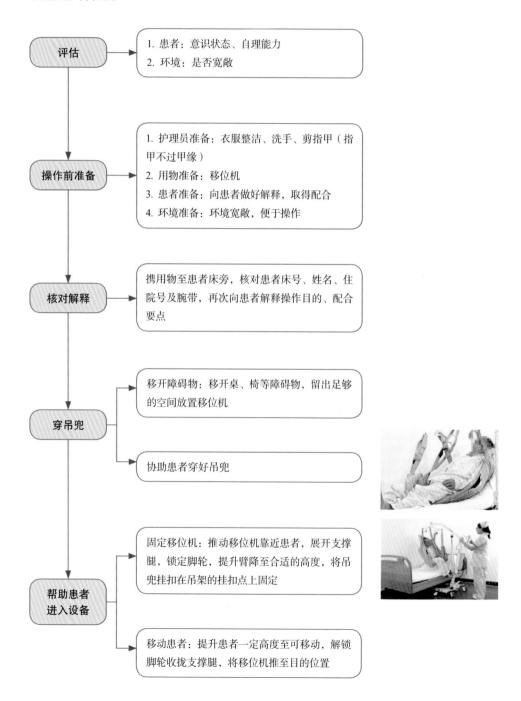

评估 → 1. 患者：意识状态、自理能力
2. 环境：是否宽敞

操作前准备 → 1. 护理员准备：衣服整洁、洗手、剪指甲（指甲不过甲缘）
2. 用物准备：移位机
3. 患者准备：向患者做好解释，取得配合
4. 环境准备：环境宽敞，便于操作

核对解释 → 携用物至患者床旁，核对患者床号、姓名、住院号及腕带，再次向患者解释操作目的、配合要点

穿吊兜 → 移开障碍物：移开桌、椅等障碍物，留出足够的空间放置移位机

→ 协助患者穿好吊兜

帮助患者进入设备 → 固定移位机：推动移位机靠近患者，展开支撑腿，锁定脚轮，提升臂降至合适的高度，将吊兜挂扣在吊架的挂扣点上固定

→ 移动患者：提升患者一定高度至可移动，解锁脚轮收拢支撑腿，将移位机推至目的位置

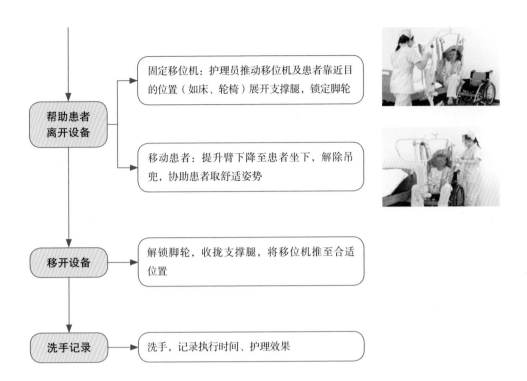

固定移位机：护理员推动移位机及患者靠近目的位置（如床、轮椅）展开支撑腿，锁定脚轮

帮助患者
离开设备

移动患者：提升臂下降至患者坐下，解除吊兜，协助患者取舒适姿势

移开设备

解锁脚轮，收拢支撑腿，将移位机推至合适位置

洗手记录

洗手，记录执行时间、护理效果

第三节 体位垫的应用操作技能流程

一、体位垫应用操作流程

目的：长期卧床及康复期患者的体位支撑和骨突出处皮肤组织保护，有效地预防压疮的发生，根据不同部位选用合适体位垫，增加患者舒适度，减轻痛苦，促进康复。

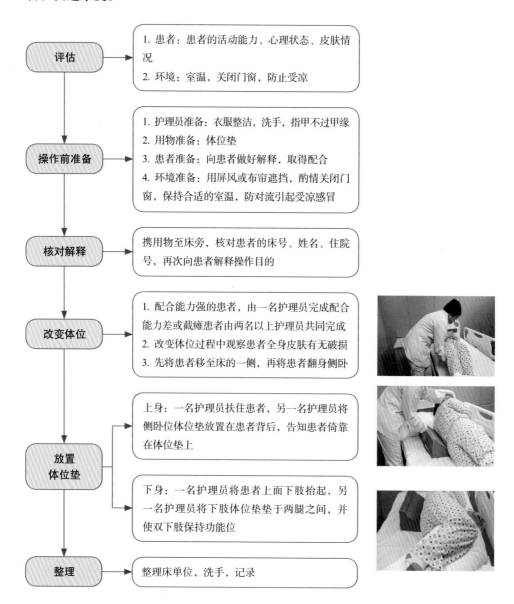

评估
1. 患者：患者的活动能力、心理状态、皮肤情况
2. 环境：室温，关闭门窗，防止受凉

操作前准备
1. 护理员准备：衣服整洁，洗手，指甲不过甲缘
2. 用物准备：体位垫
3. 患者准备：向患者做好解释，取得配合
4. 环境准备：用屏风或布帘遮挡，酌情关闭门窗，保持合适的室温，防对流引起受凉感冒

核对解释
携用物至床旁，核对患者的床号、姓名、住院号，再次向患者解释操作目的

改变体位
1. 配合能力强的患者，由一名护理员完成配合能力差或截瘫患者由两名以上护理员共同完成
2. 改变体位过程中观察患者全身皮肤有无破损
3. 先将患者移至床的一侧，再将患者翻身侧卧

放置体位垫
上身：一名护理员扶住患者，另一名护理员将侧卧位体位垫放置在患者背后，告知患者倚靠在体位垫上

下身：一名护理员将患者上面下肢抬起，另一名护理员将下肢体位垫垫于两腿之间，并使双下肢保持功能位

整理
整理床单位，洗手，记录

第二部分

护理员基本操作技能评分标准

第一章 护理员职业防护与隔离消毒操作技能评分标准

第一节 职业防护操作技能评分标准

一、七步洗手法评分标准

日期： 护理员：

项目	分值	操作步骤及要求	分值	扣分标准	得分
目的	5	清除医务人员手上的污垢和致病微生物，以切断经手传播感染的途径	5	根据熟悉程度酌情给分	
评估	25	**以下情况下需洗手：** （1）直接接触患者前后，从同一患者身体的污染部位移动到清洁部位时 （2）接触患者黏膜、破损皮肤或伤口前后，接触患者的血液、体液、分泌液、排泄物、伤口敷料等之后 （3）穿脱隔离衣前后，摘手套后 （4）接触患者周围环境及物品后 （5）处理药物或配餐前	25	少一个要点扣 5 分，最多扣25 分	
操作前准备	10	**护理员准备：** 衣服整洁、洗手、卷袖过肘	4	未洗手扣 4 分	
		用物准备： 洗手液或速干手消毒液、一次性纸巾	3	准备不全扣 3 分	
		环境准备： 环境宽敞，清洁	3	未评估环境扣 3 分	
操作过程	40	**湿手：** 在流动水下，淋湿双手	2	未能充分淋湿双手扣 2 分	
		涂剂： 取适量清洁剂，均匀涂抹整个手掌、手背、手指和指缝	3	未能均匀涂抹清洁剂扣 3 分	
		内： 掌心相对，手指并拢，相互揉搓	5	洗手方法不标准扣 5 分	
		外： 手心对手背沿指缝相互揉搓，交换进行	5	洗手方法不标准扣 5 分	
		夹： 掌心相对，双手交叉指缝相互揉搓	5	洗手方法不标准扣 5 分	
		弓： 弯曲手指使关节在另一手掌心旋转揉搓，交换进行	5	洗手方法不标准扣 5 分	
		大： 右手握住左手大拇指旋转揉搓，交换进行	5	洗手方法不标准扣 5 分	
		立： 一只手手指并齐在另一只手掌心中揉搓，交换进行	5	洗手方法不标准扣 5 分	
		腕： 右手握住左腕部旋转揉搓，交换进行	5	洗手方法不标准扣 5 分	

（续表）

项目	分值	操作步骤及要求	分值	扣分标准	得分
评价	20	操作步骤正确，清洗双手全部皮肤，尤其是手背、手尖、指缝和指关节等易污染部位。	4	未清洗指尖扣 4 分	
		整个洗手过程至少 40 ~ 60 秒，每个动作重复至少 5 次	5	洗手时间过短扣 5 分	
		使用一次性纸巾或者小毛巾擦干双手，毛巾应当一用一消毒	3	重复使用毛巾擦手扣 3 分	
		未溅湿工作服，周围环境未污染	3	溅湿衣物扣 3 分	
		手上未检出致病微生物	5	洗手不彻底扣 5 分	
合计得分					
考核者					

二、戴、摘口罩评分标准

日期：　　　　　　　　　　　　　　　　　　　　　　　　　护理员：

项目	分值	操作步骤及要求	分值	扣分标准	得分
目的	1	保护工作人员和患者，防止感染和交叉感染	1	根据了解程度酌情给分	
评估	1	是否需要戴口罩	1	酌情给分	
操作前准备	10	护理员：着装整洁	1	酌情给分	
		用物准备：口罩，检查口罩是否干燥、破损或有污渍，检查大小是否合适	8	少 1 个要点扣 2 分	
		环境准备：清洁、宽敞	1	未评估环境扣 1 分	
戴口罩	62	洗手：按七步洗手法洗手	2	未洗手扣 2 分，未按照 7 步洗手法洗手扣 1 分	
		分辨口罩里外面：有颜色的一面向外，白色的那面朝自己，有金属片的一边向上	20	2 个要点，错一个扣 10 分	
		戴上口罩：将口罩罩住鼻、口及下巴，口罩下方带系于颈后，上方带系于头顶中部。如系带为耳套式，分别将系带于左右耳后	27	口罩未成功戴上扣 25 分系带顺序错误扣 2 分	
		调整口罩：调整系带的松紧度，以保证舒适	3	未调整扣 3 分	
		固定口罩：将双手指尖放在鼻夹上，从中间位置开始，用手指向内按压，并逐步向两侧移步，根据鼻梁形状塑造鼻夹	10	单手按压鼻夹扣 5 分按压顺序错误扣 5 分	
摘口罩	22	洗手：按七步洗手法的步骤洗手	3	未洗手扣 3 分，未按照 7 步洗手法洗手扣 1 分	

（续表）

项目	分值	操作步骤及要求	分值	扣分标准	得分
摘口罩	22	**解系带：**先解开口罩下方系带，后解开口罩上方系带。耳套式无左右先后之分	3	解系带顺序错误扣3分	
		口罩处理：用手捏住口罩的系带，不要接触口罩前面，将口罩丢至医疗废物容器内	14	接触口罩前面扣7分 未将口罩丢至医疗废物容器内扣7分	
		洗手：按七步洗手法的步骤洗手	2	未洗手扣2分，未按照7步洗手法洗手扣1分	
总体评价	2	动作熟练、利落、美观	1	酌情给分	
		灵活处理相关情况	1	酌情给分	
注意事项	2	确保口罩完全盖住口鼻，起到防感染的作用	1	酌情给分	
		操作过程中具有注意保持口罩清洁、干燥的意识	1	酌情给分	
合计得分					
考核者					

三、戴、脱手套评分标准

日期：　　　　　　　　　　　　　　　　　　　　　　　护理员：

项目	分值	操作步骤及要求	分值	扣分标准	得分
目的	5	避免交叉感染，保护患者及医务人员	5	根据熟悉程度酌情给分	
评估	5	接触患者血液、体液、分泌物、呕吐物及污染物品时，应戴手套	5	少一个要点扣3分，最多扣5分	
操作前准备	10	**护理员准备：**衣服整洁、洗手	3	未洗手扣3分	
		用物准备：尺码合适的无菌手套包或一次性无菌手套	5	未准备手套扣5分	
		环境准备：环境宽敞、清洁，操作台面清洁、干燥，物品布局合理	2	未评估环境扣2分	
操作过程	60	**查对：**检查并核对无菌手套袋外的号码、灭菌日期、有无破损	7	未能查对手套号码、灭菌日期4分，未核对外包装有无破损扣3分	
		打开手套袋：将手套袋放于清洁、干燥的台面上打开	3	未能规范打开手套扣3分	
		拎起手套：手捏住第一只手套的翻边处拎起手套	5	拎起手套时污染手套扣5分	

（续表）

项目	分值	操作步骤及要求	分值	扣分标准	得分
操作过程	60	**戴第一只手套**：看准左右手，将手伸进手套，每个手指都伸进手套中，戴上第一只手套	5	操作过程中污染手套扣5分	
		戴另一只手套：戴好手套的手指插进另一只手套的翻边处，将另一只手伸进手套，戴上	10	操作过程中污染手套扣10分	
		包裹袖口：翻转手套翻边处，分别包裹住工作服袖口	5	手套未能包裹住工作服袖口扣10分	
		翻折手套：一只手的拇指和食指捏住另一只手套的翻边处的外面，将手套摘下顺势将内面翻折出来	10	翻折过程中污染双手扣10分	
		脱手套：将脱下手套的大拇指伸进另一只手套内侧，顺势翻转将手套脱下，包裹已摘下的手套	5	未能完整实施脱手套扣5分	
		整理用物：将手套丢弃至医疗垃圾桶内	5	未规范丢弃手套扣5分	
		洗手：七步洗手法洗手	10	未洗手扣10分	
评价	20	护理不同患者之间应更换手套	5	护理不同患者间未更换手套扣5分	
		注意修剪指甲，以防刺破手套，选择合适手掌大小的手套尺码	2	未选用号码合适的手套扣2分	
		脱去手套后，按七步洗手法洗手，戴手套不能代替洗手，必要时需进行手消毒	5	脱手套后未洗手扣5分	
		若手套有破洞或可疑污染应立即更换	3	手套破损后未及时更换扣3分	
		脱手套时应翻转脱下，避免强拉	2	粗暴脱手套扣2分	
		戴无菌手套时应防止手套污染，双手始终保持在腰部或操作台面以上、视线范围之内	3	戴手套后手放置位置不标准扣3分	
合计得分					
考核者					

四、穿、脱隔离衣评分标准

日期：　　　　　　　　　　　　　　　　　　　　护理员：

项目	分值	操作步骤及要求	分值	扣分标准	得分
目的	5	保护护理人员免受血液、体液和其他感染性物质污染，或保护患者避免被感染	5	根据熟悉程度酌情给分	

（续表）

项目	分值	操作步骤及要求	分值	扣分标准	得分
评估	10	**以下情况下需穿戴隔离衣：** （1）接触经接触传播的感染性疾病患者（如传染病患者、多重耐药菌感染患者等）时 （2）护理实行保护性隔离患者（如大面积烧伤患者、骨髓移植患者等）时 （3）可能受到患者血液、体液、分泌物、排泄物等喷溅时	10	少一个要点扣3~4分，最多扣10分	
操作前准备	10	**护理员准备**：衣服整洁，卷袖过肘，洗手，戴口罩	3	未修剪指甲扣1分 未洗手扣2分	
		用物准备：隔离衣一件，挂衣架，手消毒设备、医疗废物容器或回收袋	5	未准备手消毒设备扣5分	
		环境准备：环境宽敞，清洁	2	未评估环境扣2分	
操作过程	60	**取衣**：手持衣领将隔离衣取下，清洁面朝向自己，污染面向外。衣领两端向外对齐，对齐肩缝，露出肩袖内口。取隔离衣时，应确定清洁面与污染面	10	取衣时未能查对清洁面与污染面扣10分	
		穿袖：右手持衣领，左手伸入衣袖内，右手向上拉衣领露出左手；换左手持衣，右手伸入袖内露出右手，请勿触及面部	5	穿袖时污染衣物扣5分	
		系领：双手持衣领，由领子中央顺着边缘由前向后系好衣领	2	未系领扣2分	
		系袖口：扣好袖口或系上袖带	5	未能规范系袖口扣5分	
		系腰带：将隔离衣一边（约在腰下5 cm）处向前拉，见到衣边捏住，同法捏住另一侧衣边。双手在背后将衣边边缘对齐，向一侧折叠，一手按住折叠处。腰带在背后交叉，回到前面将带子打活结系好	5	未能规范系腰带5分	
		解腰带：解开腰带，在前面打一活结	3	解开腰带未打结扣3分	
		解袖口、消毒双手：解开袖口，将部分衣袖塞进工作衣袖内，暴露双手，进行手消毒	8	解袖口后未消毒双手扣8分	
		解衣领：解开衣领或领扣	5	未解开衣领扣5分	
		脱衣袖：右手伸入左手袖内，拉下左袖遮住手。用遮盖着的左手拉下右侧衣袖。双手在袖内使袖子对齐，双手逐渐从袖管中退出，脱下隔离衣	7	脱衣袖不规范扣7分	
		挂衣钩：双手持衣领，使隔离衣两边对齐，挂在衣架上	5	未能正确挂隔离衣扣5分	
		用物处理：隔离衣不再使用时，脱下后污染面向内，卷成包裹状，丢至医疗废物容器或回收袋中	5	脱下后污染面向外扣5分	

（续表）

项目	分值	操作步骤及要求	分值	扣分标准	得分
评价	15	只能在规定区域内穿脱隔离衣，穿着后只能在限定区域内活动	2	未在规定区域穿脱隔离衣扣2分	
		使用干燥、无破损、规格合适、后开口能全部遮住工作服的隔离衣	2	隔离衣未能遮盖工作服扣2分	
		取隔离衣时清洁面朝向自己，手不能触及污染面	3	手触及污染面扣3分	
		保持衣服、帽子、口罩的干燥，如有潮湿需及时更换	3	衣服潮湿后未及时更换扣3分	
		脱下隔离衣后如挂在污染区则污染面向外；如挂在半污染区则污染面向内	5	脱衣后不能根据悬挂环境放置污染面的内外面扣5分	
合计得分					
考核者					

第二节　消毒隔离操作技能评分标准

一、浸泡消毒评分标准

日期：　　　　　　　　　　　　　　　　　　　　　　　护理员：

项目	分值	操作步骤及要求	分值	扣分标准	得分
目的	2	消毒杀菌，预防感染或疾病传播	2	根据了解程度酌情给分	
评估	2	需要消毒物品的种类、大小、污染程度；消毒剂的性质、浓度等	2	酌情给分	
操作前准备	4	**护理员准备**：衣帽整洁、洗手、戴口罩	1	酌情给分	
		用物准备：消毒剂、浸泡消毒的容器、手套、待消毒的物品、清水等	2	酌情给分	
		环境准备：环境整洁、通风	1	未评估环境扣1分	
操作过程	78	选择合适的消毒剂	3	酌情给分	
		戴手套：护理员戴手套	5	未戴手套扣5分	
		配制消毒液：按要求正确配制消毒液（常用含有效氯500 mg/L或2 000～5 000 mg/L）	8	错误扣8分	
		消毒前准备：物品在消毒前去除污渍、清洗、晾干	8	有明显污渍扣8分，物品未晾干扣5分	

（续表）

项目	分值	操作步骤及要求	分值	扣分标准	得分
操作过程	78	**浸泡物品：**打开物品盖子和轴节，避免过紧重叠，使物品各部位完全浸没在消毒液中	15	酌情给分	
		消毒时间：盖紧浸泡容器，开始计时，达到规定的消毒时间。一般物品10分钟以上；被乙肝或结核病等传染病患者污染过的物品浸泡30分钟以上	15	未盖紧盖子扣3分，未达到规定时间扣12分	
		取出物品：消毒结束，护理员戴好手套，将物品从消毒液中取出	6	未戴手套扣5分，其他情况酌情给分	
		用清水冲洗：用清水冲净物品表面的残留消毒液，晾干备用	10	未用清水冲洗扣10分，其他情况酌情给分	
		整理物品：将消毒剂、浸泡消毒的容器整理归位	3	酌情给分	
		脱手套、口罩、洗手：护理员脱掉手套和口罩，清洗双手	5	未脱掉手套扣2分，未摘口罩扣1分，未洗手扣2分	
总体评价	4	动作稳、有序、熟练	2	酌情给分	
		灵活处理相关情况	2	酌情给分	
注意事项	10	选用合适的消毒剂，现配现用，保证有效的消毒液浓度	5	未现配现用扣5分	
		浸泡途中加入新的消毒物品，应重新计算消毒时间	3	酌情给分	
		浸泡时间由被浸泡物品及消毒剂的性质、浓度等决定	2	酌情给分	
合计得分					
考核者					

二、擦拭消毒评分标准

日期： 护理员：

项目	分值	操作步骤及要求	分值	扣分标准	得分
目的	2	消毒杀菌，给患者提供舒适、安全的住院环境，防止交叉感染和疾病传播	2	根据熟悉程度酌情给分	
评估	3	**环境：**病室内无患者进食或有创伤性治疗，清洁、通风	3	少1个要点扣1分	
操作前准备	10	**护理员准备：**服装整洁，指甲不过甲缘，洗手，戴口罩	4	未洗手扣1分，未戴口罩扣2分	
		用物准备：干、湿拖布各1把，干、湿抹布各1块，水盆或水桶1只，清洁剂，消毒剂，手套等	6	用物准备不全扣4分	

（续表）

项目	分值	操作步骤及要求	分值	扣分标准	得分
操作过程	65	**配制消毒液**：戴手套，按要求配制准确浓度的消毒液（常用含有效氯500 mg/L或2 000～5 000 mg/L）	20	未戴手套扣10分	
		蘸取消毒液：将清洁、干燥的抹布或拖布放入消毒液中浸湿，拧干（以不滴水为宜）	10	未将抹布和拖布拧干扣5分	
		分类擦拭：分别用抹布擦拭桌椅、台面、床档等，用拖布擦拭地面	15	未分类擦拭消毒扣8分	
		去除残留消毒液：30分钟后，应用清洁的抹布或拖布清洁桌面或地面，清除残留消毒剂	10	小于30分钟清除消毒液扣5分	
		用物处置：将抹布或拖布分别用清水洗净、晾干、日光暴晒消毒后备用	10	未将用物进行消毒处理扣5分	
总体评价	10	动作轻、稳、熟练，符合操作流程	5	操作流程不当扣3分	
		灵活处理相关情况	5	酌情给分	
注意事项	10	**现用现配**：注意消毒剂现用现配，保证有效的消毒液浓度	4	未正确配制消毒液扣8分	
		防滑标志：注意擦拭地面后要放防滑倒标识牌，防止滑倒	4	酌情给分	
		分开消毒：注意擦拭地面、桌面等不同地方的抹布要分开使用，且有明显的标识	2	酌情给分	
合计得分					
考核者					

三、床单位终末消毒评分标准

日期：　　　　　　　　　　　　　　　　　　　　　　　护理员：

项目	分值	操作步骤及要求	分值	扣分标准	得分
目的	2	预防交叉感染，铺好备用床，准备迎接新患者	2	根据熟悉程度酌情给分	
评估	3	是否需要进行床单位终末消毒：出院、转科或死亡患者及其所住病室、所用物品及医疗器械	3	少1个要点扣1分，根据熟悉程度酌情给分	
操作前准备	10	**护理员准备**：服装整洁，剪指甲，洗手，戴口罩和手套	3	根据护理员准备情况酌情扣分	
		用物准备：水盆或水桶1只、蒸馏水、消毒剂、消毒液浸泡的抹布、紫外线灯或臭氧消毒机	4	每少一项物品扣1分，物品摆放杂乱无序酌情扣分	
		环境准备：病室内无患者进食或有创性治疗，环境清洁通风	3	每少一项要点扣1分	

（续表）

项目	分值	操作步骤及要求	分值	扣分标准	得分
操作过程	73	**撤污被服**：将病床上的污被服撤掉，放入污衣袋中	8	污被服撤离不彻底扣5分，撤离时机不正确扣3分	
		擦拭床单位：用消毒液擦拭床旁桌、床旁椅及床	15	每少擦拭一项扣5分，擦拭不彻底扣2分	
		消毒床上用品：床垫、棉胎、枕芯等须进行紫外线或臭氧消毒，或置于日光下暴晒，病室开窗通风	15	紫外线或臭氧消毒时，消毒不彻底扣10分日光暴晒时未开窗通风扣5分	
		传染病患者床单位消毒： （1）关闭门窗，暴露病房环境：打开床旁桌，摊开棉被，竖起床垫 （2）消毒病房：用消毒液熏蒸或臭氧消毒 （3）擦拭：打开门窗，用消毒液擦拭家具、地面 （4）被服处理：消毒处理后清洗	35	未关闭门窗扣5分，未充分暴露病房环境扣5分，擦拭前未打开门窗扣5分，擦拭不彻底扣10分，被服处理不得当扣5分，操作顺序有误扣5分	
总体评价	5	动作轻稳、流程熟练	3	根据熟练情况酌情给分	
		灵活处理相关情况	2	根据处理情况酌情给分	
注意事项	7	**掌握床单位终末消毒时机**：患者离开病室后方可整理床单位，避免在患者未离开病床时撤去被服，造成患者心理上的不适	4	床单位终末消毒时机不正确扣3分	
		根据出院患者疾病种类决定清洗、消毒方法	3	清洗消毒方法不合理扣3分	
合计得分					
考核者					

四、紫外线消毒评分标准

日期：　　　　　　　　　　　　　　　　　　　　护理员：

项目	分值	操作步骤及要求	分值	扣分标准	得分
目的	2	消毒杀菌，预防感染和疾病传播	2	根据了解程度酌情给分	
评估	2	环境温度、湿度、空间大小等情况 患者活动度、配合度等	2	少一点扣一分	
操作前准备	5	**护理员准备**：衣服整洁，修剪指甲，洗手，戴口罩	2	酌情给分	
		用物准备：紫外线灯、防护眼镜、95%酒精、纱布、消毒指示牌、待消毒物品、防护衣等	2	酌情给分	
		环境准备：环境整洁、干燥	1	酌情给分	

（续表）

项目	分值	操作步骤及要求	分值	扣分标准	得分
操作过程	77	**清洁灯管：**一般用纱布或棉球蘸95%的酒精轻轻擦拭灯管，每周1次，以除去灰尘和污垢，干燥后再使用	15	未用纱布或棉球扣2分，用错酒精浓度扣8分，未干燥就使用扣5分	
		解释：紫外线对人的眼睛和皮肤有刺激作用，照射前应做好解释工作，让室内人员暂时离开房间	6	未解释紫外线的坏处扣3分。未强调让人员离开室内扣3分	
		加强防护： （1）护理员防护：护理员关闭门窗，必要时可戴防护眼镜 （2）患者防护：不能移动的患者可戴防护眼镜或用纱布遮盖双眼、穿防护衣或用被单遮盖暴露的肢体	6	护理员未防护扣3分，患者未防护扣3分	
		调节灯距：紫外线灯用于空气消毒，有效距离不超过2 m，物品消毒25～60 cm	10	灯距错误扣10分	
		摊开物品：物品消毒时，物品摊开或挂起，使其充分暴露以受到直接照射	8	物品未摊开扣8分	
		设定消毒时间：打开紫外线灯，设定消毒时间，照射时间从开灯后5～7分钟开始计时。物品消毒：照射时间为20～30分钟；空气消毒：照射时间为30～60分钟	16	计时错误扣8分，消毒时间错误扣8分	
		自我防护：消毒期间，护理员应离开房间，关闭门窗并在门口设消毒标示牌	8	未关闭门窗扣5分，未设标示牌扣3分	
		整理用物：消毒完毕，关闭紫外线灯，开窗通风30分钟	8	未关闭紫外线灯扣3分，开窗通风不到30分钟扣5分	
总体评价	6	操作稳、有序、熟练	3	酌情给分	
		严格遵守操作流程，灵活处理有关情况	3	酌情给分	
注意事项	8	室内温度低于20℃，或相对湿度大于60%时，适当延长消毒时间	2	酌情给分	
		消毒物品时，应定时翻动，保证物品的各个表面均被直接照射20～30分钟	2	酌情给分	
		关灯后待灯管冷却3～4分钟后再开启或移动灯管，以免损坏灯管	2	酌情给分若发生意外以上所有计0分	
		消毒时人应尽量离开房间，必要时戴防护眼镜或用纱布遮盖双眼、穿防护衣、用被单遮盖暴露的肢体	2	酌情给分	
合计得分					
考核者					

五、痢疾患者排泄物消毒评分标准

日期：　　　　　　　　　　　　　　　　　　　护理员：

项目	分值	操作步骤及要求	分值	扣分标准	得分
目的	2	消毒杀菌，预防感染和疾病传播	2	根据熟悉程度酌情给分	
评估	3	**环境**：病室整洁、无异味、温度适宜、光线充足	3	少1个要点扣1分	
操作前准备	10	**护理员准备**：服装整洁，指甲不过甲缘，洗手，戴口罩	4	未洗手扣1分，未戴口罩扣2分	
		用物准备：合适的消毒剂、待消毒的排泄物、量筒或天平、搅拌棒、手套等	6	用物准备不全扣4分	
操作过程	65	**配制消毒液**：戴手套，按要求配制准确浓度的消毒液或消毒剂（常用含有效氯 10 000 mg/L）	20	未正确戴手套扣10分	
		消毒排泄物：取准确剂量的消毒液或消毒剂，放入排泄物中，搅拌均匀后，放置 2～6 小时后废弃	20	放置时间少于2小时扣10分	
		消毒便器：用同样的消毒液浸泡便器和搅拌棒，30 分钟后洗净、晒干备用	15	浸泡便器时间不够扣10分	
		洗手：消毒结束后，按要求摘脱手套，并用消毒水泡手 2 分钟，然后再用流动水清洗双手	10	未消毒双手扣5分	
总体评价	10	动作轻、稳、熟练，符合操作流程	5	操作流程不当扣3分	
		灵活处理相关情况	5	酌情给分	
注意事项	10	**现用现配**：注意消毒剂现用现配，保证有效的消毒液浓度	4	未正确配制消毒液扣8分	
		消毒排放：痢疾患者的排泄物必须消毒后才能排放	4	酌情给分	
		消毒便器：未用便器经消毒后，按感染性废物处理	2	酌情给分	
合计得分					
考核者					

六、肺结核患者痰液消毒评分标准

日期：　　　　　　　　　　　　　　　　　　　　　护理员：

项目	分值	操作步骤及要求	分值	扣分标准	得分
目的	3	消毒杀菌，预防感染及疾病传播	3	根据熟悉程度酌情给分，每少一个要点酌情扣分	
评估	2	1. 评估患者咳嗽、咳痰情况 2. 评估患者痰液性质、量	2	根据评估要点酌情扣分	
操作前准备	10	**护理员准备**：仪表整洁、洗手，戴口罩，指甲不过甲缘	3	未洗手扣1分，未戴口罩扣1分，指甲过长扣1分，其它酌情扣分	
		用物准备：消毒液、带盖的小桶、大的痰桶、火柴、手套等	3	每缺少一项物品扣1分，小桶未带盖扣1分，物品摆放不整齐酌情扣分	
		患者准备：向患者做好解释，取得配合	2		
		环境准备：环境整洁、通风	2		
操作过程	65	**配制消毒液**：戴手套，配置准确浓度消毒液（含有效氯 2 000 ~ 5 000 mg/L）	10	未戴手套扣3分，操作不熟练酌情扣分。消毒液浓度不正确该项操作记为0分	
		准备痰盂：为患者准备痰盂，并装有足量消毒液	5	消毒液过少酌情扣分	
		浸泡痰液：痰液在消毒液中浸泡30分钟以上后废弃	15	浸泡时间不合理酌情扣分，小于20分钟10分，20 ~ 30分钟扣5分	
		消毒痰盂：用同样浓度的消毒液消毒痰盂，再用清水冲洗晾干后备用	10	未消毒痰盂扣5分	
		焚烧法处理痰液时，为肺结核患者准备带盖小桶，套上塑料袋	5	未准备小桶扣2分，未套塑料袋扣2分	
		有痰时将痰吐在卫生纸上，包好放入小桶内，盖好盖子	10	未将痰吐在卫生纸上扣5分，未盖好盖子扣2分，其他酌情扣分	
		根据痰量，护理人员及时收集到大的痰桶内，统一进行焚烧	5	未及时焚烧扣3分，若焚烧时造成意外伤害该项操作0分	
		洗手：按要求摘除手套，清洗双手，必要时消毒处理	5	未洗手扣5分，洗手不规范酌情扣分	
总体评价	10	动作轻稳、流程熟练	5	根据操作过程熟练程度酌情给分	
		灵活处理相关情况	5	根据现场处理情况酌情给分	
注意事项	10	选用合适的消毒剂，现配现用	5	消毒剂未现用现配者扣5分	
		患者出院时，未用的痰盂经消毒后，按感染性废物处理	5	操作不合理扣5分	

（续表）

项目	分值	操作步骤及要求	分值	扣分标准	得分
		合计得分			
		考核者			

七、乙型肝炎患者血液污染的衣被消毒评分标准

日期：　　　　　　　　　　　　　　　　　　　　　　护理员：

项目	分值	操作步骤及要求	分值	扣分标准	得分
目的	5	消毒杀菌，预防感染和疾病传播	5	根据熟悉程度酌情给分	
评估	5	环境：整洁，通风	5	少1个要点扣2.5分	
操作前准备	20	护理员准备：衣服整洁，洗手，戴口罩	10	未洗手扣4分，其他酌情扣分	
		用物准备：合适的消毒剂、待消毒的衣被、自来水、洗涤剂、手套等	10	消毒液选择错误扣5分，其他酌情扣分	
操作过程	40	配制消毒液：戴手套，按要求配制准确浓度（常用含有效氯2 000～5 000 mg/L）的消毒液	10	浓度配制错误扣7分，未戴手套扣3分	
		浸泡消毒：① 将衣被放入消毒液中浸泡30分钟以上；② 送洗衣房单独清洗	10	浸泡时间不足扣7分，未单独清洗扣3分	
		灭菌：高压蒸气消毒灭菌，也可直接采用日光暴晒法进行消毒灭菌6小时以上 分开晾晒：没有条件进行高压蒸气灭菌处理的衣被，晾晒时应和其他患者的衣被分开放置	10	未做灭菌处理扣5分 其他酌情扣分	
		整理用物：将用物整理归类，放回原位 消毒结束：按要求摘脱手套，用肥皂液洗手，再用自来水反复冲洗干净，摘口罩	10	未整理用物扣2分，未按要求摘脱手套扣3分，未用肥皂液洗手扣2分，未用自来水反复冲洗干净扣2分，未摘口罩扣1分	
总体评价	10	动作有序、熟练	5	酌情给分	
		灵活处理相关情况	5	酌情给分	
注意事项	20	选用合适的消毒剂，现配现用	5	消毒液选择错误扣3分，未做到现用现配扣2分	
		凡不能浸泡清洗的物品，可直接采用日光暴晒法进行消毒灭菌，一般暴晒6小时以上	5	暴晒时间不足扣5分	
		被污染的衣被必须经过消毒灭菌后才能再次使用于他人	10	未经消毒给他人使用扣10分	
		合计得分			
		考核者			

第二章　患者清洁照护基本操作技能评分标准

第一节　头部清洁操作技能评分标准

一、床上洗头评分标准

日期：   护理员：

项目	分值	操作步骤及要求	分值	扣分标准	得分
目的	4	清洁头发，去除污物异味，预防感染，增进舒适，维护患者自尊	4	少1个要点扣1分	
评估	3	**患者**：头部皮肤的完整性，头发的清洁程度以及患者对洗发用品的喜好	2	少1个要点扣1分	
		环境：评估室温，酌情关门窗，以防患者受凉	1	少1个要点扣1分	
操作前准备	10	**护理员准备**：仪表整洁、大方，指甲不过甲缘，洗手，戴口罩	2	未洗手扣1分，未戴口罩扣1分，其余酌情扣分	
		用物准备：马蹄形垫或床上洗发器、浴巾、大小干毛巾各1块、一次性治疗巾、洗发水、水杯、脸盆、污水桶、水壶、热水、2个棉球、梳子、吹风机 **环境准备**：关闭门窗，拉上窗帘，保护隐私	5	少1项扣0.5分酌情给分	
		患者准备：核对患者信息，向患者解释目的和流程，取得配合	2	未核对信息扣1分，未解释目的和流程者扣1分	
操作过程	58	**取合适卧位**： 将患者衣领内折，颈肩部围上毛巾，将一次性治疗巾依次铺于枕上，抬起患者颈肩部，将头移向床边，并将枕头移于肩下	11	未取合适卧位扣3分，未于颈肩部围毛巾扣2分，未将治疗巾铺于枕上扣2分，未将头移向床边扣2分，未将枕头移于肩下扣2分	
		放置洗头垫：一手托头部，一手将马蹄形垫或床上洗发器垫于头下，排水端接污水桶。将2个棉球塞于患者耳内	8	未将排水端接污水桶扣2分，未塞棉球扣3分	
		嘱患者闭上双眼，小毛巾盖于眼部	3	未盖毛巾扣3分	
		正确洗发：护理员一手持水杯缓慢倾倒温水于患者头上，询问水温是否合适。另一手揉搓头发至全部淋湿后取适量洗发液于掌心，涂遍头发，用手指腹揉搓头发、按摩头皮，方向由发际向头顶部冲洗干净	12	未测试水温者扣4分，顺序不正确扣3分，用力过大或过轻扣3分，动作不熟练不连贯扣2分	

（续表）

项目	分值	操作步骤及要求	分值	扣分标准	得分
操作过程	59	温水冲净头发，必要时重复使用一次洗发液，再用温水冲净。一手持水杯缓慢倾倒温水于患者头上，另一手揉搓头发至洗发液冲洗干净	5	用力过大或过轻扣2分，动作不熟练不连贯扣1分，未洗净患者头发扣2分	
		用眼部毛巾擦干面部，用颈部毛巾包裹头发。一手托头部，一手撤去洗发垫，移枕于头下	7	未用眼部毛巾擦干面部扣3分，未用颈部干毛巾包裹头发扣2分，未移枕于头下扣2分	
		取出耳内棉球，用包头巾擦干头发，梳通头发，用吹风机吹干，梳理整齐	7	未取耳内棉球扣3分，未用吹风机吹干扣2分，未疏通头发，梳理整齐扣2分	
		撤去头下一次性治疗巾，安置舒适体位，整理用物	5	用力过重扣2分，未安置患者舒适体位扣2分，未整理用物扣1分	
总体评价	10	动作轻、稳、熟练，避免指甲划破患者皮肤	4	1项未做到扣2分	
		关爱患者，与患者有良好的沟通	3	未沟通扣2分	
		灵活处理相关情况	3	酌情给分	
注意事项	15	避免患者受凉	3	酌情给分	
		治疗进食前30分钟不洗头	4	酌情给分	
		随时观察患者的反应，询问感受	4	酌情给分	
		动作稳妥，不可强拉硬拽	4	酌情给分	
合计得分					
考核者					

二、梳头评分标准

日期：　　　　　　　　　　　　　　　　　　　　　　　　护理员：

项目	分值	操作步骤及要求	分值	扣分标准	得分
目的	2	协助患者梳头，促进头皮血液循环，维持头发整齐美观，愉悦身心	2	根据熟悉程度酌情给分	
评估	8	**环境**：评估环境整洁度，温湿度是否适宜，床头抬高45°，协助取舒适体位 **患者**：头部皮肤的完整性，头发的清洁程度	8	少1个要点扣2分	

（续表）

项目	分值	操作步骤及要求	分值	扣分标准	得分
操作前准备	10	**护理员准备**：衣服整洁、洗手、指甲不过甲缘	2	酌情给分	
		用物准备：干毛巾、梳子、牛皮筋或发绳（需要时）	4	少1个要点扣1分	
		患者准备：向患者做好解释，取得配合	2	未核对信息者扣1分，其他酌情给分	
		环境准备：病室整洁、安静、温度适宜、光线充足	2	酌情给分	
操作过程	63	**核对并解释**：核对患者信息，再次解释操作的目的和配合要点，语言表达自然，内容贴切	8	核对内容少一项扣2分，其他根据具体情况酌情给分	
		坐位梳头：坐位患者协助患者坐起，将干毛巾围于患者肩颈部，将头发散开，一手压住发根，一手持梳子从发根梳到发梢，然后再从发根到发梢梳理整齐。如果是长发，可先从发梢至发根逐步梳理顺畅；头发缠绕、打结者，可先用少量30%酒精湿润后，再小心梳理	31	少做一个要点扣2分；动作粗鲁者扣5分；其他根据具体情况酌情给分	
		卧位梳发：将毛巾铺于患者枕上，协助患者头偏向一侧，将头发梳理整齐后再协助患者头偏向另一侧，梳理整齐头发	15	酌情给分	
		梳理发型：按照患者习惯梳理合适的发型	5	酌情给分	
		整理：将脱落的头发丢入垃圾箱，整理衣被，做好宣教	4	少做1个要点扣2分	
总体评价	7	动作轻重适当、稳、熟练	3	根据熟悉程度酌情给分	
		发型美观、整洁	2	酌情给分	
		关爱患者，与患者有较好的沟通	2	未做好沟通者扣2分	
注意事项	10	动作稳妥，不可强拉硬拽	5	动作粗鲁扣3分	
		治疗、进食前30分钟不梳头	2	酌情给分	
		尊重患者意愿适当修剪发型，以方便梳理		酌情给分	
		选择圆钝齿长柄梳子，以防损伤头皮，鼓励患者尽量自行梳头	3	未做宣教扣3分	
合计得分					
考核者					

三、床上洗脸、洗手评分标准

日期：　　　　　　　　　　　　　　　　　　　　护理员：

项目	分值	操作步骤及要求	分值	扣分标准	得分
目的	2	1. 为患者清洁增加其舒适感并预防感染	1	少1个要点扣1分	
		2. 维护患者自尊	1		
评估	5	**患者**：自主能力，脸和手皮肤的完整性，清洁程度和患者对洗面乳的喜好	4	少1个要点扣1分	
		环境：评估室温，酌情关门窗，防患者受凉	1	回答有误扣1分	
操作前准备	11	**护理员准备**：仪表整洁、大方，修剪指甲，洗手，戴口罩	2	1项不达标酌情扣1~2分	
		用物准备：脸盆、毛巾、热水、洗面乳或洗面皂、润肤霜	3	少1项扣1分，扣满3分为止	
		患者准备：向患者解释目的和流程，排空大小便，以取得配合	2	酌情给分	
		环境准备：用屏风或布帘遮挡，酌情关闭门窗，保持合适的室温	4	未保护隐私扣2分，未关闭门窗扣2分	
操作过程	64	向患者解释，语言表述自然、内容贴切	2	未解释者扣2分，内容不贴切者扣1分	
		患者取平卧位或半坐卧位，将干毛巾围于颈下和胸前	4	未取合适体位扣2分，未围干毛巾扣2分	
		倒好热水，测试温度（42℃）	4	热水瓶未放置指定位置者扣1分，动作不熟练不连贯者扣1分，未测试温度扣2分	
		毛巾湿度合适，折叠正确	9	毛巾过湿或过干扣4分，折叠不正确扣2分，动作不熟练不连贯者扣3分	
		擦洗顺序：眼睛、前额、鼻部、脸颊、耳部、颈部	25	缺少1项扣3分，顺序不正确扣5分，动作不熟练不连贯者扣2分	
		用力适当，方法正确，避免压伤眼球	4	用力过大或过轻扣2分，引起患者不舒适者扣2分	
		洗手：将患者双手放入脸盆浸泡，香皂涂擦双手 **揉搓顺序**：手心、手背、手指、指缝、指尖、冲净、擦干	14	温度不合适扣2分，揉搓少1个部位扣2分，顺序不正确扣2分	
		安置患者于舒适体位，洗后涂润肤霜、整理用物	2	酌情给分	

（续表）

项目	分值	操作步骤及要求	分值	扣分标准	得分
总体评价	7	动作轻、稳、熟练，避免指甲划破患者皮肤	3	1项未做到扣2分	
		关爱患者、与患者有良好的沟通	2	未沟通扣1分	
		灵活处理相关情况	2	酌情给分	
注意事项	11	清洁剂及润肤霜的使用要考虑到患者的习惯	3	酌情给分	
		洗脸毛巾患者之间不互用，且与洗脚毛巾分开使用	4	酌情给分	
		眼睛周围不用清洁剂，避免清洁剂流入眼内	4	酌情给分	
合计得分					
考核者					

四、牙齿清洁评分标准

日期：　　　　　　　　　　　　　　　　　　　　　护理员：

项目	分值	操作步骤及要求	分值	扣分标准	得分
目的	3	保持口腔清洁，无感染，去除口腔内残留物和异味，增加患者舒适感	3	根据熟悉程度酌情给分	
评估	5	患者：意识状态、自理能力、口腔黏膜状态 环境：门窗是否关闭，室温是否合适，有无屏风遮挡	5	未评估患者口腔状态扣2分，未评估环境扣2分，其他酌情扣分	
操作前准备	12	护理员准备：衣服整洁，洗手，戴口罩	3	未洗手扣2分，其他酌情扣分	
		用物准备：牙刷、牙膏、手电筒、漱口杯（内盛清水，冬天用温水）、弯盘、干毛巾、润唇膏	3	准备不全扣2分	
		患者准备：向患者做好解释，取得配合	3	未给患者做解释并取得配合扣3分	
		环境准备：关好门窗，调节室温24～25℃，屏风遮挡	3	室温未调节或调节不正确扣2分，其他酌情扣分	
操作过程	60	征得同意：在护士指导下方可进行 核对解释：核对患者床号、姓名、腕带，再次向患者解释操作目的、配合要点	15	未核对患者床号、姓名、腕带扣5分，未向患者解释扣5分	
		体位：协助患者取半坐卧位	10	未协助患者取合适体位扣10分	
		刷牙：协助漱口，取适量牙膏涂于牙刷上，为患者刷洗牙齿各面，再次协助患者漱口，清除口腔内所有泡沫	15	刷牙前后未协助患者漱口扣4分，每少刷一面牙扣2分	

（续表）

项目	分值	操作步骤及要求	分值	扣分标准	得分
操作过程	60	**涂抹唇膏：** 使用湿纸巾擦拭干净，使用润唇膏涂抹唇部	10	未用湿纸巾擦拭干净扣5分未为患者涂抹润唇膏扣5分	
		洗手记录： 洗手，记录执行时间、护理效果	10	未洗手扣4分，未记录扣6分，记录内容不全扣2分	
总体评价	5	动作有序、熟练	2	酌情给分	
		灵活处理相关情况	3	酌情给分	
注意事项	15	操作过程中，密切观察患者呼吸频率和节律	5	未观察患者呼吸频率和节律扣5分	
		若患者出现躁动或病情变化，暂停此操作	5	若患者出现躁动或病情变化，护理员未暂停操作扣5分	
		协助刷牙时切忌引起患者呛咳	5	引起患者呛咳扣3分	
合计得分					
考核者					

五、义齿清洁评分标准

日期：　　　　　　　　　　　　　　　　　　　　护理员：

项目	分值	操作步骤及要求	分值	扣分标准	得分
目的	5	帮助戴活动性假牙的患者清洁口腔，维持口腔与假牙的清洁，避免假牙损坏，促进患者舒适，预防并发症	5	根据熟悉程度酌情给分	
评估	5	**患者：** 意识状态、自主能力、口腔情况	4	未评估扣2分	
		环境： 温度适宜，光线明亮	1	未评估扣1分	
操作前准备	10	**护理员准备：** 衣服整洁，洗手，戴口罩	2	未洗手扣1分，其他酌情扣分	
		用物准备： 杯子、牙刷、纱布、牙膏，视情况准备口腔清洁用物	3	准备不齐扣1分	
		患者准备： 向患者做好解释，取得配合	2	未核对信息者扣1分	
		环境准备： 病室整洁、安静，温度适宜，光线充足	3	酌情给分	
操作过程	60	**核对解释：** 核对患者的床号、姓名及手腕带**摘取义齿：** 嘱患者张口，一手垫纱布将上假牙轻轻向外下方拉动，下假牙轻轻向外上方拉动，协助患者取下义齿，并用温水漱口	25	摘取义齿时左右摇动义齿扣5分，未用温水漱口扣3分，摘取义齿方向不正确扣5分，其余酌情给分	

（续表）

项目	分值	操作步骤及要求	分值	扣分标准	得分
操作过程	60	**清洁义齿**：用牙刷蘸取清洗液分别刷洗义齿外侧面、咬合面、内侧面 **保存义齿**：将义齿用清水冲洗干净，放于冷水杯中加盖保存	25	清洁义齿部位没缺少一个扣3分， 未用清水冲洗干净义齿扣4分， 未将义齿放于冷水杯中扣3分， 其他酌情给分	
		整理：整理用物，垃圾分类处理	5	酌情给分	
		记录：洗手并记录执行的时间、口腔以及假牙情况	5	未记录扣3分	
总体评价	10	关爱患者，与患者有良好的沟通	3	酌情给分	
		灵活处理相关情况	3	酌情给分	
		义齿妥善保存	4	酌情给分	
注意事项	10	摘取义齿时，不可用力太猛，以免造成牙龈损伤	2	酌情给分	
		义齿需泡在冷水中保存，不可浸泡在热水、酒精中，以免假牙变色、变形或老化	3	酌情给分	
		操作过程中，密切观察患者病情变化	5	酌情给分	
合计得分					
考核者					

第二节　身体清洁操作技能评分标准

一、床上擦浴评分标准

日期：　　　　　　　　　　　　　　　　　　　　　　　　　　　护理员：

项目	分值	操作步骤及要求	分值	扣分标准	得分
目的	3	为卧床患者清洁皮肤，促进血液循环，增进舒适，预防并发症，维护患者自尊	3	根据熟悉程度酌情给分	
评估	2	评估病情，确定是否需要擦浴	2	根据熟悉程度酌情给分	

（续表）

项目	分值	操作步骤及要求	分值	扣分标准	得分
操作前准备	10	**护理员准备**：衣服整洁、洗手戴口罩，指甲不过甲缘	2	根据护理员准备情况酌情扣分	
		用物准备：水盆3个、毛巾4块（擦脸巾、擦澡巾、清洁会阴毛巾、洗脚毛巾）、热水、浴巾2条、洗面奶、洗浴液（或洗浴皂）、清洁衣裤、梳子、橡胶单、污水桶、一次性手套等	3	根据物品是否齐全、摆放是否有序酌情扣分	
		患者准备：向患者解释并取得配合，请患者做好准备	2	酌情扣分	
		环境准备：关门窗，避免对流，调节室温至24～25℃，防受凉，用屏风或布帘遮挡，保护患者隐私	3	未关门窗扣1分，温度调节不准确扣2分	
操作过程	70	**核对患者，做好擦洗准备**：核对患者的床号、姓名以及手腕带，向患者解释，用屏风或布帘遮挡患者，协助其平卧，松开盖被，按需要给予便器	5	未核对患者信息扣1分，未遮挡保护患者扣2分，体位不正确扣1分，未询问排便情况扣1分	
		擦洗脸部及颈部：倒好热水，2/3满，测试水温（50～52℃），浴巾铺于枕头上，按洗脸法清洁脸部、颈部	8	热水温度不准确扣2分，水量不准确扣1分，未铺浴巾扣1分，擦洗不清洁不彻底扣4分	
		擦洗上肢：脱去患者一侧衣袖，臂下铺浴巾，将小毛巾沾湿包裹于手上，擦洗患者肩、腋下、上臂、前臂、手，再脱去另一侧衣袖，同法洗另一侧上肢	10	未铺浴巾扣1分，小毛巾手法不正确扣1分，擦洗部位不彻底扣5分，未擦洗另一侧扣3分。擦伤皮肤或患者坠床该操作计0分	
		擦洗胸腹：棉被向下折叠，浴巾直接盖于胸、腹部，一手略掀起浴巾，另一手裹擦洗毛巾，擦洗前胸、腹部，浴巾擦干，盖上棉被	12	未盖浴巾扣2分，擦洗手法不正确扣6分，未擦干扣2分，未盖棉被扣2分。擦伤皮肤或患者坠床该操作计0分	
		擦洗背部：协助患者侧卧，将背部棉被向上折，暴露背、臀部，浴巾铺于背、臀下，依次擦洗后颈部、背部，再擦洗臀部，擦洗完毕后浴巾擦干，更换清洁上衣	12	体位不正确2分、擦洗部位暴露不充分扣2分，擦洗顺序不正确不彻底扣5分，未擦干未更换上衣扣3分。擦伤皮肤或患者坠床该操作计0分	
		擦洗下肢：脱下患者裤子，棉被盖于远侧，暴露近侧下肢，并连其下铺浴巾，擦洗髋部、大腿、膝部、小腿，擦洗完毕后用浴巾擦干同法擦洗远侧下肢	13	擦洗部位暴露不充分扣3分擦洗部位不彻底扣5分，未擦洗另一侧扣5分。擦伤皮肤或患者坠床该操作计0分	
		擦洗会阴及洗脚：按会阴清洁法清洁会阴，按洗脚法清洁足部	5	根据擦洗情况酌情扣分。擦伤皮肤或患者坠床该操作计0分	

（续表）

项目	分值	操作步骤及要求	分值	扣分标准	得分
操作过程	70	**更换裤子，整理记录：**更换清洁裤子，整理床单位，安置患者，整理用物并记录	5	未更换裤子扣1分，未整理床单位扣2分，未整理用物记录扣2分	
总体评价	5	动作轻稳、流程熟练	1	根据熟练情况酌情给分	
		关爱患者，与患者有很好的沟通	2	未良好沟通扣2分	
		灵活处理相关情况	2	根据处理情况酌情给分	
注意事项	10	擦洗中注意观察患者反应，如出现寒战等情况应立即停止，并注意保暖	2	根据情况酌情扣分	
		视清洁度随时更换清水和调整水温，防受凉	2	未及时更换清水并调节水温扣2分	
		洗脸、洗脚、洗会阴的毛巾、脸盆分开使用	2	未分开使用扣2分	
		注意保护患者隐私，随时遮盖患者身体暴露部位，不过多翻动患者	2	未保护患者扣2分	
		操作时注意节力原则	2	未使用节力原则扣2分	
合计得分					
考核者					

二、成人沐浴评分标准

日期：　　　　　　　　　　　　　　　　　　　　　　　护理员：

项目	分值	操作步骤及要求	分值	扣分标准	得分
目的	3	清洁全身，去除污垢和异味，增进舒适度，维持自尊	3	根据熟悉程度酌情给分	
评估	5	**患者：**意识状态、自主能力、患者肢体活动度 **环境：**浴室是否安装扶手，有无防滑垫、热水开关标志	5	未评估患者自主能力扣2分，未评估环境有无防滑垫扣2分，其他酌情扣分	
操作前准备	12	**护理员准备：**衣服整洁，洗手，剪指甲（指甲不过甲缘）	3	未洗手扣2分，其他酌情扣分	
		用物准备：淋浴设施、毛巾、浴巾、洗发液、护发素、洗面奶、浴液（或浴皂）、润肤霜、清洁衣裤、梳子、淋浴坐椅	3	准备不全扣2分	
		患者准备：向患者做好解释，取得配合	3	未给患者做解释并取得配合扣3分	
		环境准备：关门窗，冬天调节浴室温度于24～26℃，防止受凉	3	室温调节错误扣2分，其他酌情扣分	

（续表）

项目	分值	操作步骤及要求	分值	扣分标准	得分
操作过程	60	**核对解释**：核对患者床号、姓名、住院号腕带，再次向患者解释操作目的、配合要点	6	核对患者床号、姓名、腕带扣4分，未向患者解释扣2分	
		协助入浴室：协助患者穿防滑拖鞋，搀扶（或用轮椅运送）进入浴室	6	未协助患者穿防滑拖鞋扣4分，未搀扶（或用轮椅运送）进入浴室扣2分	
		脱衣服：扶患者坐在淋浴椅上，协助其脱去衣服。如患者一侧肢体活动障碍，应先脱健侧衣服，再脱患侧衣服，嘱患者双手握住淋浴椅两侧扶手，坐稳	8	未协助患者脱衣服扣4分，如患者一侧肢体活动障碍穿脱衣服顺序错误扣3分	
		调节水温：调节水温至40℃左右。**调节方法**：先开冷水开关，再开热水开关；如为单把手开关应由冷水向热水侧慢慢调节，以防烫伤**关闭方法**：先关热水开关，后关冷水开关。	8	未调节水温扣4分，调节水温温度错误扣3分，其他酌情扣分	
		洗脸：用喷头淋湿患者的面部，取适量洗面奶清洁，再冲洗干净	6	未给患者洗脸扣4分，未用洗面奶扣2分，其他酌情扣分	
		洗头姿势：让患者身体靠紧椅背，头稍后仰**洗头方法**：一手持喷头淋湿头发，另一手揉搓头发至全部淋湿后，取适量洗发液于掌心，涂遍头发，由发际向头顶的方向，用双手指腹揉搓头发、按摩头皮**洗头冲洗方法**：一手持喷头冲洗头发，另一手揉搓头发至洗发液冲洗干净，关闭开关，用毛巾擦干头发	10	洗头姿势错误扣4分，揉搓头发错误扣4分，其他酌情扣分	
		洗身体：淋湿患者身体，用浴液或浴皂依次涂擦耳后、颈部、双上肢、胸部、腹部背臀部、会阴部、双下肢、双足，轻轻揉搓肌肤；**冲洗**：用温水冲净后，关闭开关，用毛巾擦干身体，用浴巾包裹	10	沐浴液涂抹顺序错误扣6分，其他酌情扣分	
		洗手记录：洗手，记录执行时间、护理效果	6	未洗手扣4分，未记录扣2分	
总体评价	6	动作有序、熟练	3	酌情给分	
		灵活处理相关情况	3	酌情给分	
注意事项	14	洗澡水温不宜太高，时间不宜太长，不超过半小时，尤其是患有高血压、冠心病的患者，否则易诱发心脑血管疾病。	3	时间超过半小时扣2分，其他酌情扣分	
		每次打开开关时都应先调节水温，调节时，喷头不要对着患者，防止烫伤	3	调节时喷头对着患者扣2分，其他酌情扣分	

（续表）

项目	分值	操作步骤及要求	分值	扣分标准	得分
注意事项	14	避免餐后立即洗浴或空腹时洗浴。淋浴应在饭后1小时进行，以免影响消化或引起头晕	3	餐后立即洗浴或空腹时洗浴扣3分	
		淋浴过程中，随时询问患者的感受，观察患者的反应，如有不适，应立即停止操作，及时上报医护人员	3	未询问患者的感受扣2分，其他酌情扣分	
		浴室要安装扶手，铺防滑垫，患者站立宜慢，防止跌倒	2	未铺防滑垫扣1分	
合计得分					
考核者					

三、会阴清洁评分标准

日期：   护理员：

项目	分值	操作步骤及要求	分值	扣分标准	得分
目的	2	为卧床清洁会阴部，去除异味，保持清洁，预防感染，增进舒适	2	根据熟悉程度酌情给分	
评估	3	患者：意识状态、自主能力、患者肢体活动程度	2	未评估扣1分	
		环境：评估是否关闭门窗、病房温度是否适中	1	未评估扣1分	
操作前准备	10	护理员准备：仪表整洁、大方，修剪指甲，洗手，戴口罩	2	未洗手扣1分，其它酌情扣分	
		用物准备：一次性治疗巾、浴巾、水壶、热水、毛巾、清洁内裤、便盆、一次性手套、两个弯盘、一把无菌镊子、碘伏棉球、脸盆等	3	准备不齐扣1分	
		患者准备：向患者做好解释，取得配合，询问是否需要大、小便	2	未核对信息者扣1分	
		环境准备：关闭门窗，保持合适的室温，用屏风或布帘遮挡，保护隐私	3	酌情给分	
操作过程	65	核对解释： （1）核对床号、姓名、腕带 （2）再次向患者解释操作目的、配合要点	3	酌情给分	
		取合适的体位：协助患者侧卧，将一次性治疗巾铺于患者臀下，再协助其平卧，取合适的体位，护理员协助脱去对侧裤子盖于近侧下肢，屈膝，两腿分开，并将毛毯盖远侧下肢，暴露会阴部及大腿上1/3处	7	未保护患者隐私扣2分 未将毛毯盖远侧下肢扣2分 体位摆放不正确扣2分	
		备水：脸盆内放水（水温50～52℃），并将毛巾浸于脸盆内，放于床旁椅上，卫生纸放于便于取用处	5	水温过高或过低扣2分	

（续表）

项目	分值	操作步骤及要求	分值	扣分标准	得分
操作过程	65	（以下操作三选一，总分40分） **男性会阴清洁：** （1）戴一次性手套，擦洗两侧大腿根部，每擦洗一个部位需清洗毛巾或更换毛巾部位 （2）提起阴茎，由尿道口向外环形擦洗阴茎头部，清洗毛巾，反复擦洗，直至擦干净为止 （3）沿阴茎头部向阴茎根部擦洗，注意擦洗阴茎皱褶下皮肤 （4）轻轻擦洗阴囊部，并将阴囊托起，再擦洗阴囊下皮肤皱褶处	40	未带手套扣5分 擦洗顺序不对扣6分 擦洗部位每漏掉一个扣2分（大腿根部、尿道口、阴茎头部、阴茎根部、阴囊共5个部位） 擦洗不同部位未清洗或未更换毛巾扣3分 未提起阴茎擦洗扣3分 皱褶下皮肤未擦洗扣3分 其余酌情扣分	
		女性会阴擦拭： （1）戴一次性手套，擦洗两侧大腿根部，每擦洗一个部位需清洗毛巾或更换毛巾部位 （2）从上向下擦洗大阴唇及大小阴唇间黏膜部分 （3）一手分开小阴唇，暴露尿道口和阴道口，另一手从上向下擦洗阴蒂、尿道口及阴道口	40	未带手套扣5分 擦洗不同部位未清洗或未更换毛巾扣6分 擦洗顺序不对扣6分 擦洗部位每漏掉一个扣3分（大腿根部、大阴唇、小阴唇、阴蒂、尿道口及阴道口，共6个部位）	
		女性留置导尿患者会阴清洁： （1）从内向外的顺序依次用消毒棉球擦洗，每擦洗一个部位更换一个棉球，先从尿道口处到导尿管近端擦洗 （2）用镊子夹碘伏棉球从上向下擦洗阴唇，先擦两侧小阴，再擦两侧大阴唇 （3）从下向上横向擦洗阴阜 （4）从内向外依次擦洗大腿根部 消毒顺序：尿道口、小阴唇、大阴唇、阴阜、大腿根部 消毒原则：由内向外	40	违反总体消毒顺序和消毒原则扣10分 擦洗过程中未更换棉球扣6分 消毒部位每漏掉一个扣3分（共5个部位） 消毒阴阜的方法错误扣4分 其他酌情扣分	
		整理：整理撤掉一次性治疗巾，脱去手套，协助患者穿好衣裤，取合适体位	5	未协助患者穿好衣裤扣1分 未整理床单位扣1分 用物未归位扣1分	
		记录：洗手并记录执行的时间、会阴情况以及护理效果	5	未记录扣2分	
总体评价	10	关爱患者，与患者有良好的沟通	3	酌情给分	
		灵活处理相关情况	3	酌情给分	
		保护患者隐私，注意保暖	4	酌情给分	
注意事项	10	擦拭会阴部的毛巾、脸盆应专用	2	酌情给分	
		擦洗由上到下，由前向后，避免往返擦洗	3	酌情给分	
		动作轻柔，避免粗鲁操作，以免损伤皮肤	5	酌情给分	

（续表）

项目	分值	操作步骤及要求	分值	扣分标准	得分
		合计得分			
		考核者			

四、床上洗脚评分标准

日期：　　　　　　　　　　　　　　　　　　　　　　　　　护理员：

项目	分值	操作步骤及要求	分值	扣分标准	得分
目的	3	清洁患者双足，去除臭味，促进血液循环，增进舒适	3	酌情给分	
评估	6	**患者**：意识状态，自主能力，肢体活动度	4	没有评估扣4分	
		环境：门窗是否关闭，室温是否合适	2	未评估室温扣2分	
操作前准备	9	**护理员准备**：衣服整洁，洗手，戴口罩，指甲不过甲缘	2	未洗手扣1分，其他酌情扣分	
		用物准备：热水、水盆、治疗巾、毛巾、护肤油、温度计	5	少1项扣1分	
		患者准备：向患者解释目的和流程，取得配合，并询问是否需要大小便	2	酌情给分	
操作过程	57	**取卧位：** 1. 协助患者取仰卧位、屈膝 2. 掀开被盖，被尾向上折 3. 取一软枕垫在患者膝下 4. 将治疗巾铺于脚下，上卷裤子	15	卧位错误扣2分，未用软枕垫于患者膝下扣5分，未使用治疗巾扣5分	
		准备热水： 1. 洗脚盆内倒好热水，盛至脚盆的1/2满 2. 测试温度（50～52℃），将水盆置浴巾上	10	热水过多或过少均扣2分，热水温度过低或过高均扣2分，未测试水温扣4分	
		按顺序洗脚： 1. 裤管卷至膝部，先放一足于盆内，询问水温后，再放入另一足，浸泡数分钟 2. 用小毛巾擦洗足部，顺序为：踝部－足背－足底－趾缝	20	未询问水温是否合适，直接将两只脚同时放入热水扣5分，动作粗鲁扣3分，擦洗顺序错误扣5分，其他酌情扣分	
		整理用物： 1. 擦干双脚 2. 撤去用物，用护肤油涂抹双脚 3. 整理床单位、洗手	12	未注意擦干脚趾缝扣3分，操作后未洗手扣2分，动作粗鲁扣2分，其他酌情扣分	

（续表）

项目	分值	操作步骤及要求	分值	扣分标准	得分
总体评价	10	动作轻、稳、熟练，避免指甲划破皮肤	4	酌情给分	
		关爱患者、与患者有良好的沟通	3	未沟通扣2分	
		灵活处理相关情况	3	酌情给分	
注意事项	15	水盆放稳，避免打湿衣被，如有沾湿及时更换	5	酌情给分	
		如有足底裂开，涂软膏保护	5	酌情给分	
		注意水盆底部表面清洁	5	酌情给分	
合计得分					
考核者					

五、修剪指（趾）甲评分标准

日期：　　　　　　　　　　　　　　　　　　　　　护理员：

项目	分值	操作步骤及要求	分值	扣分标准	得分
目的	2	保持患者清洁、舒适，避免损伤	2	根据熟悉程度酌情给分	
评估	5	患者：意识状态、自主能力、肢体活动度	2	未评估意识状态扣1分	
		环境：评估室内温度是否适宜，光线是否充足	3	未评估室内光线扣2分	
操作前准备	10	护理员准备：衣服整洁，洗手，戴口罩，指甲不过甲缘	2	酌情扣分	
		用物准备：指甲刀、指甲锉、毛巾、纸巾、脸盆、热水	6	少一个要点扣1分	
		患者准备：核对患者信息，解释操作目的和流程，询问是否需要大小便	2	未核对信息者扣1分	
操作过程	53	查看患者指（趾）甲情况：如患者指（趾）甲较硬，可先用热水浸泡数分钟，也可于患者沐浴后修剪	5	未查看指（趾）甲情况扣3分，其他酌情扣分	
		修剪手指甲： 1. 手下垫纸巾/一次性治疗巾 2. 逐一修剪指甲，修剪成半弧形 3. 用锉刀修整指甲	15	未在患者的手下垫纸巾扣3分，护理员另一只手未辅助固定患者的手指扣3分，未用锉刀修整指甲扣3分，其他视指甲修整的合适程度、形状酌情给分	

（续表）

项目	分值	操作步骤及要求	分值	扣分标准	得分
操作过程	53	**修剪脚趾甲：** 1. 足下垫纸巾 / 一次性治疗巾 2. 逐一修剪趾甲，修剪成平形，两侧略作修剪不留锐角 3. 用锉刀修剪趾甲	18	未在患者的足下垫纸巾扣3分， 护理员另一只手未辅助固定患者的脚趾扣3分， 两侧留有锐角扣3分， 未用锉刀修整趾甲扣3分， 其他视趾甲修剪的合适程度、形状酌情给分	
		整理用物： 1. 纸巾包裹剪下的指（趾）甲碎屑丢入垃圾桶内 2. 安置患者舒适卧位，整理床单位 3. 消毒指甲刀，洗手	15	未整理指（趾）甲碎屑扣3分， 未安置患者体位扣3分， 未整理床单位扣3分， 未消毒指甲刀扣2分， 操作完毕未洗手扣2分	
总体评价	10	动作轻、稳、熟练	4	酌情给分	
		关爱患者，与患者有良好的沟通	3	未沟通者扣3分	
		灵活处理有关情况	3	酌情给分	
注意事项	20	先修剪手指甲，再修剪脚趾甲	5	顺序错误扣5分	
		手指甲剪成弧形，脚趾甲修平	5	酌情给分	
		指（趾）甲有真菌感染者，用专用的指甲刀，用后消毒，遵医嘱涂药	5	酌情给分	
		指甲刀用后消毒、最好个人专用	5	酌情给分	
合计得分					
考核者					

六、手术后患者床上擦浴的评分标准

日期：　　　　　　　　　　　　　　　　　　　　　　　　　　护理员：

项目	分值	操作步骤及要求	分值	扣分标准	得分
目的	5	为手术后卧床患者清洁皮肤，促进血液循环，增进舒适，预防并发症，维护患者自尊	5	根据熟悉程度酌情给分	
评估	5	**患者：**评估患者意识状态、自主能力、肢体活动情况	3	未评估扣2分	
		环境：温度适宜、关闭门窗	2	未评估扣1分	
操作前准备	10	**护理员准备：**衣服整洁、洗手，戴口罩	1	未洗手扣1分，其他酌情扣分	

（续表）

项目	分值	操作步骤及要求	分值	扣分标准	得分
操作前准备	10	**用物准备：** 水盆 3 个、毛巾 4 块（洗脸巾、擦澡巾、清洁会阴毛巾、洗脚毛巾）、热水、浴巾 2 条、一次性手套、洗面奶、洗浴液（或洗浴皂）、清洁衣裤、梳子、橡胶单、污水桶等	5	准备不齐扣 3 分	
		患者准备： 向患者做好解释，取得配合	2	未核对信息者扣 1 分	
		环境准备： 关闭门窗，调节室温至 24℃以上，防止受凉感冒，用屏风或布帘遮挡，保护患者隐私	2	未调节室温扣 1 分，未用屏风遮挡扣 1 分	
操作过程	60	**再次评估：** 擦洗前评估患者的病情，决定能否擦浴、擦浴的时间以及擦洗过程中的注意事项，危重、昏迷患者应由护理员与护士协同完成	3	未评估患者情况扣 2 分	
		核对并解释： 携用物至患者床旁，核对患者的床号、姓名及手腕带，再次向患者解释操作的目的	2	未核对扣 1 分，未解释扣 1 分	
		擦洗脸部及颈部： 将脸盆放于床旁桌上，内盛装 40～45℃温水 2/3 满，先协助患者洗脸部、颈部	7	水温不合适扣 3 分，其他酌情扣分	
		擦洗上肢： 脱去患者一侧衣袖，臂下铺浴巾，将小毛巾沾湿包裹于手上，擦洗患者肩部、腋下、上臂、前臂、手，用臂下浴巾轻轻擦干。再脱去另一侧，同样方法进行擦洗	7	擦洗顺序不正确扣 3 分，其他酌情扣分	
		擦洗胸腹： 棉被向下折叠，浴巾直接盖于胸、腹部，一手略掀起浴巾，另一手裹擦洗毛巾，擦洗前胸、腹部，擦洗完毕后，用浴巾擦干，盖上棉被	7	未保护患者隐私扣 2 分，擦洗方法不正确扣 2 分	
		擦洗背部： 协助患者侧卧，将背部棉被向上折，暴露背、臀部，浴巾铺于背、臀下，手裹毛巾依次擦洗后颈部、背部，再擦洗臀部。擦洗完毕后，用浴巾擦干，更换清洁上衣	7	未擦洗扣 3 分，擦洗顺序不正确扣 2 分，其他酌情扣分	
		擦洗下肢： 脱下裤子，棉被盖于远侧下肢，暴露近侧下肢，并在其下铺浴巾，一手裹毛巾擦洗髋部、大腿、膝部、小腿，另一手给予协助。擦洗完毕后，用浴巾擦干，同法洗对侧下肢	7	未擦洗扣 4 分，擦洗顺序不正确扣 2 分，其他酌情扣分	
		清洁会阴： 协助患者清洁会阴（方法见会阴清洁）	10	未保护患者隐私扣 3 分，未擦洗扣 5 分，其他酌情扣分	
		洗脚： 协助患者洗脚（方法见床上洗脚）	5	未洗脚扣 3 分	
		记录： 洗手，记录执行的时间以及患者反应	5	未洗手扣 2 分	

（续表）

项目	分值	操作步骤及要求	分值	扣分标准	得分
总体评价	10	关爱患者，与患者有良好的沟通	3	酌情给分	
		擦洗方法正确、擦洗部位无遗漏	4	酌情给分	
		灵活处理相关情况	3	酌情给分	
注意事项	10	洗脸、洗脚、洗会阴的毛巾、脸盆分开使用	3	酌情给分	
		视清洁度随时更换清水，调整水温。如患者皮脂腺分泌少，皮肤很干可不用洗浴液	3	酌情给分	
		擦洗中注意观察患者反应，如出现寒战等情况应立即停止，随时遮盖身体暴露部位，保护其隐私并防止受凉	2	酌情给分	
		协助患者翻身前应把床档拉起，防止坠床，翻身过程中避免拖、拉、拽，防止擦伤皮肤	2	酌情给分	
合计得分					
考核者					

第三节　协助更衣操作技能评分标准

一、穿、脱衣裤评分标准

日期：　　　　　　　　　　　　　　　　　　　　　护理员：

项目	分值	操作步骤及要求	分值	扣分标准	得分
目的	5	1. 为失能患者更换衣裤，增进其舒适度	3	少1个要点扣2分	
		2. 维护患者自尊	2		
评估	6	**患者**：自主能力，肢体活动度	3	没有评估肢体活动度扣2分	
		环境：评估室温，酌情关门窗，防患者受凉，保护患者隐私	3	少1个要点扣1分	
操作前准备	7	**护理员准备**：衣服整洁，洗手，戴口罩，指甲不过甲缘	2	未洗手扣1分，其他酌情扣分	
		用物准备：与季节相适应的衣裤	3	未根据季节室温选择衣裤扣3分	

（续表）

项目	分值	操作步骤及要求	分值	扣分标准	得分
操作前准备	7	**患者准备：** 核对患者信息，向患者解释目的和流程，取得配合	2	未核对信息扣1分	
操作过程	62	**脱脏上衣：** 协助患者解开纽扣，脱去近侧衣袖，将脱下的一侧平整地塞于患者身下，协助患者翻身侧卧于近侧，面向护理员，然后将另一侧衣袖脱下 **如有患侧：** 先脱健侧，后脱患侧	15	未按照先脱近侧，后脱远侧的顺序扣5分， 未将脱下的衣服平整地塞于患者身下扣5分， 动作粗鲁扣2分， 动作不熟练者扣3分	
		穿干净上衣： 协助患者穿好远侧衣袖，翻身侧卧，将另一侧衣服平整塞于身下，协助平卧，从患者身下拉出衣服，并协助穿好衣袖，扣好纽扣，整理衣服 **如有患侧：** 先穿患侧，后穿健侧	15	未按照先穿远侧，后穿近侧的顺序扣5分， 未将衣服平整地塞于患者身下扣5分， 动作粗鲁扣2分， 动作不熟练者扣3分	
		脱脏裤子： 为患者松开裤带，协助患者身体左倾，将裤子右侧部分褪至臀下，再协助患者身体右倾，将左侧裤子褪至臀下，协助患者平卧屈膝，将裤腰向下褪至膝部，抬起患者脚踝，拉出裤管；同法拉出另一侧裤管	12	脱裤子顺序不正确者扣5分， 脱裤子动作不连贯者扣3分， 动作粗鲁者扣2分	
		穿干净裤子： 将一手从裤管口伸入到裤腰口，轻握患者脚踝，另一手将裤管向患者大腿方向提拉。同法穿好另一侧。向上提拉至臀部，协助患者身体左倾，将右侧裤腰部分向上拉至腰部，再协助患者右倾，将裤子左侧部分向上拉至腰部，最后系好裤带	12	穿裤子的手法不正确扣3分， 穿裤子顺序不正确者扣3分， 穿裤子动作不连贯者扣3分， 动作粗鲁者扣2分	
		协助患者盖好被子，并将换下的衣裤放置指定地方，并洗手	8	未协助患者盖好被子扣2分 未将换下的衣裤放置指定地方的扣2分 未洗手扣2分	
总体评价	6	动作轻、稳、熟练，避免指甲划破患者皮肤	2	酌情给分	
		关爱患者、与患者有良好的沟通	2	未沟通扣2分	
		灵活处理相关情况	2	酌情给分	
注意事项	14	**原则：** 先脱近侧，先穿远侧；如有患肢，先脱健侧，先穿患侧。	5	酌情给分	
		穿脱衣裤时应注意保暖，尽量在盖被里进行，防止患者受凉；注意保护患者隐私	3	酌情给分	
		注意患者的肢体活动度，禁止强行拉拽，避免损伤患者皮肤及关节	3	酌情给分	
		衣服穿好后，要整理平整，尤其是患者身下部分，防止衣服皱褶，损伤皮肤	3	酌情给分	

（续表）

项目	分值	操作步骤及要求	分值	扣分标准	得分
		合计得分			
		考核者			

二、指导有肢体疾患患者穿、脱衣裤评分标准

日期：　　　　　　　　　　　　　　　　　　　　　　　　护理员：

项目	分值	操作步骤及要求	分值	扣分标准	得分
目的	5	1. 指导有肢体疾患，但是可以坐起的患者穿、脱衣裤，训练患者使用健手完成日常生活活动	3	酌情给分	
		2. 确保患者舒适，有尊严	2		
评估	6	患者：自主能力，肢体活动度	3	没有评估肢体活动度扣2分	
		环境：评估室温，酌情关门窗，防患者受凉，保护患者隐私	3	少1个要点扣1分	
操作前准备	7	护理员准备：衣服整洁，洗手，指甲不过甲缘	2	未洗手扣1分，其他酌情扣分	
		用物准备：与季节相适应的衣裤	3	未根据季节、室温选择适宜的衣裤扣3分	
		患者准备：核对患者信息，向患者解释目的和流程，取得配合	2	未核对信息扣1分	
操作过程	63	协助患者坐起：移开障碍物，协助患者坐床边	7	未移开障碍物者扣2分，动作粗鲁者扣3分，动作不熟练者扣2分	
		脱上衣：指导患者解纽扣，先协助患者将健手侧衣袖脱下，然后指导患者自行脱下患侧衣袖	12	未按照先脱健侧、后脱患侧的顺序扣7分，动作粗鲁者扣3分，动作不熟练者扣2分	
		穿上衣：指导患者先把衣袖套进患侧手并拉至腋下；用健手拉着衣领，沿肩膀把衣服拉至健侧，健手穿进另一衣袖；指导患者扣好纽扣	12	未按照先穿患侧、后穿健侧的顺序扣7分，动作粗鲁者扣3分，动作不熟练者扣2分	
		脱裤子：指导患者松裤腰带；先指导患者将健侧裤腿脱下；再指导患者将患侧裤腿脱下	12	脱裤子顺序不正确者扣7分，脱裤子动作不连贯者扣2分，动作粗鲁者扣3分	
		穿裤子：指导患者将患腿交叠在健腿上，把裤管套进患腿；健腿穿进另一裤管，将裤腰带尽量拉高至大腿；协助患者站立，将裤子拉至腰部；协助患者坐下，系上腰带	12	穿裤子的顺序不正确扣7分，穿裤子动作不连贯者扣2分，动作粗鲁者扣3分	

（续表）

项目	分值	操作步骤及要求	分值	扣分标准	得分
操作过程	63	安置好患者，将换下的衣裤放置指定地方，并洗手	8	未安置好患者扣4分，未将换下的衣裤放置指定地方的扣2分，未洗手扣2分	
总体评价	6	动作轻、稳、熟练，避免指甲划破患者皮肤	2	酌情给分	
		关爱患者，与患者有良好的沟通	2	未沟通扣2分	
		灵活处理相关情况	2	酌情给分	
注意事项	13	原则：先脱健侧，后脱患侧；先穿患侧，后穿健侧，注意保护患者隐私	4	酌情给分	
		注重锻炼患者的键肢功能，但要确保患者安全	4	酌情给分	
		注意患者的肢体活动度，禁止强行拉拽，避免损伤患者皮肤及关节	3	酌情给分	
		衣服穿好后，要整理平整，尤其是患者身下部分，防止衣服皱褶损伤皮肤	2	酌情给分	
合计得分					
考核者					

第四节　床单位整理操作技能评分标准

一、备用床评分标准

日期：　　　　　　　　　　　　　　　　　　　　护理员：

项目	分值	操作步骤及要求	分值	扣分标准	得分
目的	2	保持房间整洁、美观、接收新入住患者	2	根据熟悉程度酌情给分	
评估	6	床单位：床结构是否牢固；床头是否可以正常摇起、放下；床面是否有破损，床垫有无凹陷；床单位所需用物是否齐全并处于备用状态	4	少1个要点扣0.5分	
		环境：病室内无患者进行治疗或进餐，环境通风、清洁、宽敞、明亮	2	少1个要点扣2分	
操作前准备	10	护理员准备：衣服整洁、大方，指甲不过缘，洗手、戴口罩	3	未洗手扣1分，其他酌情给分	

（续表）

项目	分值	操作步骤及要求	分值	扣分标准	得分
操作前准备	10	**环境准备**：病室内无患者进行治疗或进餐，清洁、通风	2	酌情给分	
		用物准备：床、床垫、床褥、棉胎、枕芯、大单、被套、枕套等，用物叠放整齐，按顺序放于护理车上	3	少1个要点扣1分	
		征得同意：在护士指导下进行	2	酌情给分	
操作过程	67	**放置物品**：推护理车至床旁，调整床至适当高度，移床旁椅至床尾，自下而上将枕芯、被芯、床褥摆放于椅面上；移开床旁桌（离床约20 cm）	5	床旁椅位置不当扣1分；床旁桌位置不当扣1分；摆放顺序不当扣2分；其他酌情给分	
		铺床垫和床褥：根据需要翻转床垫，床褥平齐床头放于床垫上，铺平	2	酌情给分	
		铺大单： 1. 将大单放于床褥上，横纵中线与床的中线对齐，向床头、床尾、近侧（靠近操作者的一侧）、对侧依次打开 2. 至床头将大单散开铺于床头，右手托起床单一角，左手伸过床头中线将大单折入床单下，扶持床头角	15	操作顺序不当扣5分；大单打开顺序不当扣3分；中线不对齐扣3分；床角不平整一个角扣3分；其他酌情给分	
		整理大单： 1. 右手将大单边缘提起使大单侧看呈等边三角形铺于床面，将位于床头侧方大单塞于床垫下，再将床面上的大单拉于床缘；移至床尾，用同法铺床尾角 2. 站至床中间处，下拉大单中部边缘塞于床垫下	15	未将床头大单塞于床垫下扣2分，未将大单拉平扣2分，其他酌情给分	
		铺被芯：将被芯折成"S"形	3	酌情给分	
		放置被套：被套放于大单上，横、纵中线与床中线对齐，按床头、床尾、近侧、对侧顺序打开被套，并拉平，被套上端距床头15 cm	8	中线不齐扣3分，被套打开顺序不当扣2分，被套上端距床头距离不当扣2分，其他酌情给分	
		套被套： （1）被套尾部开口端的上层打开至1/3处，将折好的被芯放于被套尾端开口处，被芯底边与被套开口处齐平 （2）将被芯向床头牵拉，按对侧、近侧顺序展开，使被芯上缘中部对齐被套被头中部，被芯两上角充实被套两上角	10	被芯展开顺序错误扣3分，被芯未充实被套扣4分，其他酌情给分	
		系带：移至床尾中间处，逐层拉平被套和被芯，系好被套尾端开口处系带	1	酌情给分	

（续表）

项目	分值	操作步骤及要求	分值	扣分标准	得分
操作过程	67	**折被桶:** （1）移至左侧床头，分别将对侧、近侧盖被平齐床缘内折 （2）移至床尾中间处，将盖被两侧平齐两侧床缘内折成筒状，最后将盖被尾端向床头内折至齐床尾	4	盖被未齐床缘扣1分，盖被尾未内折齐床尾扣1分，其他酌情给分	
		套枕套: 套好枕套后将枕头放于床头盖被上	2	枕头未填满枕套四角扣2分	
		整理: 移回床旁桌椅，推护理车离开病房，洗手	2	未移回床旁桌椅扣1分，未洗手扣1分	
总体评价	6	动作轻、稳、熟练，5分钟内完成	2	根据熟悉程度酌情给分	
		床基紧、平整、四角美观，中线对齐	2	酌情给分	
		被套无虚边，枕套四角充实	2	酌情给分	
注意事项	9	治疗、进食半小时前停止铺床活动	3	未按要求扣3分	
		先铺床头，后铺床尾	2	酌情给分	
		遵从节力原则，动作熟练，没有过多小动作	2	酌情给分	
		铺床前检查床上各部件，如有损坏应先修理	2	未按要求扣2分	
合计得分					
考核者					

二、暂空床评分标准

日期：　　　　　　　　　　　　　　　　　　　　　　　　护理员：

项目	分值	操作步骤及要求	分值	扣分标准	得分
目的	2	保持病室整洁，供新入院患者或暂离床活动的患者使用	2	根据熟悉程度酌情给分	
评估	6	**床单位:** 床结构是否牢固；床头是否可以正常摇起、放下；床面是否有破损，床垫有无凹陷；床单位所需用物是否齐全并处于备用状态	2	少1个要点扣0.5分	
		环境: 周围有无患者进餐或治疗；清洁、通风	4	少1个要点扣2分	
操作前准备	9	**护理员准备:** 仪表整洁、大方，修剪指甲，洗手，戴口罩	2	未洗手扣1分，未戴口罩扣1分，其他酌情扣分	
		用物准备: 床、床垫、床褥、被芯、枕芯、大单（床褥罩）、被套、枕套等用物叠放整齐	4	少物件扣1分/件，扣完4分为止	

（续表）

项目	分值	操作步骤及要求	分值	扣分标准	得分
操作前准备	9	**患者准备：** 核对患者信息，护士评估患者可以暂时离床活动或外出检查后，协助护士告知患者及家属操作的目的、意义，获得理解与配合	2	未核对信息者扣1分，未向家属解释扣1分	
		环境准备： 周围环境宽敞明亮，无患者治疗或进食	1	酌情给分	
操作过程	73	**移开桌椅：** 推护理车至床旁，调整床至适当高度；移动床旁桌椅至床尾，自下而上将枕芯、被芯、床褥摆放于椅面上；移开床旁桌，离床约20 cm	12	未调整床面高度扣1分，未将床旁椅移动至床尾者扣3分，物件顺序错误扣3分，未移动床旁桌扣3分，移动床旁桌距离不足20 cm扣2分	
		铺床垫和床褥： 根据需要翻转床垫，床褥平齐床头放于床垫上	2	未评估床垫和床铺者扣2分	
		铺大单 大单（或床褥罩）放于床褥上，横纵中线与床的中线对齐，向床头、床尾、近侧（靠近操作者的一侧）、对侧依次打开（使用床褥罩则将床褥罩套在床褥及床垫上）	6	大单中线偏扣4分，展开顺序错扣2分	
		至床头将大单散开铺于床头，右手托起床垫一角，左手伸过床头中线将大单折入床垫下，扶持床头角；右手将大单边缘提起使大单侧看呈等边三角形铺于床面，将位于床头侧方大单塞于床垫下，再将床面上的大单下拉于床缘	9	折角手法不对扣4分，未折出三角扣2分，床角折叠不平整扣3分	
		移至床尾，用同法铺床尾角	2	先床尾再床头扣2分	
		站至床中间处，下拉大单中部边缘塞于床垫下	6	大单不平整扣2分，未调整中部大单扣4分	
		转至对侧，同法铺好对侧大单	2	床角不紧扣2分	
		套被套 将棉胎折成"S"形	1	未将棉胎折成"S"形扣1分	
		被套放于大单上，横纵中线与床中线对齐，按床头、床尾、近侧、对侧顺序打开被套，并拉平，被套上端距床头约15 cm	5	被套中线偏2分，打开大单顺序错误扣1分，被套上端与床头距离偏差大扣2分	
		被套尾部开端的上层打开至1/3，将折好的被芯放于被套尾端开口处，被芯底边与被套开口处平齐	5	被尾与床尾不齐扣2分，操作不熟练扣3分	
		将被芯向床头牵拉，按对侧、近侧顺序展开，使被芯上缘中部对齐被套被头中部，被芯两上角充实被套两上角	5	展开顺序错误扣2分，被头落空或折叠扣3分	

（续表）

项目	分值	操作步骤及要求	分值	扣分标准	得分
操作过程	73	**套被套**：移至床尾中间处，逐层拉平被套和被芯，系好被套尾端开口处系带	3	未系系带扣3分	
		折盖被：移至左侧床头，分别将对侧、近侧盖被平齐床缘内折；移至床尾中间处，将盖被两侧平齐两侧床缘内折成筒状，最后将盖被尾端向床头内折全齐床尾；盖被上端内折，然后扇形三折叠于床尾，使之与床尾平齐	11	两侧边缘不平整扣2分，尾端未内折平床尾扣2分，未扇形折叠扣7分	
		套枕套：套好枕套后将枕头横放于床头上	2	根据熟练程度酌情扣分	
		整理：移回床旁桌椅，推护理车离开病房，洗手	2	床旁桌椅未回位扣2分	
总体评价	5	动作熟练，5分钟内完成	3	每超时1分钟扣1分，扣完3分为止	
		床基紧、平整、四角美观，中线对齐	1	酌情给分	
		被套无虚边，枕套四角充实	1	酌情给分	
注意事项	5	治疗、进食半小时前停止铺床活动	2	未评估扣2分	
		先铺床头后铺床尾	1	酌情给分	
		遵从节力原则，动作熟练，无小动作	1	酌情给分	
		铺床前检查各部件，如有损坏，应先修理	1	未检查扣1分	
合计得分					
考核者					

三、麻醉床评分标准

日期：　　　　　　　　　　　　　　　　　　　　　　护理员：

项目	分值	操作步骤及要求	分值	扣分标准	得分
目的	2	保持房间整洁、美观，接收手术患者，避免污染床上用物，预防压力性损伤，使患者感觉安全、舒适	2	根据熟悉程度酌情给分	
评估	6	**床单元**：床结构是否牢固；床头是否可以正常摇起、放下；床面有无破损，床垫有无凹陷；床单元所需用物是否齐全并处于备用状态	4	少1个要点扣0.5分	
		环境：病室内无患者进行治疗或进餐，环境通风、清洁、宽敞、明亮	2	少1个要点扣1分	
操作前准备	10	**护理员准备**：仪表整洁大方，指甲不过缘，洗手，戴口罩	3	未洗手扣1分，其他酌情给分	
		环境准备：病室内无患者进行治疗或进餐，环境通风、清洁、宽敞、明亮	2	酌情给分	

（续表）

项目	分值	操作步骤及要求	分值	扣分标准	得分
操作前准备	10	**用物准备：** （1）床、床垫、床褥、被芯、枕芯、大单、一次性治疗巾 4 条、被套、枕套，用物叠放整齐，按顺序放于护理车上； （2）协助护士根据患者的诊断、病情、手术和麻醉方式准备术后需要的抢救物品或治疗物品，如吸氧、吸痰装置等	4	少 1 个要点扣 0.5 分， 未按顺序摆放扣 1 分， 其他酌情给分	
		征得同意：在护士指导下进行	1	酌情给分	
操作过程	67	**放置物品：**推护理车至床旁，调整床至适当高度，移床旁椅至床尾，自下而上将枕芯、被芯、床褥摆放于椅面上；移开床旁桌（离床约 20 cm）	5	床旁椅位置当扣 1 分， 床旁桌位置不当扣 1 分， 摆放顺序不当扣 1 分， 其他酌情给分	
		铺床垫和床褥：根据需要翻转床垫，床褥平齐床头放于床垫上，铺平	2	酌情给分	
		铺大单： （1）放置大单：将大单放于床褥上，横纵中线与床的中线对齐，向床头、床尾、近侧（靠近操作者的一侧）、对侧依次打开； （2）至床头将大单散开铺于床头，右手托起床单一角，左手伸过床头中线将大单折入床单下，扶持床头角	10	操作顺序不当扣 2 分， 大单打开顺序不当扣 2 分， 中线不对齐扣 2 分， 床角不平整一个角扣 2 分， 其他酌情给分	
		整理大单： （1）右手将大单边缘提起使大单侧看呈等边三角形铺于床面，将位于床头侧方大单塞于床垫下，再将床面上的大单拉至床缘，移至床尾，用同法铺床尾角； （2）站至床中间处，下拉大单中部边缘塞于床垫下	10	未将床头大单塞于床垫下扣 2 分，未将大单拉平扣 2 分，其他酌情给分	
		铺一次性治疗巾： （1）根据病情和手术部位，于床中部或床尾部铺一次性治疗巾，余下部分塞于床垫下； （2）于床头铺另一一次性治疗巾，余下部分塞于床垫下，绕至对侧，逐层铺好大单、橡胶单和中单	10	操作顺序不对扣 3 分，橡胶单、中单摆放位置不对扣 3 分，床单不平整扣 3 分，其他酌情给分	
		铺被芯：将被芯折成"S"形	3	酌情给分	
		放置被套：被套放于大单上，横、纵中线与床中线对齐，按床头、床尾、近侧、对侧顺序打开被套，并拉平，被套上端距床头 15 cm	8	中线不齐扣 3 分，被套打开顺序不当扣 2 分，被套上端距床头距离不当扣 2 分，其他酌情给分	

项目	分值	操作步骤及要求	分值	扣分标准	得分
操作过程	67	**套被套：** （1）被套尾部开口端的上层打开至 1/3 处，将折好的被芯放于被套尾端开口处，被芯底边与被套开口处齐平； （2）将被芯向床头牵拉，按对侧、近侧顺序展开，使被芯上缘中部对齐被套被头中部，被芯两上角充实被套两上角	10	被芯展开顺序错误扣 3 分，被芯未充实被套扣 4 分，其他酌情给分	
		系带：移至床尾中间处，逐层拉平被套和被芯，系好被套尾端开口处系带	1	酌情给分	
		折被筒：套好被芯，将盖被折成被筒，被尾向床头方向内折，齐床尾；将近门侧盖被向背门侧盖被扇形折叠，使其三折叠于背门一侧	4	未将近门侧盖被向背门侧盖被扇形折叠扣 3 分，其他酌情给分	
		套枕套：套好枕套，枕头横立于床头	2	枕头未填满枕套四角扣 1 分，未将枕头横立于床头扣 1 分	
		整理：移回床旁桌椅，推护理车离开病房，洗手	2	未移回床旁桌椅扣 1 分，未洗手扣 1 分	
总体评价	6	动作轻、稳、熟练，5 分钟内完成	2	根据熟悉程度酌情给分	
		床基紧、平整、四角美观，中线对齐	2	酌情给分	
		被套无虚边，枕套四角充实	2	酌情给分	
注意事项	9	治疗、进食半小时前停止铺床活动	3	未按要求扣 3 分	
		先铺床头后铺床尾	2	酌情给分	
		遵从节力原则，动作熟练，没有过多小动作	2	酌情给分	
		铺床前检查床上各部件，如有损坏应先修理	2	未按要求扣 2 分	
合计得分					
考核者					

四、为卧床患者整理床单位评分标准

日期：　　　　　　　　　　　　　　　　　　护理员：

项目	分值	操作步骤及要求	分值	扣分标准	得分
目的	2	保持床单位清洁、美观，增进舒适，预防并发症	2	根据熟悉程度酌情给分	
评估	6	**患者：**意识状态、自主能力、躯体活动度	3	少 1 个要点扣 1 分	
		环境：围帘是否拉好，室温是否合适	3	少 1 个要点扣 2 分	

（续表）

项目	分值	操作步骤及要求	分值	扣分标准	得分
操作前准备	9	**护理员准备**：衣服整洁、洗手、戴口罩、指甲不过甲缘	5	未洗手扣2分，未戴口罩扣2分	
		用物准备：床刷、刷套，必要时备清洁的床单、衣裤	2	少一个要点扣1分	
		患者准备：向患者解释目的和流程，取得配合，询问是否需要大小便	2	酌情给分	
操作过程	58	**核对患者信息**：到患者床边，核对患者相关信息	2	酌情给分	
		安全固定：固定床轮，放平床头床尾支架，移开床旁桌椅	6	少一个要点扣2分	
		协助侧卧： （1）松开床尾端盖被，将枕头移向对侧 （2）拉好对侧床档，协助患者翻身侧卧 （3）检查背部及骶尾部等受压部位皮肤	17	未松开床尾盖被扣2分，未将枕头移向对侧扣2分，翻身前未拉好对侧床档扣3分，翻身过程动作粗鲁扣2分，未检查背部和骶尾部皮肤扣3分	
		扫床单： （1）松开各层大单、中单，用床刷扫净中单后搭在患者身上 （2）从床头至床尾扫净大单，并将各层单逐层拉平铺好 （3）拉好近侧床档，协助患者侧卧于扫净一侧，枕头也移向近侧 （4）转至对侧，以上述方法扫净各单 （5）协助患者平卧	20	未松开各层大单、中单清扫扣3分，扫床顺序错误扣3分，未将各层单拉平整、铺好扣3分，未将枕头移向近侧扣2分，翻身过程动作粗鲁扣2分，护理员至对侧前未拉好床档扣3分，扫床结束未协助患者平卧扣2分	
		整理用物： （1）整理被套，拉紧虚边，铺好被套 （2）枕头拍松放回原处 （3）整理衣裤，安置患者于舒适体位，移回床旁桌椅，洗手	13	未整理被套扣3分，未将枕头拍松放回原处扣3分，未移回床旁桌椅扣3分，其他酌情扣分	
总体评价	10	动作轻、稳、熟练，避免指甲划破患者皮肤	4	酌情给分	
		关爱患者，与患者有良好的沟通	3	未沟通者扣3分	
		灵活处理有关情况	3	酌情给分	

（续表）

项目	分值	操作步骤及要求	分值	扣分标准	得分
注意事项	15	注意保暖，不过多暴露患者身体	5	酌情给分	
		避免在患者用餐和治疗时进行，治疗、进食半小时前停止铺床活动	5	酌情给分	
		遵守节力原则，避免拖、拉、推等动作，翻身前注意拉好床档，避免坠床	5	酌情给分	
合计得分					
考核者					

五、卧床患者更换床单评分标准

日期： 护理员：

项目	分值	操作步骤及要求	分值	扣分标准	得分
目的	5	为卧床患者更换床单，保持床铺清洁、干燥	3	酌情给分	
		增进患者舒适感	2		
评估	5	**患者**：自主能力，肢体活动度，是否带管道	3	缺1点扣1分	
		环境：评估室温，酌情关门窗，防患者受凉，注意保护患者隐私	2	未评估室温扣1分	
操作前准备	6	**护理员准备**：衣服整洁，洗手，指甲不过甲缘，戴口罩	2	未洗手扣1分，其他酌情扣分	
		用物准备：床单、护理垫、床刷、床刷套，需要时备清洁衣裤	2	少1项扣0.5分	
		患者准备：核对患者信息，向患者解释目的和流程，取得配合	2	未核对信息扣1分，未解释目的和流程扣1分	
操作过程	66	**移开桌椅**：移开床旁桌、椅，拉起对侧护栏，以方便操作	5	忘记移桌椅扣3分，未拉起对侧护栏扣2分	
		协助侧卧：松开床尾端盖被，将患者的枕头移向对侧，协助患者翻身侧卧	9	未将枕头移向对侧扣3分，未保护患者隐私扣3分，未注意患者保暖扣3分	
		整理近侧脏单：松开近侧床单、护理垫，将其向上卷起塞于患者身下，扫净床褥	6	未将脏单向上卷起塞于患者身下扣4分，未扫净床褥扣2分	

（续表）

项目	分值	操作步骤及要求	分值	扣分标准	得分
操作过程	66	**铺近侧床单**：床单中线对齐床中线展开，对侧向下卷起塞于患者身下，铺好近侧床单；护理垫中线对齐床单中线铺在适合的位置上，对侧向下卷起塞于患者身下，近侧护理垫塞入床垫下	13	未对齐床单中线扣2分，未将床单对侧向下卷起塞于患者身下扣3分，未对齐护理垫中线扣2分，未将护理垫对侧向下卷起塞于患者身下扣3分，床单及护理垫铺得不平整扣3分	
		协助翻身：协助患者平卧，移枕于近侧，协助患者翻身侧卧于近侧，拉好护栏	12	未协助患者平卧扣3分，未移枕于近侧扣3分，未协助患者翻身卧于近侧扣3分，未拉好护栏扣3分	
		撤去脏单：护理员转至对侧，放下护栏，松开床单、护理垫，将脏床单及脏护理垫向内卷起放入污物袋内。从床头到床尾扫净床褥	9	未将脏床单及脏护理垫向内卷起扣2分，未将脏床单及脏护理垫放污物袋里扣2分，未从床头到床尾清扫床褥扣3分，清扫动作大，扬起灰尘扣2分	
		铺好对侧各单：拉出床单、护理垫，整理好，一并塞在床垫下	4	拉出床单及护理垫的动作过大扣2分，拉出床单及护理垫，但是未整理好扣2分	
		移回桌椅	2		
		整理：协助患者平卧，安置患者于舒适卧位	4	未协助患者平卧扣2分，未安置好患者扣2分	
		洗手：按七步洗手法洗手	2	未洗手扣2分	
总体评价	6	动作轻、稳、熟练，避免指甲划破患者皮肤	2	酌情给分	
		关爱患者，与患者有良好的沟通	2	酌情给分	
		灵活处理相关情况	2	酌情给分	

（续表）

项目	分值	操作步骤及要求	分值	扣分标准	得分
注意事项	12	避免在患者用餐和治疗时操作，治疗、进食半小时前停止铺床活动	3	酌情给分	
		遵从节力原则，避免拖、拉、推等动作造成皮肤擦伤或撞伤，协助患者翻身时，拉好床档，防止坠床	3	酌情给分	
		床刷使用时应套床刷套，床刷套应一床一用一消毒。换下的床单应放于指定地点，切勿扔地上	3	酌情给分	
		如果患者带有导管，在翻身前，需要先将管道安置好	3		
合计得分					
考核者					

第三章 患者体位移动与锻炼基本操作技能评分标准

第一节 患者体位移动操作技能评分标准

一、翻身评分标准

日期：   护理员：

项目	分值	操作步骤及要求	分值	扣分标准	得分
目的	5	协助患者翻身，促进血液循环，减少局部皮肤长期受压，增加肌肉活动，提高肺活量，从而促进患者舒适，避免压疮等并发症的发生	5	根据熟悉程度酌情给分	
评估	3	卧床患者卧位保持时间，是否需要翻身	3	根据熟悉程度酌情给分	
操作前准备	12	**护理员准备**：衣貌整洁，洗手，戴口罩	3	未洗手扣3分	
		用物准备：软枕或专用翻身枕	5	未准备用物扣5分	
		患者准备：向患者做好解释，取得配合	2	为向患者说明扣2分	
		环境准备：病室整洁安静、温度适宜、光线充足，用屏风遮挡保护患者隐私	2	未评估环境扣2分	
操作过程	60	**查对并解释**：核对患者床号、姓名、手腕带，同时再次向患者解释	5	未能查对患者床号、姓名等扣2分，未向患者解释扣3分	
		翻身前准备：护理员首先固定好床脚轮，安置妥当各种管道；将患者双手交叉放于腹部，屈曲双膝，拉起对侧床挡	5	未能固定患者管道扣3分，未摆放患者体位扣2分	
		移向近侧：护理员一手托患者颈肩部，另一手托腰部将患者上半身抬起移向近侧；然后右手托腰部，另一手托腘窝，将患者的下半身抬起，移向近侧	10	未能完整实施翻身扣10分	
		翻向对侧：一手扶患者肩部，另一手扶髋部，将患者翻身至对侧背向护理员；或者护理员转向对侧，将患者翻身面向自己	5	翻身方法不标准扣5分	
		观察皮肤：掀开患者背部盖被、衣服，观察其背部、臀部的皮肤情况	10	未观察皮肤扣10分	

（续表）

项目	分值	操作步骤及要求	分值	扣分标准	得分
操作过程	60	**安置肢体位置**：在患者胸前放一软枕，将上侧手臂放于软枕上，下侧手臂放于软枕边。在两膝之间放置一软枕，上腿屈曲放于软枕上，下腿略伸直	15	安置肢体位置不合理扣 10 分，安置肢体未放置软枕扣 5 分	
		记录：翻身后在翻身卡上记录翻身时间、卧位、皮肤情况（发红、发紫、压疮一期、二期等），执行者签名	10	未记录翻身具体事项扣 10 分	
评价	20	患者身上有管路时，需先固定好管路，防止脱落	4	未固定管路扣 4 分	
		翻身时应将患者抬起，避免拖、拉、拽等动作，以免擦伤患者皮肤	4	翻身动作粗鲁扣 4 分	
		定时为患者翻身，可采取左侧卧位、右侧卧位、平卧位，至少每 2 小时翻身 1 次，必要时 1 小时或半小时翻身 1 次	5	未定时翻身扣 5 分	
		翻身前，床边需留足够空间用于患者翻身，并将床挡拉起，确保翻身后舒适与安全；翻身后要维持各关节正常功能位置，降低关节压力和活动限制，避免关节和肌肉萎缩	5	翻身时未及时更换体位扣 5 分	
		翻身时注意保持床褥平整，翻身与背部护理及扣背相结合，预防压疮等并发症	2	翻身时未铺平床褥扣 2 分	
合计得分					
考核者					

二、移向床头评分标准

项目	分值	操作步骤及要求	分值	扣分标准	得分
目的	2	协助滑向床尾又不能自行移回床头的患者，恢复舒适、安全的体位	2	根据了解程度酌情给分	
评估	2	患者的年龄、体重、病情、治疗情况，心理状态及合作程度	2	酌情给分	
操作前准备	4	**护理员准备**：衣服整洁，洗手，指甲不过甲缘，戴口罩	1	酌情给分	
		用物准备：必要时备软枕	1	酌情给分	
		患者准备：向患者做好解释，取得配合	1	酌情给分	
		环境准备：房间整洁、安静，温度适宜，光线充足	1	未评估环境扣 1 分	

（续表）

项目	分值	操作步骤及要求	分值	扣分标准	得分
操作过程	76	**核对与解释**：到患者床边，核对患者信息，向患者解释操作的目的和配合要点	2	未核对扣1分，未解释扣1分	
		固定：固定好床脚轮	3	未固定扣3分	
		安置：将各种管道及输液装置安置妥当；必要时将盖被叠放于床尾，放平床头、床尾支架；枕头横立于床头	12	三点，少一点扣4分	
		一人协助移向床头：适用于体重较轻的患者	2	酌情给分	
		摆体位：协助患者仰卧、屈膝，双手握住床头栏杆，双足蹬床面	12	四点，少一点扣3分	
		移动患者：护理员站于床旁，两脚适当分开，一手托肩部，一手托腰骶，嘱患者足部用力蹬床面，挺身上移，护理员与患者同时用力，协同移向床头	17	两脚未分开扣2分，手托部位错误扣4分，未嘱咐患者配合扣3分，未成功移向床头扣8分	
		两人协助移向床头：适用于不能用力或体重较重的患者，可两人进行操作	2	酌情给分	
		摆体位：协助患者仰卧、屈膝	6	两点，少一点扣3分	
		移动患者：护理员分别站于床的两侧，交叉拖住患者颈肩部和臀部，两人同时用力移向床头	15	站位错误扣3分，手托位置错误扣4分，未成功移向床头扣8分	
		整理：移枕于头下，整理衣被，安置舒适卧位	5	未移枕头于头下扣2分，未整理衣被扣1分，未安置舒适卧位扣2分	
总体评价	4	动作轻、稳、熟练	1	酌情给分	
		灵活处理相关情况	1	酌情给分	
		关爱患者，与患者有良好的沟通	2	酌情给分	
注意事项	12	患者身上有导管时，要固定好，防滑脱	5	出现滑脱扣5分	
		用力适当，防止头部撞伤；嘱有心血管疾病患者慎用力，两人协助移动	5	出现撞伤或其他并发症扣5分	
		注意遮盖患者，冬天注意保暖、防受凉，保护隐私	2	酌情给分	
合计得分					
考核者					

三、搬运法评分标准

日期：　　　　　　　　　　　　　　　　　　　　　　护理员：

项目	分值	操作步骤及要求	分值	扣分标准	得分
目的	2	运送不能起床的患者出、入院，做各种特殊检查、治疗、手术或转运	2	根据熟悉程度酌情给分	
评估	6	**患者**：体重、意识状态、病情与躯体活动能力；患者损伤的部位和理解合作程度	4	少1个要点扣1分，扣满4分为止	
		环境：关门窗，调节室温；环境宽敞，便于操作	2	未评估环境扣2分	
操作前准备	7	**护理员准备**：仪表整洁、大方，修剪指甲，洗手	2	未洗手扣1分，其他酌情扣分	
		用物准备：平车（各部件性能良好）、枕头、带套的毛毯或棉被，必要时备木板垫、一次性治疗巾	4	未检查平车完好性扣2分，物品未准备齐全扣2分	
		患者准备：核对患者信息，已了解搬运的步骤及配合方法，询问是否需要大、小便	1	未核对信息者扣1分	
操作过程	70	推平车至患者床旁，移开床旁桌椅，松开盖被	2	未移开床旁桌椅者扣2分	
		（以下操作五选三，总分60分）			
	挪动法	将平车推至床旁与床平行，大轮靠近床头，将制动闸止动	13	平车未与床平行者扣4分，未将大轮一侧靠近床头扣4分，未将平车制动闸止动扣5分	
		协助患者将上身、臀部、下肢依次向平车移动	4	未协助患者按顺序挪动扣4分	
		协助患者在平车躺好，用被单或盖被包裹患者，先足部，再两侧，头部盖被折成45°角	3	未正确固定包裹患者扣3分	
	一人搬运法	推平车至患者床旁，大轮端靠近床尾，使平车与床成钝角，将制动闸止动；松开盖被，协助患者穿好衣服	13	平车未与床成钝角扣4分，未将大轮一侧靠近床尾扣4分，未将平车制动闸止动扣5分	
		搬运者一臂自患者近侧腋下伸入至对侧肩部，另一侧伸入患者臀下	4	搬运者搬运手法错误扣4分	
		患者双臂过搬运者肩部，双手交叉于搬运者颈后	3	未指导患者双手摆放扣3分	
	二人搬运法	推平车至患者床旁，大轮端靠近床尾，使平车与床成钝角，将制动闸止动；松开盖被，协助患者穿好衣服	13	平车未与床成钝角扣4分，未将大轮一侧靠近床尾扣4分，未将平车制动闸止动扣5分	
		搬运者甲、乙二人站在患者同侧床边，协助患者将上肢交叉于胸前	4	未指导患者双手摆放扣4分	

（续表）

项目	分值		操作步骤及要求	分值	扣分标准	得分
操作过程	70	二人搬运法	搬运者甲一手伸至患者头、颈、肩下方，另一手伸至患者腰部下方；搬运者乙一手伸至患者臀部下方，另一手伸至患者膝部下方	3	搬运者搬运手法错误扣3分	
		三人搬运法	推平车至患者床旁，大轮端靠近床尾，使平车与床成钝角，将制动闸止动；松开盖被，协助患者穿好衣服	13	平车未与床成钝角扣4分，未将大轮一侧靠近床尾扣4分，未将平车制动闸止动扣5分	
			搬运者甲、乙、丙三人站在患者同侧床旁，协助患者将上肢交叉于胸前	4	未指导患者双手摆放扣4分	
			搬运者甲双手托住患者头、颈、肩及胸部；搬运者乙双手托住患者背、腰、臀部；搬运者丙双手托住患者膝部及双足	3	搬运者搬运手法错误扣3分	
		四人搬运法	将平车推至床旁与床平行，大轮靠近床头，将制动闸止动	13	平车未与床平行者扣4分，未将大轮一侧靠近床头扣4分，未将平车制动闸止动扣5分	
			搬运者甲、乙分别站于床头和床尾；搬运者丙、丁分别站于病床和平车的一侧；将帆布兜或中单放于患者腰、臀部下方	4	放置帆布兜或中单动作粗鲁扣4分	
			搬运者甲抬起患者的头、颈、肩；搬运者乙抬起患者的双足；搬运者丙、丁分别抓住帆布兜或中单四角	3	搬运者搬运手法错误扣3分	
		五选三至此截止				
		移至平车	多人同时抬起患者至近侧床缘，再同时抬起患者稳步向平车处移动，将患者放于平车中央，盖好盖被	4	未搬运成功扣3分，未安置好患者扣1分	
		运送患者	拉上平车两扶手；松开平车制动闸，推患者至目的地	4	未拉扶手扣2分，未松开制动闸强行推动扣2分	
总体评价	6		动作轻、稳、熟练，避免指甲划破患者皮肤	2	酌情给分	
			关爱患者，与患者有良好的沟通	2	未沟通者扣2分	
			灵活处理相关情况	2	酌情给分	
注意事项	9		注意保暖，防受凉	2	未注意保暖扣2分	
			患者身上有导管时，要先固定好导管，防止脱落	3	未固定导管扣3分	
			遇到骨折患者，不能随意活动骨折部位，应在医务人员指导下完成	4	未评估特殊情况扣4分	
合计得分						
考核者						

四、卧位肢体及关节功能位摆放评分标准

日期：　　　　　　　　　　　　　　　　　　　　　　　护理员：

项目	分值	操作步骤及要求	分值	扣分标准	得分
目的	5	使肢体发挥最大功能	5	根据熟悉程度酌情给分	
评估	3	患者关节功能是否良好	3	根据熟悉程度酌情给分	
操作前准备	12	护理员准备：衣服整洁，洗手	3	未洗手扣3分	
		用物准备：床、枕头	5	未准备枕头扣5分	
		患者准备：向患者做好解释，取得配合	2	未向患者说明扣2分	
		环境准备：病室安静，温度适宜，光线充足	2	未评估环境扣2分	
操作过程	60	查对并解释：携用物至床旁，核对患者床号、姓名，评估患者健康及自理合作程度，再次解释操作目的	5	未能查对患者床号、姓名等扣2分，未评估合作程度扣3分	
		保持仰卧位：患者仰卧，头下垫枕，不宜过高，头转向健侧；患侧下垫一个比躯干略高的枕头，将伸展的上臂放于枕上；前臂旋后，掌心向上，手指伸展；在患侧臀部及大腿外侧垫枕，防止患侧骨盆后缩及髋关节外展外旋；下肢自然屈曲，足底不放物品	10	仰卧位摆放方法不正确扣5分，各关节摆放不全扣5分	
		保持健侧位：患者侧卧，健侧在下，患侧在上；枕头不宜过高；患肩前屈90°，手平放于枕上；患下肢膝、髋屈曲放于枕上，使髋内旋；健侧下肢平放于床上，轻度伸髋，稍屈膝	10	仰卧位摆放方法不正确扣5分，各关节摆放不全扣5分	
		保持患侧位：患者侧卧，患侧在下，健侧在上，患肩前伸，伸肘前臂旋后，腕指伸展，躯干稍向后转，呈60°~70°，后背用枕头支撑，健侧上肢放于躯干上；健手自由活动；患下肢后伸屈膝，健下肢放于患肢前方枕头	10	仰卧位摆放方法不正确扣5分，各关节摆放不全扣5分	
		肩关节功能位：保持外展45°，前屈30°，内旋15°	5	肩关节摆放不正确扣5分	
		肘关节功能位：保持屈曲90°	5	肘关节摆放不正确扣5分	
		髋关节功能位：屈曲15°~20°，髋外展15°~20°，外旋5°~10°；膝关节保持屈曲5°~15°	10	摆放关节功能位时未注意到其他关节摆放扣10分	
		踝关节功能位：背伸90°	5	摆放方法不标准扣5分	
评价	20	关节功能不能完全恢复时，必须保证最有效、最起码的活动范围	5	未保证关节活动范围扣5分	
		关节功能位是依据该部位功能的需要综合考虑得出的位置	10	未依据关节功能需要摆放肢体扣10分	

（续表）

项目	分值	操作步骤及要求	分值	扣分标准	得分
评价	20	仰卧位时下肢自然屈曲，不应在足底放任何东西（该卧位尽量少用）	5	仰卧位时足底放置物品扣5分	
		合计得分			
		考核者			

五、叩背评分标准

日期：　　　　　　　　　　　　　　　　　　　　　　　护理员：

项目	分值	操作步骤及要求	分值	扣分标准	得分
目的	5	1. 卧床患者定期进行叩背，促进血液循环，预防压疮和肺部感染； 2. 通过震动作用，使痰液松动，利于咳出，保持呼吸道通畅； 3. 减轻患者呼吸肌做功，减少耗氧	5	根据熟悉程度酌情给分，少一点扣1分	
评估	4	**患者：** 核对患者信息，向患者做好解释，取得配合	2	少1个要点扣0.5分	
		环境： 清洁明亮，温湿度适宜	2	少1个要点扣0.5分	
操作前准备	8	**护理员准备：** 仪表整洁，大方，指甲不过缘，洗手，戴口罩	2	未洗手扣1分，其他酌情给分	
		环境准备： 酌情关闭门窗，保持合适的室温，防对流引起受凉	2	酌情给分	
		患者准备： 向患者做好解释，取得配合	2	少1个要点扣1分	
		用物准备： 椅子、枕头	2	酌情给分	
操作过程	65	**核对并解释：** （1）携用物至床旁，核对患者床号、姓名，评估患者健康及自理合作程度； （2）再次向患者解释操作的目的。语言表达自然，态度亲切	4	未评估核对患者扣1分，未解释操作扣1分，其他酌情给分	
		患者姿势： 协助取坐位或侧卧位，胸前抱一小枕，坐位时可靠在床上小桌或椅背前，使身体有较好的支撑	4	患者体位错误扣1分，其他酌情给分	
		护理员姿势： 护理员站在患者叩打肺叶的对侧，一手扶住患者肩胸部，另一手叩击胸部	4	姿势错误不给分	

（续表）

项目	分值	操作步骤及要求	分值	扣分标准	得分
操作过程	65	**叩击方法：** 1. 双手五指并拢，手掌空心呈握杯状；掌指关节自然成 120°～150°； 2. 护理员肩部放松，以手腕的力量按 100 次/分的频率均力拍患者； 3. 利用手掌大鱼际、小鱼际或整个手掌紧贴皮肤震动，相邻两次拍背震动的部位应重叠 1/3	33	手法错误扣 5 分，频率不够或过多扣 4 分，其他酌情给分	
		叩击顺序：按照自上而下、自外而内的顺序	5	顺序不对扣 3 分，其他酌情给分	
		叩击时间：每一肺叶叩打 2～3 分钟，每次 10～15 分钟	5	酌情给分	
		要求：用力适当，方法正确	2	酌情给分	
		鼓励患者有效咳嗽	3	酌情给分	
		安置患者整理用物：安置患者于舒适体位，整理用物，洗手	5	未适当安置患者扣 1 分，未整理用物扣 1 分，未洗手扣 1 分	
总体评价	6	动作轻、稳、熟练	2	酌情给分	
		关爱患者，与患者有很好的沟通	2	酌情给分	
		灵活处理有关情况	2	酌情给分	
注意事项	12	叩击的力量不能过重，也不能过轻，操作中注意询问患者的感受，调整叩击力度	3	未按要求扣 3 分	
		不可在脊柱、伤处叩击；避免用手指叩击；避免在患者进餐前后叩击	3	未按要求扣 3 分	
		注意遮盖患者，防受凉，保护隐私	3	酌情给分	
		如患者痰液较多，应鼓励多饮水，在稀释痰液的基础上叩背	3	未按要求扣 3 分	
合计得分					
考核者					

第二节　患者锻炼操作技能评分标准

一、上肢被动运动评分标准

日期：　　　　　　　　　　　　　　　　　　　　　　　　　　护理员：

项目	分值	操作步骤及要求	分值	扣分标准	得分
目的	2	预防上肢关节活动受限，促进肢体血液循环，增强感觉输入	2	根据了解程度酌情给分	
评估	2	患者的病情、合作程度、自理程度，是否需要活动，活动有无限制要求等	2	酌情给分	
操作前准备	5	**护理员：**衣帽整洁，洗手，指甲不过甲缘	1	酌情给分	
		用物准备：床、枕头	1	酌情给分	
		患者准备：向患者做好解释，取得配合	2	未解释扣2分	
		环境准备：酌情关闭门窗，保持合适的室温，以防对流引起患者受凉感冒	1	酌情给分	
操作过程	79	**核对并解释：**携用物至床旁，核对患者的信息，再次向患者解释操作目的	2	未解释扣2分	
		移开床旁物品：移开床旁桌、椅于合适位置	4	少移1项扣2分	
		肩关节被动运动：护理员一手固定患侧肩胛骨，另一手握其前臂使患侧上肢上举，进行被动肩关节屈曲、外展和内旋、外旋训练，训练到最大关节范围时，保持数秒	13	两只手握住位置错误1处扣2分，屈曲、外展和内旋、外旋训练少1个扣2分，未训练到最大关节范围保持数秒扣3分	
		肘关节被动运动：患者患侧上肢自然位，护理员一手扶住患侧肘关节，另一只手握住患侧腕关节，被动屈曲患肘关节至最大屈曲位，然后还原	10	两只手握住位置错误1处扣2分，未屈曲到最大屈曲位扣3分，未还原扣3分	
		前臂旋前旋后训练：患者患侧肘关节屈曲90°，护理员一手握住患侧上臂近肘关节端固定，另一只手握住患侧腕关节，使患侧前臂被动旋前旋后	10	患侧肘关节屈曲未成90°扣2分，两只手握住位置错误1处扣2分，旋前旋后少1个扣2分	
		腕关节的屈伸运动：护理员一手固定于前臂近腕关节处，另一手扶握掌指关节处，被动屈曲、伸展活动患侧腕关节	8	两只手握住位置错误1处扣2分，屈曲、伸展少1个扣2分	
		掌指关节屈伸运动：护理员一手固定患侧腕关节，另一只手扶握于患侧手指，进行充分的被动掌指关节、近端和远端的指间关节的屈伸训练	10	两只手握住位置错误1处扣2分，动掌指关节、近端和远端的指间关节3处运动少1处扣2分	

（续表）

项目	分值	操作步骤及要求	分值	扣分标准	得分
操作过程	79	**拇指关节的被动运动：**护理员一手固定患侧掌指关节，另一只手扶握患侧拇指，进行屈曲、伸展、掌侧外展和对指等复杂运动	12	两只手握住位置错误1处扣2分，屈曲、伸展、掌侧外展、对指4种运动少1个扣2分	
		按摩放松上肢：从肩关节至手掌依次按摩放松上肢	10	肘、上臂、前臂、腕关节、掌指关节5处少按摩1处扣2分	
总体评价	6	动作轻、稳、熟练	2	酌情给分	
		关爱患者，与患者有很好的沟通	2	酌情给分	
		灵活处理相关情况	2	酌情给分	
注意事项	6	每个关节在正常活动范围内进行	2	酌情给分	
		遵从近心端至远心端，从大关节至小关节，一手保护关节近端，另一手扶关节远端，力量适中，动作轻柔	2	酌情给分	
		运动时根据损伤程度缓慢进行，尤其防止关节脱位	2	酌情给分，若发生意外以上所有计0分	
合计得分					
考核者					

二、下肢被动运动评分标准

日期：　　　　　　　　　　　　　　　　　　　　　　　　　护理员：

项目	分值	操作步骤及要求	分值	扣分标准	得分
目的	2	预防下肢关节活动受限，促进肢体血液循环，增强感觉输入	2	根据熟悉程度酌情给分	
评估	3	**患者：**下肢肢体活动有无受限，皮肤有无破损	3	少1个要点扣1分	
操作前准备	10	**护理员准备：**服装整洁，指甲不过甲缘，洗手，戴口罩	2	未洗手扣1分，未戴口罩扣1分	
		用物准备：床、枕头	2	用物准备不全扣1分	
		患者准备：向患者做好解释，取得配合	4	未向患者作解释扣2分	
		环境准备：酌情关闭门窗，保持合适的室温，防对流引起受凉感冒	2	未关闭门窗扣1分	

（续表）

项目	分值	操作步骤及要求	分值	扣分标准	得分
操作过程	65	1. **核对并解释**：携用物至床旁，核对患者的床号、姓名，评估患者健康及自理程度，再次向患者解释操作的目的	5	未核对信息扣2分，未向患者解释操作目的扣2分	
		2. **髋关节被动运动**：站立于患者患侧，取仰卧位，一手托住患侧小腿近膝关节处，另一手用手心托住患侧足跟处，双手将患侧大腿前屈、外展、内收、旋内、旋外，训练至最大活动范围时，保持数秒。然后协助患者侧卧位，进行髋关节后伸训练	15	未正确活动关节扣8分，活动超过最大范围扣7分	
		3. **膝关节被动运动**：取患者仰卧位，一手托膝关节后方（腘窝），另一手托足跟进行膝关节的屈曲，然后在髋关节屈曲状态下完成膝关节伸展	10	未正确活动关节扣8分	
		4. **踝背屈**：取患者仰卧位，下肢伸展，一手固定踝关节上方，另一手握足跟，在牵拉跟腱的同时，利用自身前臂屈侧推压足底	10	未正确活动踝关节扣5分	
		5. **踝跖屈**：固定踝关节上方的手移到足背，在下压足背的同时，另一手将足跟上提。然后一手固定踝关节，另一手进行内翻、外翻运动。最后先用手固定拟活动的近端趾关节，再活动远端关节，其运动原则和方法与活动掌指关节相同	10	未正确进行内外翻运动扣4分，未正确按照运动原则进行扣5分	
		6. **按摩放松**：从髋关节至脚依次按摩放松下肢	10	未按照运动原则进行扣5分	
		7. **整理**：协助患者取舒适卧位休息，整理床单位	5	未采取舒适卧位扣2分	
总体评价	10	动作轻、稳、熟练，符合操作流程	5	操作不规范不当扣3分	
		灵活处理相关情况	5	酌情给分	
注意事项	10	**活动范围**：注意每个关节在正常活动范围内进行	4	酌情给分	
		锻炼原则：从近心端至远心端，从大关节至小关节，一手保护关节近端，一手扶关节远端，动作轻柔	4	酌情给分	
		防止髋关节脱位：注意根据损伤程度缓慢进行	2	酌情给分	
合计得分					
考核者					

三、床上活动指导评分标准

日期： 护理员：

项目	分值	操作步骤及要求	分值	扣分标准	得分
目的	2	主要是为患者进行坐位平衡、坐起、站立、行走训练做准备	2	根据熟悉程度酌情给分	
评估	7	**患者**：意识状态、自主能力、患者肢体活动度、理解合作程度	4	少1个要点扣1分	
		环境：评估室温，防患者受凉	3	未评估环境扣3分	
操作前准备	8	**护理员准备**：衣服整洁，修剪指甲，洗手，戴口罩	2	未洗手扣1分，未戴口罩扣1分，其他酌情扣分	
		用物准备：椅子、枕头	2	用物未准备齐全扣2分	
		患者准备：向患者做好解释，取得配合，协助患者大小便	2	未核对信息者扣1分，为协助大小便扣1分	
		环境准备：酌情关闭门窗，保持合适的室温，用屏风或布帘遮挡	2	未关闭门窗扣1分，未保护隐私扣1分	
操作过程	68	携用物至床旁，核对患者的床号、姓名，评估患者健康及自理合作能力，再次向患者解释操作目的	1	未核对解释扣1分	
		体位转换 **被动向健侧翻身：**（1）旋转上半身躯干：患者仰卧位，护理员一手放在颈部下方，另一手放在患侧肩胛骨周围，将患者头部及上半部躯干转成侧卧位（2）旋转下半身躯干：一手放在患侧骨盆将其转向前方，并摆放于自然半屈位，另一手放在患侧膝关节后方，将患侧下肢旋转并摆放于自然半屈位	10	旋转上半身手放置的位置不当扣4分，旋转下半身手放置的位置不当扣4分，患者体位不适扣2分	
		床上翻身 **被动向患侧翻身：**（1）先将患侧上肢放置于外展90°的位置，再让患者自行将身体转向患侧；（2）若患者处于昏迷状态或体力较差，则可采用向健侧翻身的方法帮助患者翻身	5	未评估患者体力、功能扣2分，未指导上肢外展扣3分	
		主动向患侧翻身：（1）患者仰卧位，双手手指交叉在一起，上肢伸展，健侧下肢屈曲（2）两上肢左右侧向摆动，当摆向患侧时，护理员在肩部给予支持，顺势将身体翻向健侧	8	未指导双手手指交叉扣3分，未指导健侧下肢屈曲扣3分，未给予适当支持扣2分	

（续表）

项目	分值			操作步骤及要求	分值	扣分标准	得分
操作过程	68	体位转换 床上翻身		**主动向健侧翻身：** （1）患者仰卧位，双手交叉，患侧拇指置于健侧拇指之上，屈膝，健腿插入患腿下方 （2）交叉的双手伸直举向上方，做左右侧方摆动，借助摆动的惯性，使双上肢和躯干一起翻向健侧	10	双手交叉方式错误扣4分，两腿交叉错误扣4分，未给予适当支持扣2分	
		桥式运动		**双桥式运动：**取仰卧位，上肢放于体侧，双腿屈曲，足踏床，然后将臀部主动抬起，并保持骨盆成水平位，维持一段时间后慢慢放下	5	训练姿势错误扣5分	
				单桥式运动：在患者较容易完成双桥式运动后，让患者悬空健腿，仅患腿屈曲，足踏床抬臀	5	训练姿势错误扣5分	
				动态桥式运动： （1）患者仰卧屈膝，双足踏床面，双膝平行并拢，健腿保持不动，患腿做交替的幅度较小的内收和外展动作，并学会控制动作的幅度和速度 （2）患腿保持中立位，健腿做内收、外展练习	5	训练姿势错误扣5分	
		坐位训练		**坐位耐力训练：**抬高床头30°，如患者能坚持耐受1.5小时，并无明显体位性低血压，可逐步抬高床头，每日抬高增加5°，逐渐向坐位过渡，如患者能在90°坐位30分钟，则可进行从床边坐起训练	6	未逐步评估扣6分	
				在床边坐起： （1）患者先侧移至床边，将健腿插入患腿下，用健腿将患腿移于床边外，患膝自然屈曲 （2）然后头向上抬，躯干向患侧旋转，健手横过身体，在患侧用手推床，把自己推至坐位，同时摆动健腿下床 （3）必要时护理员一手放在患者健侧肩部，另一手放于其臀部帮助坐起，注意不能拉患肩	10	移腿动作错误扣4分，健手推床至坐位动作错误扣4分，未适当加以协助扣2分	
		整理		安置患者于舒适卧位，整理床单位，洗手	3	未妥善安置患者扣2分，未洗手扣1分	

（续表）

项目	分值	操作步骤及要求	分值	扣分标准	得分
总体评价	6	动作轻、稳、熟练	2	酌情给分	
		关爱患者，与患者有良好的沟通	2	未沟通者扣2分	
		灵活处理相关情况	2	酌情给分	
注意事项	9	能自行锻炼的患者尽量协助患者进行锻炼，不包办，以保持自理功能	2	酌情给分	
		护理员的辅助力量要适当	2	用力不当扣2分	
		向患侧翻身时注意不应让患者抓住床边缘把身体拉过去，向健侧翻身时可协助其旋转骨盆	2	酌情给分	
		指导患者训练时，千万不能拉患肩	3	操作过程中拉患肩扣3分	
合计得分					
考核者					

第四章　患者饮食、排泄与睡眠照护基本操作技能评分标准

第一节　饮食操作技能评分标准

一、协助进食评分标准

日期：　　　　　　　　　　　　　　　　　　　　　　　　护理员：

项目	分值	操作步骤及要求	分值	扣分标准	得分
目的	2	帮助患者顺利完成经口进食的过程，满足人体所需的营养物质，保证身体的健康、预防疾病，减少疾病期间并发症的发生并促进康复	2	根据熟悉程度酌情给分	
评估	8	**患者**：意识状态、自主能力、患者肢体活动程度	5	少1个要点扣2分	
		环境：病室是否整洁，无异味，温度适宜，光线充足	3	少1个要点扣1分	
操作前准备	10	**护理员准备**：衣服整洁，洗手，戴口罩，指甲不过甲缘	2	未洗手扣1分，其他酌情扣分	
		用物准备：餐桌、餐具（碗、汤匙、筷子）、小毛巾、餐巾、吸管、刷牙或漱口用具、洗手用具	3	用物准备不全扣3分	
		患者准备：协助洗手	3	未核对信息者扣2分	
		环境准备：用餐环境安静、整洁、舒适、安全	2	未评估环境扣2分	
操作过程	65	**核对解释**：携用物到床边，核对患者信息，再次解释操作目的和配合要点	2	未核对解释扣2分	
		摆体位：协助患者采取坐位或半坐卧位并清洗双手，如需佩戴义齿和眼镜，先协助患者戴好，餐巾围在胸前	15	未正确摆放体位扣8分，未协助佩戴义齿扣2分	
		摆放食物：食物放在餐桌方便取到的位置，根据具体情况选用合适的餐具（如特殊形状的勺子、加粗的筷子、有底座的碗等），帮助手部功能障碍的患者独立进餐	8	动作粗鲁者扣2分，摆放食物位置不正确扣3分	
		自行进餐：需在旁边给予协助，进食初，先协助患者进食少量水或汤，如无不适，再进食固体食物，并叮嘱患者小口缓慢进食，细嚼慢咽，切忌边进食边讲话，以免发生呛咳	10	护理员未观察患者有无呛咳扣5分	
		自行饮水：协助患者手持水杯或借助吸管饮水，小口缓慢饮用，以免呛咳。出现呛咳时，应稍休息再饮用	10	未成功协助进水，发生呛咳扣5分	

（续表）

项目	分值	操作步骤及要求	分值	扣分标准	得分
操作过程	65	**视力障碍患者**：首先为其介绍食物的种类，按照其喜好摆放的位置。叮嘱患者缓慢进食，进食带有骨头的食物，护理员要特别告知小心进食，进食鱼类要先协助剔除鱼刺 **肢体功能障碍**：健侧手拿汤匙或筷子，协助患侧手尽可能扶住碗盘，嘱其慢慢进食，锻炼自食能力	15	不能成功协助进食扣8分，未正确摆放食物位置扣2分，未与患者进行沟通交流扣2分	
		漱口洗手：饭后鼓励患者自行漱口，以保持口腔清洁，并协助患者洗手	2	未协助患者漱口扣1分	
		整理记录：及时撤去餐具，清理掉落的食物残渣，整理床单位。根据需要记录的患者进食的种类、数量、进食过程中及进食后的反应等	3	未将患者妥善安置扣1分，未进行记录者扣1分	
总体评价	5	动作轻、稳、熟练，符合操作流程	2	1项未做到扣1分，操作流程不当扣2分	
		关爱患者，与患者有良好的沟通	2	未沟通者扣2分	
		灵活处理相关情况	1	酌情给分	
注意事项	10	**动作轻柔**：防止食物翻倒和外溢，注意食物的温度，如为口腔、咽喉及胃部有疾病的患者，勿摄入过热的饮食	5	酌情给分	
		人文关怀：随时协助患者擦拭口周，维护其自尊。进食时不催促患者，防止噎食，要多鼓励食欲差的患者	2	酌情给分	
		密切观察：注意患者进食时的反应，有呛咳者暂时停止，有吞咽障碍患者尤其注意	3	酌情给分	
合计得分					
考核者					

二、经口喂食评分标准

日期：　　　　　　　　　　　　　　　　　　　　　　　　护理员：

项目	分值	操作步骤及要求	分值	扣分标准	得分
目的	2	为不能自行进食的患者喂食、喂水，满足患者食欲，维持机体良好的营养状况，减少疾病期间并发症的发生并促进康复	2	根据熟悉程度酌情给分	
评估	4	1. 评估患者疾病情况，确定患者能否自行进食 2. 评估患者的营养情况，是否需要进食	4	少1个要点扣2分，根据熟悉程度酌情给分	

（续表）

项目	分值	操作步骤及要求	分值	扣分标准	得分
操作前准备	9	**护理员准备**：衣服整洁，洗手，指甲不过甲缘	2	根据护理员准备情况酌情扣分	
		用物准备：餐桌、餐具（碗、汤匙、筷子）、小毛巾、餐巾、吸管、刷牙或漱口用具	3	每少一项物品扣1分，物品摆放杂乱无序酌情扣分	
		环境准备：病室整洁、无异味、温度适宜、光线充足	2	每少一项要点扣1分	
		患者准备：向患者做好解释，取得配合	2	酌情扣分	
操作过程	68	**核对并解释**：核对患者的床号、姓名及腕带，再次向患者解释喂食的目的及方法	4	核对不全面扣2分，解释不合理扣2分	
		取合适的体位： （1）协助患者采取坐位或半坐卧位 （2）如需佩戴义齿和眼镜，应先协助患者戴好，再将餐巾围在胸前	6	体位不合适扣3分，未根据需要佩戴眼镜、义齿扣3分	
		小口喂食： （1）试温：先测试食物温度，以不烫为宜 （2）喂食之前先喂水 （3）喂食：喂食时每次小口慢喂，以汤匙喂食时，一次食物量为汤匙的1/3为宜（偏瘫者送食入口腔健侧） （4）等患者口中食物全部咽掉再喂食下一口 （5）固体、流质食物应交替喂，以防噎食，必要时将食物加工成糊状	30	未试温或温度不适宜扣2分，未先喂水扣5分，喂食过快扣5分，每次食物量不合适扣5分，固体、流质食物喂服顺序不合理扣5分，偏瘫患者送服不规范扣5分，其他酌情扣分。食物太烫引起烫伤，或仰卧位进食引起误吸噎食该项操作记为0分	
		缓慢喂水： （1）试温：吸水前先测水温，方法为用勺子取少许水，滴到手臂内侧，不烫或触及杯壁时温热为宜 （2）喂水：使用汤匙喂水时，水装汤匙的1/2～2/3为宜，小口缓慢喂服，见患者咽下后再喂下一口	20	喂水前未试温扣5分，试温方法不正确扣5分，每次喂水量不合适扣5分，喂水速度不合适扣5分，引起烫伤或误吸该项操作记为0分	
		清洁：安置患者于舒适卧位，清洁整理用物	4	酌情扣分	
		协助消化根据需要记录患者进食的种类、数量，进食过程中及进食后的反应等	4	未及时记录或记录不完善扣4分	
总体评价	6	动作轻稳、流程熟练	2	根据熟练情况酌情给分	
		灵活处理相关情况	2	根据处理情况酌情给分	
		关爱患者，与患者有良好沟通	2	根据沟通情况酌情扣分	

（续表）

项目	分值	操作步骤及要求	分值	扣分标准	得分
注意事项	11	尊重患者的饮食习惯，创造条件鼓励患者自行进食	2	酌情扣分	
		进食的食物或水温度适宜	2	温度不合适扣2分	
		少食多餐，平时多饮水，避免仰卧位进食进水，防误吸噎食	2	体位不合适扣2分	
		对于咀嚼、吞咽功能差以及老年患者，食物要去骨、去刺、切细、煮软，且不宜选择圆形、滑溜或黏性强的食物，以防噎食。必要时可将食物加工成糊状	3	根据食物处理情况酌情扣分	
		进食过程中不催促、不因食物撒落责怪患者，如发生恶心、呕吐等现象，立即通知医护人员	2	根据处理情况酌情扣分	
合计得分					
考核者					

三、鼻饲评分标准

日期：   护理员：

项目	分值	操作步骤及要求	分值	扣分标准	得分
目的	5	对不能经口进食的患者，用鼻饲管灌注流质食物、水分、药物，以满足机体营养和治疗的需要	5	根据熟悉程度酌情给分	
评估	3	患者机体功能，是否能正常进食	3	根据熟悉程度酌情给分	
操作前准备	12	护理员准备：衣服整洁，洗手，戴口罩	3	未洗手扣3分	
		用物准备：灌注器、餐巾、碗、温开水、纱布、夹子或牛皮筋、别针、温度计	5	准备不全扣3分	
		患者准备：向患者做好解释，取得配合	2	未向患者说明扣2分	
		环境准备：病室整洁、温度适宜、光线充足	2	未评估环境扣2分	
操作过程	60	**查对并解释**：携用物至患者床旁，核对患者床号、姓名，再次解释	5	未能查对患者床号、姓名等扣2分，未再次解释扣3分	
		取合适卧位：协助患者取半坐卧位	5	未协助患者取半坐卧位或体位错误扣5分	
		备鼻饲液、温开水：护理员准备鼻饲液、温开水，并测试温度在38～42℃，严防高温灌入引起食管、胃黏膜损伤	5	未正确准备鼻饲液温度扣3分，未准备温开水扣2分	

（续表）

项目	分值	操作步骤及要求	分值	扣分标准	得分
操作过程	60	**确认鼻饲管位置**：先检查鼻饲管插入的刻度是否与标记的刻度一致，若一致，将餐巾垫于鼻饲管末端下，用灌注器连接两端，回抽，如有胃液抽出说明胃管在胃内。如不一致或抽不出胃液，应立即通知医护人员处理	10	未确认鼻饲管是否在胃内扣10分	
		注入鼻饲液：先注入少量温开水，观察反应，再缓慢注入鼻饲液，最后注入少量温开水冲洗鼻饲管。每次注入鼻饲量不超过200毫升，每2~3小时注入1次	20	注入鼻饲液未关注患者反应扣5分，鼻饲后未用温开水冲洗鼻饲管扣5分，鼻饲时间、量掌握不合理扣10分	
		封管：结束后反折鼻饲管，用塞子塞紧管端，并用纱布包好，夹子夹紧或牛皮筋扎紧，最后用别针固定	5	未正确封管扣5分	
		记录：护理员洗手后，记录鼻饲的种类、量及注入时间	5	未记录患者鼻饲种类、注入时间扣5分	
		整理：洗净灌注器，放在治疗盘内，用纱布盖好备用，每日煮沸消毒。整理好床单位，嘱患者维持原卧位20~30分钟，以防呕吐。撤离其他用物	5	未嘱咐患者保持原卧位扣5分	
评价	20	灌注食物过程中，动作要轻、稳、熟练，活动、翻身前应先妥善安置鼻饲管，避免将其拉出	5	翻身前未安置鼻饲管将其拉出扣5分	
		每次鼻饲前注入少量温开水后观察患者反应，如无异常再进行喂食，鼻饲后注入少量温开水冲洗鼻饲管，以防管内食物残留变质引起肠胃炎	2	鼻饲时未观察患者反应扣2分	
		灌注速度要慢，避免快速灌入致反射性呕吐，引起患者不适	3	鼻饲速度过快扣3分	
		忌将药物与牛奶、茶水一起灌入，新鲜果汁与牛奶应分开注入	5	将药物与牛奶等混合注入扣5分	
		出现以下情况应通知医护人员： （1）鼻饲过程中，患者出现恶心、呕吐等异常情况 （2）抽吸胃液时，发现抽出的液体为上次注入食物，而且量多或者抽吸胃液中混有深棕色异常物质 （3）鼻饲管固定处皮肤异常 （4）鼻饲管堵塞、滑出 （5）不能确认鼻饲管在胃内	5	未关注不良反应、未及时通知医生扣5分	
合计得分					
考核者					

四、胃造瘘管管饲评分标准

日期：　　　　　　　　　　　　　　　　　　　　　　　　护理员：

项目	分值	操作步骤及要求	分值	扣分标准	得分
目的	2	导管经胃造瘘口插入胃内，从管内灌注流质食物、水分和药物，以满足机体营养和治疗的需要，也可用于腹部手术后的胃肠减压	2	根据了解程度酌情给分	
评估	2	患者的营养状况、饮食习惯、治疗情况、配合程度等；胃造瘘管在位情况	2	少一点扣一分	
操作前准备	5	**护理员准备：**仪表整洁、大方、洗手	2	酌情给分	
		用物准备：灌注器、餐巾、碗或纸杯、温开水、管饲饮食、纱布、胶布	2	酌情给分	
		患者准备：向患者做好解释，取得配合	3	酌情给分	
		环境准备：病室整洁、无异味，温度适宜	1	酌情给分	
操作过程	77	**核对并解释：**携用物至床旁，核对患者的床号、姓名，再次向患者解释操作的目的	3	未核对扣1分，未解释操作目的扣2分	
		取合适卧位：协助患者取半坐卧位或右侧卧位	5	卧位错误扣5分	
		备管饲液、温开水：护理员准备管饲液和温开水，并测试其温度，可滴少量温开水于前臂内侧皮肤，以不烫手为度，温度在38~42℃之间为宜，严防高温灌入引起胃黏膜损伤	14	管饲液、温开水少一个扣4分，未测试水温扣3分，水温不合适扣3分	
		确认胃造瘘管是否在胃内：餐巾垫于胃造瘘管末端下，用灌注器连接末端，回抽，如有胃液抽出即可确认其在胃内	10	未垫餐巾扣2分，未回抽扣8分	
		注入温开水：先注入少量温开水，观察反应	5	未注入温开水扣5分，未观察反应扣3分	
		注入管饲液：缓慢注入管饲液。喂药时，药片应研碎溶解后注入	8	注入太快扣5分，注入药片未研碎扣3分	
		冲洗胃造瘘管：最后注入少量温开水冲洗胃造瘘管。每次注入管饲量不超过200毫升，每2~3小时注入1次	5	未注温开水扣5分，量过多扣3分，时间不对扣3分	
		封管：结束后，关闭管上的夹子，用塞子塞紧管端，用纱布包好，用胶布妥善固定	12	未关闭夹子扣4分，未塞塞子扣4分，未用纱布包好扣2分，未用胶带固定扣2分	
		记录：护理员洗手后，记录管饲的种类、量及注入时间	4	未洗手扣1分，记录少一个扣1分	

（续表）

项目	分值	操作步骤及要求	分值	扣分标准	得分
操作过程	77	**用物处置、整理**：洗净灌注器，放入治疗盘内，用纱布盖好备用，每日进行煮沸消毒。整理床单位，嘱患者维持原卧位20~30分钟，以防呕吐。撤离其他用物	11	未洗净灌注器扣2分，未用纱布盖好扣2分，每日未进行煮沸消毒扣2分，未整理床单位扣1分，未嘱咐患者卧位时间扣3分，未撤离其他用物扣1分	
总体评价	6	操作轻、稳、熟练	2	酌情给分	
		关爱患者，与患者有很好的沟通	2	酌情给分	
		灵活处理有关情况	2	酌情给分	
注意事项	8	每次200毫升左右，灌注前回抽时如发现胃内食物残留较多，可考虑延长时间间隔	2	酌情给分	
		灌注速度要慢，避免快速灌入致反射性呕吐，引起患者不适	2	酌情给分	
		忌将药物与牛奶、茶水一起灌入，新鲜果汁与牛奶应分开注入	2	酌情给分	
		灌注器每次用后清洗，每日煮沸消毒1次。每日口腔清洁2次，如遇呕吐、胃造瘘管堵塞、滑出等，及时联系护士，长期管饲者请护士定期更换胃造瘘管	2	酌情给分	
合计得分					
考核者					

第二节　协助如厕基本操作技能评分标准

一、协助如厕评分标准

日期：　　　　　　　　　　　　　　　　　　　　　护理员：

项目	分值	操作步骤及要求	分值	扣分标准	得分
目的	3	协助活动不便的患者排便，满足患者排泄需要，维持患者舒适	3	根据熟悉程度酌情给分	
评估	4	**患者**：意识状态、自主能力、患者肢体活动度 **环境**：病室整洁、舒适，地面无水渍、有无防滑垫	4	未评估患者自主能力扣2分，未评估环境有无防滑垫扣2分，其它酌情扣分	

（续表）

项目	分值	操作步骤及要求	分值	扣分标准	得分
操作前准备	10	**护理员准备：**衣服整洁、洗手，必要时戴口罩	2	未洗手扣2分，其它酌情扣分	
		用物准备：卫生纸，视患者情况备拐杖、轮椅、助步器、便盆或尿壶	3	未准备卫生纸扣2分	
		患者准备：向患者做好解释，取得配合	2	未给患者做解释并取得配合扣2分	
		环境准备：宽敞无障碍物，有屏风遮挡，请无关人员离开	3	未请其他无关人员离开扣2分，其它酌情扣分	
操作过程	65	**核对解释：**核对床号、姓名、腕带，确认患者是否可以坐起、下床、行走，根据患者病情及自理能力协助其采取床上、床旁或扶至厕所如厕	10	核对患者床号、姓名、腕带扣1分，未向患者解释扣2分，确认患者是否可以坐起、下床、行走扣3分	
		（以下操作二选一，总分50分）			
	到厕所如厕	**去往厕所：** （1）放下近侧床档，扶患者坐起 （2）询问有无头晕等不适症状，如无不适则可扶其床旁站立片刻，平稳后慢慢移步到厕所	20	未扶患者坐起扣5分 未询问有无不适症状扣5分 未待患者站立平稳后而移动者扣5分 其他酌情扣分	
		到厕所后： (1)协助放下便器坐垫，嘱患者坐稳 (2)对于有跌倒危险的患者，护理员不能离开；如患者身体状况尚可，嘱其扶住马桶旁扶手，并告知如有不适及时按红灯呼救，照护者在门外等待 （3）扶患者站起、洗手、扶到床边休息，取舒适卧位，拉好床档	30	未协助放下便器坐垫扣2分，未嘱患者坐稳扣2分 如出现不适继续如厕扣3分 未评估患者跌倒风险而直接离开的护理员扣4分 未告知患者扶住马桶扶手扣4分 未告知如有不适及时呼救扣4分 其他酌情扣分	
	床旁、床上如厕	**床旁如厕：** 可选用移动坐便器或在椅子上放便盆，协助患者脱下裤子，在便器上坐稳。男患者则需陪护者将小便器递与患者或协助使用	22	未给予便盆或尿壶扣5分 未给与一定协助扣6分 患者未坐稳扣5分 其他酌情扣分	
		床上如厕： 不能下地的患者，给予便盆或尿壶。便盆使用前用温水冲洗后擦拭干净，将扁平一端放于患者臀下，便后及时将便盆取出	22	便盆使用前未用温水冲洗扣3分 未擦拭干净扣3分 便盆放置方位错误扣5分 放置便盆时未给与协助扣5分	
		如厕后： 协助患者擦净患者粪便、洗手，必要时给予冲洗会阴及肛门处，保持清洁舒适	6	酌情扣分	

（续表）

项目	分值	操作步骤及要求	分值	扣分标准	得分
操作过程	65	**洗手记录：**洗手，记录患者尿液、粪便的颜色和量，有异常及时报告护士	5	未洗手扣1分，未记录扣2分，有异常未及时报告护士扣2分	
总体评价	5	动作有序、熟练	2	酌情给分	
		灵活处理相关情况	3	酌情给分	
注意事项	13	提醒患者在厕所如厕时只将厕所门虚掩，不能将门关严，如有异常情况方便工作人员进入施救	2	未提醒患者扣1分其他酌情扣分	
		床上使用便盆时，注意放入和取出时要将患者臀部抬高，切忌拖、拉便器或坐盆时间过长导致患者臀部擦伤或压疮发生	3	放入和取出便盆导致患者臀部擦伤或压疮发生扣2分，其他酌情扣分	
		协助患者床旁如厕时，不能离开患者，要始终在旁边扶持，保证安全	3	协助患者床旁如厕时离开患者扣2分	
		患者宜取坐位如厕，避免蹲位排便，否则患者易疲劳，对于有高血压、心脏病者，下蹲时间过久会导致血压改变或加重心脏负担发生意外	3	酌情扣分	
		卫生间地面干燥、防滑，排便时，双手扶稳扶手进行排便，便后起身要慢，防止跌倒	2	酌情扣分	
合计得分					
考核者					

二、尿壶使用评分标准

日期：　　　　　　　　　　　　　　　　　　　　　　　护理员：

项目	分值	操作步骤及要求	分值	扣分标准	得分
目的	3	协助卧床患者使用尿壶排尿，满足患者排泄需要，保持衣被清洁、干燥，增进舒适，预防并发症	3	根据熟悉程度酌情给分	
评估	5	**患者：**意识状态、自理能力	5	未评估患者自理能力扣2分，未评估环境扣2分，其他酌情扣分	
		环境：是否整洁、安静，温度是否适宜，光线是否充足，有无屏风或布帘			
操作前准备	12	**护理员准备：**衣服整洁，指甲不过甲缘，洗手，戴口罩	3	未洗手扣2分，其他酌情扣分	
		用物准备：卫生纸、一次性治疗巾，根据性别选择男性尿壶或者女性尿壶	3	准备不全扣2分	
		患者准备：向患者做好解释，取得配合	3	未给患者做解释并取得配合扣3分	

（续表）

项目	分值	操作步骤及要求	分值	扣分标准	得分
操作前准备	12	**环境准备：**病室整洁、安静，温度适宜，光线充足，用屏风或布帘遮挡，保护隐私	3	未保护病人隐私扣2分，其他酌情扣分	
操作过程	60	**核对解释：**核对患者床号、姓名、住院号及腕带，再次向患者解释操作目的、配合要点	10	未核对患者床号、姓名、腕带扣5分，未向患者解释扣5分	
		平卧松裤带：协助患者平卧，在盖被里协助患者松裤带，将裤子褪至膝下，嘱其屈膝	10	未协助患者平卧松裤带扣5分，其他酌情扣分	
		女性或男性使用尿壶二选一			
		女性使用尿壶 （1）**垫一次性治疗巾：**护理员掀开患者下身盖被折向远侧，一只手准备好一次性治疗巾或一次性尿布，叮嘱患者抬高臀部，并用另一只手给予协助，将一次性治疗巾或一次性尿布垫于患者臀下（或让患者先侧卧，再铺好一次性治疗巾） （2）**持尿壶接尿：**叮嘱患者双腿分开，仰卧屈膝，护理员手持尿壶，将开口边缘紧贴会阴部，盖好盖被进行排尿 （3）**擦拭会阴：**便毕，再将被子掀开取出尿壶，取卫生纸帮助患者擦干会阴部	30	盖被折向错误扣6分，体位错误扣6分，未擦拭会阴扣6分，其他酌情扣分	
		男性使用尿壶 （1）**协助翻身侧卧：**将患者双手交叉放于腹部，护理员一手扶患者肩部，另一手扶髋部，将患者轻轻翻身面向自己侧卧，下腿伸直，上腿略屈曲前倾 （2）**持尿壶接尿：**侧卧位时壶身置于下腿与腹部之间（仰卧位时则抬高床头，壶身置会阴部），底部靠床，下垫卫生纸，将阴茎插入尿壶接尿口，用手固定，盖好被子，嘱患者排尿 （3）**取出尿壶：**便毕，再将被子掀开取出尿壶，取卫生纸帮助患者擦干会阴部	30	体位错误扣6分，尿壶位置放置错误扣6分，便毕未取出尿壶扣6分，其他酌情扣分	
		倒尿整理：倒出尿液，清水冲洗尿壶，整理用物，洗手，摘口罩	5	未清洗尿壶扣2分，其他酌情扣分	
		记录：根据需要记录患者排尿的颜色、量、性状及患者的反应等	5	未记录扣2分	
总体评价	5	动作有序、熟练	3	酌情给分	
		灵活处理相关情况	2	酌情给分	
注意事项	15	操作过程中注意给患者保暖，防止着凉	3	未给患者保暖扣3分	
		尿壶专人专用，及时倒尿液，保持清洁，定期消毒	5	尿壶未专人专用扣2分	
		尿壶使用时，注意压力要适当，特别是使用女性尿壶时，过轻易致尿液外溢，过重易致局部受压损伤	5	尿壶使用时，压力不合适扣3分	

（续表）

项目	分值	操作步骤及要求	分值	扣分标准	得分
注意事项	15	鼓励能自理的患者自行接尿	2	未鼓励能自理的患者自行接尿扣1分	
合计得分					
考核者					

三、便器使用评分标准

日期：   护理员：

项目	分值	操作步骤及要求	分值	扣分标准	得分
目的	3	协助卧床患者排便，满足排泄需要，增进舒适	3	少1个要点扣1分	
评估	5	**患者：**意识状态，自主能力，患者的配合程度	2	没有评估扣2分	
		环境：围帘是否拉好、室温是否合适	3	少1个要点扣2分	
操作前准备	10	**护理员准备：**衣服整洁，洗手，戴口罩，指甲不过甲缘	3	未戴口罩扣2分	
		用物准备：便器、卫生纸、一次性治疗巾、一次性手套	4	少一个要点扣1分	
		患者准备：向患者解释目的和流程，取得配合	3	酌情给分	
操作过程	60	**核对患者信息：**到患者床边，核对患者相关信息	3	未核对信息扣3分	
		平卧松裤带： （1）协助患者平卧 （2）在盖被里协助患者松裤带 （3）将裤子褪至膝下 （4）协助患者屈膝	8	松裤带时完全掀开被盖扣3分， 动作粗鲁扣2分， 其他酌情给分	
		铺治疗巾： （1）掀开下身盖被折向远侧 （2）一手准备好治疗巾，另一手协助患者抬高臀部，将其铺于患者臀下	10	在患者抬臀的过程中未给予协助扣5分， 动作粗鲁扣2分， 其他酌情给分	
		放便器： （1）嘱咐并协助患者抬高臀部，将便器放置臀下（便器窄口朝向足部） （2）盖好盖被进行排便	12	在患者抬臀过程中未给予协助扣5分， 未盖好盖被扣3分， 动作粗鲁扣2分	
		取便器： （1）戴一次性手套，掀开被子 （2）协助患者抬高臀部，取出便器	12	未戴手套扣3分， 在患者抬臀过程中未给予协助扣5分	
		擦肛门：取卫生纸为患者擦净肛门，必要时用温水清洗	3	酌情给分	

（续表）

项目	分值	操作步骤及要求	分值	扣分标准	得分
操作过程	60	**整理用物：** （1）取出臀下一次性治疗巾 （2）安置患者于舒适体位，整理床单位，盖好盖被 （3）倾倒大便，清洗便器，避免污渍附着 （4）脱手套，洗手，摘口罩	12	取出治疗巾时未托起患者臀部扣3分， 未安置患者体位扣2分， 摘口罩之前未洗手扣3分， 其他酌情给分	
总体评价	10	动作轻、稳、熟练，避免指甲划破患者皮肤	4	酌情给分	
		关爱患者、与患者有良好的沟通	3	未沟通扣2分	
		灵活处理相关情况	3	酌情给分	
注意事项	12	注意遮盖患者，防受凉，保护隐私	4	酌情给分	
		便器须清洁、无破损。冬天可先用热水温暖便器	3	酌情给分	
		取放便器，托起患者臀部，避免擦伤皮肤	5	酌情给分	
合计得分					
考核者					

四、成人更换尿布（纸尿裤）评分标准

日期：　　　　　　　　　　　　　　　　　　　　　　　护理员：

项目	分值	操作步骤及要求	分值	扣分标准	得分
目的	3	为不能自理的尿失禁或尿滴沥患者更换纸尿裤，清洗会阴部，以保持会阴部的清洁、干燥，从而增进舒适，预防并发症	3	根据熟悉程度酌情给分	
评估	2	评估患者会阴部皮肤情况及尿布（纸尿裤）潮湿情况，判断是否需要更换	2	根据熟悉程度酌情给分	
操作前准备	8	**护理员准备：**衣服整洁，洗手，指甲不过甲缘，必要时戴口罩	2	根据护理员准备情况酌情扣分	
		用物准备：纸尿裤、毛巾、水盆、热水、卫生纸、一次性手套	2	物品不齐全或摆放杂乱无序酌情扣分	
		环境准备：病室整洁、安静，温度适宜，光线充足，用屏风或布帘遮挡	2	每少一项要点扣1分	
		患者准备：向患者做好解释，取得配合	2	酌情扣分	
操作过程	71	**核对并解释：**核对患者的床号、姓名及腕带，再次向患者解释更换尿布（纸尿裤）目的及方法	4	核对不全面扣2分，解释不合理扣2分	

（续表）

项目	分值	操作步骤及要求	分值	扣分标准	得分
操作过程	71	**备纸尿裤、温水：** （1）根据患者的体型选择合适的纸尿裤 （2）护理员将温水、毛巾、纸尿裤备好放在患者旁边	4	体位不合适扣2分， 物品准备不规范扣2分	
		取体位，松解纸尿裤：协助患者平卧，掀开下身盖被，松开纸尿裤胶贴，放下纸尿裤的前部	8	体位不合适扣3分， 松解纸尿裤不规范扣5分	
		清洁会阴部：戴一次性手套，用毛巾沾水擦洗患者会阴部，并擦干	8	未戴手套扣3分， 会阴部清洁不规范扣5分	
		撤出湿纸尿裤：协助患者侧卧，取下湿的纸尿裤放入垃圾桶，擦洗臀部并擦干，脱下手套放垃圾桶	14	体位不合适扣4分， 湿纸尿裤处理不正确扣5分， 未清洗臀部扣5分	
		放置新纸尿裤：将新纸尿裤的后部沿腰部展开，前部置于两腿之间，协助患者平卧	10	纸尿裤位置放置不规范扣6分，体位不合适扣4分	
		固定纸尿裤：两腿中间的纸尿裤往上提拉到下腹部，与后端对正，拉伸后部腰围，分别撕开两侧腰贴，贴在前部腰贴区	13	固定纸尿裤的顺序不合理扣5分，固定位置不合适扣5分，固定不牢固扣3分	
		调整纸尿裤：调整腰部和腿部的褶边，完全贴合身体	5	未调整或调整不规范扣5分	
		记录：根据需要记录更换纸尿裤的次数、大小便、皮肤等情况	5	未及时记录或记录不完善扣5分	
总体评价	6	动作轻稳，操作熟练	2	根据熟练情况酌情给分	
		灵活处理相关情况	2	根据处理情况酌情给分	
		关爱患者，与患者有良好沟通	2	根据沟通情况酌情扣分	
注意事项	10	选择合适型号的纸尿裤，粘贴松紧适宜，以能放入一指为度	2	酌情给分	
		注意遮盖患者，防受凉，保护隐私	2	酌情给分	
		每次更换纸尿裤均需使用温热毛巾擦拭或清洗会阴部，并检查会阴部及臀部皮肤情况，尤其是夏天，应注意防止发生尿布疹及压疮，一旦发生应立即上报	3	酌情给分	
		定时查看纸尿裤浸湿情况，及时进行更换。如有大便，立即更换，更换时，先用卫生纸擦净，撤离纸尿裤，再擦洗	3	酌情给分 骶尾部、会阴部皮肤破损计0分	
合计得分					
考核者					

五、简易通便评分标准

日期：　　　　　　　　　　　　　　　　　　　　　护理员：

项目	分值	操作步骤及要求	分值	扣分标准	得分
目的	2	协助便秘患者排便，满足患者排泄需要，增进舒适，预防并发症	2	根据熟悉程度酌情给分	
评估	5	评估患者便秘程度，有无心脏病等基础疾病	5	少1个要点扣1分	
操作前准备	8	**护理员准备**：服装整洁，剪指甲，洗手，戴口罩	2	未洗手扣1分，未戴口罩扣1分	
		用物准备：开塞露或甘油栓、卫生纸、一次性手套	2	用物准备不全扣1分	
		患者准备：向患者做好解释，取得配合	2	未向患者作解释扣2分	
		环境准备：保持合适的室温，酌情关闭门窗，防对流引起受凉感冒，用屏风或布帘遮挡	2	未关闭门窗扣1分，未保护隐私扣2分	
操作过程	65	**核对并解释**：携用物至床旁，核对患者的床号、姓名、住院号，再次向患者解释操作目的	10	未核对信息扣2分，未向患者解释操作目的扣2分	
		取合适卧位：松裤带，裤子褪至臀下，协助左侧屈膝卧位，暴露臀部	10	未正确采取卧位扣3分	
		润滑开口处：取下开塞露瓶盖（无盖者剪去头端），挤出少量液体润滑开口处。如使用甘油栓则剥去外包装，用清水浸湿润滑	10	操作不正确扣5分	
		药物挤入肛门：护理员戴手套，一手分开患者臀裂露出肛门，一手将开塞露插入肛门，挤入全部药液后，退出开塞露瓶。如是甘油栓则捏住底部，将细端朝内插入肛门3~4厘米。用纱布抵住肛门处轻轻按摩，以免滑出	15	未正确将药物挤入肛门扣10分	
		排便时间：挤入开塞露后，嘱患者放松、深呼吸，保留5~10分钟后再排便。排便时，嘱患者耐心排便，勿过于用力	10	保留时间不正确扣5分	
		观察效果：整理用物后，洗手，观察通便的效果并记录	10	未正确记录扣5分	
总体评价	10	动作轻、稳、熟练，符合操作流程	5	操作不规范不当扣3分	
		灵活处理相关情况	5	酌情给分	
注意事项	10	动作应轻、稳、熟练	4	酌情给分	
		保护隐私	4	酌情给分	
		注意保护肛门	2	酌情给分	
合计得分					
考核者					

六、人工排便法评分标准

日期：　　　　　　　　　　　　　　　　　　　　　护理员：

项目	分值	操作步骤及要求	分值	扣分标准	得分
目的	2	经灌肠或简易通便后仍无效，采用人工促进大便排出，解除患者痛苦，增进舒适	2	根据熟悉程度酌情给分	
评估	4	1. 患者腹胀情况、排便情况 2. 患者病情、意识、感觉功能是否障碍及配合程度	4	少1个要点扣2分，根据熟悉程度酌情给分	
操作前准备	9	**护理员准备**：衣服整洁，洗手，指甲不过甲缘，戴口罩	2	根据护理员准备情况酌情扣分	
		用物准备：治疗盘、无菌手套、弯盘、橡胶布及治疗巾各1块（或一次性尿布垫），肥皂液（石蜡）、卫生纸、便盆	3	每少一项物品扣1分，物品摆放杂乱无序酌情扣分	
		环境准备：病室整洁，屏风遮挡	2	每少一项要点扣1分	
		患者准备：向患者做好解释，取得配合	2	酌情扣分	
操作过程	69	**核对并解释**：核对患者的床号、姓名及腕带，再次向患者解释人工排便的目的及方法，消除紧张和恐惧	6	核对不全面扣3分，解释不合理扣3分	
		取合适的体位：协助患者取左侧卧位，暴露臀部，臀下垫尿垫	12	体位不合适扣4分，未暴露臀部扣4分，未垫尿垫扣4分	
		涂肥皂液：护理员戴手套，手套外层涂肥皂液或液状石蜡	10	未戴手套扣5分，未涂肥皂液或液状石蜡扣5分	
		人工取便：左手分开患者臀部，右手食指缓慢伸入肛门，当触及大便硬结时，小心将大便挖出	20	未分开臀部扣5分，手指选取不正确扣5分，手法力度不合适酌情扣分	
		清洁：用卫生纸清洁患者肛门部	7	酌情扣分	
		温水坐浴：取便完毕后，给予温水坐浴，以促进血液循环，减轻疼痛	7	酌情扣分	
		整理记录：整理用物，洗手，做好记录	7	酌情扣分	
总体评价	6	动作轻、稳，操作熟练	2	根据熟练情况酌情给分	
		灵活处理相关情况	2	根据处理情况酌情给分	
		关爱患者，与患者有良好沟通	2	根据沟通情况酌情扣分	
注意事项	10	动作轻柔，避免损伤患者肠黏膜或引起肛门周围水肿	3	酌情扣分	
		勿使用器械掏取粪便，以避免误伤肠黏膜而造成损伤	3	温度不合适扣2分	

（续表）

项目	分值	操作步骤及要求	分值	扣分标准	得分
注意事项	10	取便时，注意观察病人，如发现其面色苍白、出冷汗、疲倦等反应，必须暂停，休息片刻后再操作	4	体位不合适扣2分	
		合计得分			
		考核者			

七、留置导尿和膀胱造瘘者定时放尿、测量尿量评分标准

日期：　　　　　　　　　　　　　　　　　　　护理员：

项目	分值	操作步骤及要求	分值	扣分标准	得分
目的	5	训练膀胱的反射功能，使膀胱定时充盈排空，促进膀胱功能的恢复	5	根据熟悉程度酌情给分	
评估	5	**患者：**评估患者的病情、意识状态等情况	3	未评估扣2分	
		环境：适当遮挡、关闭门窗	2	未评估扣1分	
操作前准备	10	**护理员准备：**衣服整洁、洗手，指甲不过甲缘，戴口罩	1	未洗手扣1分，其他酌情扣分	
		用物准备：量杯、卫生纸、一次性手套	5	准备不齐扣3分	
		患者准备：向患者做好解释，取得配合	2	未核对信息者扣1分	
		环境准备：关闭门窗，用屏风或布帘遮挡，保护患者隐私	2	未用屏风遮挡扣1分	
操作过程	50	**评估、核对：**携用物至患者床旁，核对患者的床号、姓名及手腕带，再次向患者解释操作目的	5	未核对扣1分，未解释扣1分	
		判断是否需要放尿：询问患者是否有尿意；意识不清的患者，触诊膀胱充盈度	10	未询问患者扣3分，对意识不清的患者未触诊扣3分，其余酌情扣分	
		放尿：如需放尿，打开导尿管上的夹子，告知患者排尿，观察尿液是否顺畅流入尿袋。如尿液不再流出，确认排尿结束，关闭夹子	10	放尿方式不正确扣3分，排尿结束后未关闭夹子扣3分，其余酌情扣分	
		接尿：量杯对准尿袋底部接口，再打开尿袋塞口，尿液流入量杯后妥善放置量杯	5	接尿方式不正确扣3分，未妥善放置量杯扣2分	
		恢复塞口：将尿液底部塞口恢复原位，卫生纸擦净留有尿液的塞口处，用别针固定尿袋	10	未固定尿袋扣5分，其余酌情扣分	

（续表）

项目	分值	操作步骤及要求	分值	扣分标准	得分
操作过程	50	**观察记录**：观察尿液颜色、性状、量，准确记录尿量	5	未观察尿液颜色、性状、量扣3分， 未准确记录尿量扣1分	
		整理：整理用物，洗手，开窗通风，去除不良气味，保持室内空气清新	5	未整理用物扣3分， 未开窗通风扣1分， 其余酌情扣分	
总体评价	10	护理员操作方法正确、有效	4	酌情给分	
		灵活处理相关情况	3	酌情给分	
		关爱患者，与患者有良好的沟通	3	酌情给分	
注意事项	20	意识不清的患者、应根据膀胱充盈度和排尿间隔时间以及是否用药来决定放尿时间	3	未根据患者情况决定放尿时间扣2分	
		放尿时指导能合作的患者有意识地排尿，产生排尿感和排空感。排尿过程中患者如有不适、尿液引流不畅或尿液颜色改变等情况，应及时报告护士	5	未给予指导扣2分， 患者排尿异常未告知护士扣2分， 其余酌情扣分	
		为患者提供充裕的排尿时间。排尿完成后夹子需夹紧，防止尿液流出。采用间歇性引流夹管方式，每3~4小时开放一次	3	排尿完成后夹子未夹紧扣2分， 酌情给分	
		接取尿液的量杯应清洁、刻度清晰；接尿时，尿液应顺杯壁全部流入量杯内，避免出声以及尿液溢出	3	酌情给分	
		尿袋底部接口固定好，以免漏尿；尿袋固定稳妥，以免下坠牵拉尿管引起患者不适感；尿袋位置要低于膀胱高度，防止尿液逆流造成泌尿系统感染	3	漏尿扣2分， 其余酌情扣分	
		记录尿量时，将量杯举平，刻度与视线平行，发现尿液浑浊、沉淀、有结晶等，通知医生及护士，并留取尿标本	3	未记录扣2分	
合计得分					
考核者					

第三节　标本采集基本操作技能评分标准

一、尿常规标本采集评分标准

日期：　　　　　　　　　　　　　　　　　　　　　护理员：

项目	分值	操作步骤及要求	分值	扣分标准	得分
目的	5	采取尿液标本进行实验室的物理、化学细菌检查，以帮助诊断	5	根据熟悉程度酌情给分	
评估	5	**患者**：意识状态、自主能力、肢体活动度	4	未评估扣2分	
		环境：宽敞、安全、隐蔽	1	未评估扣1分	
操作前准备	10	**护理员准备**：衣服整洁，洗手，戴口罩	2	未洗手扣1分，其他酌情扣分	
		用物准备：一次性尿常规标本容器、化验单，必要时准备便盆或尿壶	3	准备不齐扣2分	
		患者准备：向患者做好解释，取得配合	2	未核对信息者扣1分	
		环境准备：宽敞、安全、隐蔽，必要时用屏风或布帘遮挡保护隐私	3	酌情给分	
操作过程	60	**贴化验单**：将打印好的化验单或写好的检验单附联贴到相应的标本容器上	5	未打印化验单扣2分，未将检验单附联贴到相应的标本容器上扣3分，其余酌情给分	
		核对并解释：携用物至患者床旁，将化验单上的住院号、床号、姓名与患者的床号、姓名与手腕带上的住院号核对，再次向解释操作目的	5	未核对扣3分，未解释扣2分，其余酌情给分	
		自理患者：给患者标本容器，嘱其晨起第一次尿留于标本容器中，一般留取30毫升，测定尿比重需要留尿100毫升	20	未嘱咐患者扣5分，标本量留取不准确扣5分	
		行动不便患者：协助在床上使用便器，收集尿液于标本容器中	20	未协助扣5分，未将尿液收集到容器中扣5分	
		留置导尿患者：于集尿袋下方引流孔处打开橡胶塞收集尿液	5	未按要求收集尿液扣3分	
		送检：留取的标本及时送检并记录	5	未及时送检扣3分，未记录扣1分	
总体评价	10	关爱患者，与患者有良好的沟通	5	酌情给分	
		灵活处理相关情况	5	酌情给分	

（续表）

项目	分值	操作步骤及要求	分值	扣分标准	得分
注意事项	10	注意保护患者隐私	3	酌情给分	
		为确保检验结果的准确性，收集的尿液需及时送检	2	酌情给分	
		避免将粪便混于尿液中	2	酌情给分	
		盛尿容器置阴凉处，并加入防腐剂，留取标本后及时送检	3	酌情给分	
合计得分					
考核者					

二、粪常规标本采集评分标准

日期：　　　　　　　　　　　　　　　　　　　　护理员：

项目	分值	操作步骤及要求	分值	扣分标准	得分
目的	3	检查粪便的性状、颜色及粪便里的细胞，协助诊断	3	根据熟悉程度酌情给分	
评估	5	患者：意识状态、自理能力 环境：是否宽敞、安全、隐蔽	5	未评估患者自理能力扣2分，未评估环境扣2分，其他酌情扣分	
操作前准备	12	护理员准备：衣服整洁、洗手、戴口罩	3	未洗手扣2分，其他酌情扣分	
		用物准备：粪便标本容器（蜡纸盒、小瓶、塑料盒）、化验单、检便匙或竹签、清洁便器	3	准备不全扣2分	
		患者准备：向患者做好解释，取得配合	3	未给患者做解释并取得配合扣3分	
		环境准备：宽敞、安全、隐蔽，必要时，用屏风或布帘遮挡以保护隐私	3	环境未保持隐蔽扣2分，其他酌情扣分	
操作过程	60	贴化验单：将化验单附联贴到相应的标本容器上 核对解释：核对患者床号、姓名、住院号、腕带，再次向患者解释操作目的、配合要点	15	未核对患者床号、姓名、腕带扣5分，未向患者解释扣5分，其他酌情扣分	
		协助患者排便：自理患者嘱其排便于清洁便器内（行动不便患者协助其在床上使用便器）	10	未协助患者排便扣5分	

（续表）

项目	分值	操作步骤及要求	分值	扣分标准	得分
操作过程	60	**标本采集**：用检便匙取粪便中央部分或黏液脓血部分 5 克；水样便取 15～30 毫升	15	粪便标本录取部位错误扣 8 分，量留取错误扣 5 分	
		及时送检（2 小时内送检）	10	未及时送检扣 10 分	
		洗手记录：洗手，记录执行时间、护理效果	10	未洗手扣 4 分，未记录扣 2 分	
总体评价	5	动作有序、熟练	3	酌情给分	
		灵活处理相关情况	2	酌情给分	
注意事项	15	嘱患者在解便前排尿，避免粪便中混有尿液	5	解便前未嘱患者排尿扣 5 分	
		便器应清洁、干燥	5	便器不清洁干燥扣 5 分	
		水样便应盛于容器中送检	5	水样便未盛于容器中送检扣 5 分	
合计得分					
考核者					

三、痰常规标本采集评分标准

日期：　　　　　　　　　　　　　　　　　　　　　　　护理员：

项目	分值	操作步骤及要求	分值	扣分标准	得分
目的	3	检查痰液中的细菌、寄生虫卵和癌细胞，观察其性质、气味、颜色、量，以助临床诊断	3	根据熟悉程度酌情给分	
评估	5	**患者**：意识状态、自理能力 **环境**：是否整洁	5	未评估患者自理能力扣 2 分，未评估环境扣 2 分，其他酌情扣分	
操作前准备	12	**护理员准备**：衣服整洁，剪指甲（指甲不过甲缘），洗手，戴口罩	3	未洗手扣 2 分，其他酌情扣分	
		用物准备：温开水、弯盘、标本容器、化验单	3	准备不全扣 2 分	
		患者准备：向患者做好解释，取得配合	3	未给患者做解释并取得配合扣 3 分	
		环境准备：病室整洁，容器放置妥善	3	环境未保持整洁扣 2 分，其他酌情扣分	
操作过程	60	**贴化验单**：将化验单附联贴到相应的标本容器上 **核对解释**：核对患者床号、姓名、住院号及腕带，再次向患者解释操作目的、配合要点	15	未核对患者床号、姓名、腕带扣 5 分，未向患者解释扣 5 分，其他酌情扣分	

（续表）

项目	分值	操作步骤及要求	分值	扣分标准	得分
操作过程	60	**协助患者漱口**：患者晨起，协助取舒适卧位，用清水漱口三次以清除口腔内的细菌	10	未协助患者漱口扣 5 分，漱口次数不足扣 2 分	
		标本采集：指导患者深呼吸数次后用力咳出气管深处的痰液（晨起后第一口痰）于干净消毒的痰盒中，加盖。痰液不易咳出者，可先叩击患者背部，使呼吸道分泌物松脱而易于排出体外	15	未留取气管深处痰液扣 8 分，其他酌情扣分	
		及时送检：1 小时内	10	超出 1 小时送检扣 10 分	
		洗手记录：洗手，记录执行时间、护理效果	10	未洗手扣 4 分，未记录扣 2 分	
总体评价	5	动作有序、熟练	3	酌情给分	
		灵活处理相关情况	2	酌情给分	
注意事项	15	告知患者不可将唾液漱口水、鼻涕、食物等混入痰中	5	未告知患者扣 5 分	
		清晨痰液量大，含菌量亦大，是留取痰标本的首选时间	5	不清楚留取痰液的首选时间扣 5 分	
		如查癌细胞，痰杯内应放 10% 甲醛溶液或 95% 酒精溶液固定后送检。	5	不符合送检要求扣 5 分	
合计得分					
考核者					

四、中段尿标本采集评分标准

日期：　　　　　　　　　　　　　　　　　　　　　　　　护理员：

项目	分值	操作步骤及要求	分值	扣分标准	得分
目的	2	收集未被污染的尿液作细菌学检查，协助诊断	2	根据熟悉程度酌情给分	
评估	8	**患者**：意识状态、自主能力、膀胱充盈情况	4	未评估膀胱充盈情况扣 2 分	
		环境：温度是否适宜，围帘是否拉好	4	未拉好围帘扣 3 分	
操作前准备	10	**护理员准备**：衣服整洁、洗手、戴口罩，指甲不过甲缘	3	未洗手扣 2 分	
		用物准备：温水、毛巾、脸盆、一次性手套、酒精灯、无菌试管、长柄夹、聚维酮碘溶液、棉签、无菌手套、便盆、治疗巾	5	根据用物准备情况酌情给分	
		患者准备：留尿前晚告知患者次日留晨尿，需憋尿 4~6 小时	2	根据告知信息正确程度酌情给分	

（续表）

项目	分值	操作步骤及要求	分值	扣分标准	得分
操作过程	50	**核对患者信息**：贴好化验单，到患者床边核对相关信息	5	未核对患者信息扣3分	
		清洗会阴： （1）协助患者取平卧位 （2）脱去患者一侧裤子，臀下垫一次性治疗巾、便盆 （3）戴一次性手套，清洗会阴，男性需将包皮翻开清洗	10	未垫一次性治疗巾、便盆扣3分， 未戴一次性手套扣3分， 动作粗鲁扣2分	
		消毒会阴： （1）左手戴无菌手套，分开女患者阴唇或持住男性患者阴茎 （2）用棉签蘸取聚维酮碘溶液消毒尿道口、外阴（由内向外自上而下）	13	消毒前未戴无菌手套扣4分， 消毒顺序错误扣4分， 动作粗鲁扣2分	
		消毒试管口： 点燃酒精灯，用长柄夹子夹住试管，用燃烧法消毒试管口	5	酌情给分	
		接取尿液： （1）嘱患者排尿，弃去前段尿，留取10毫升中段尿液于试管内（试管口不可接触会阴部皮肤） （2）再次用燃烧法消毒试管口及塞子 （3）及时用塞子封闭试管	12	未弃前段尿扣4分， 试管口接触会阴部皮肤扣4分， 接取尿液后未再次消毒扣2分， 未及时加盖试管扣2分	
		整理用物，及时送检	5	酌情给分	
总体评价	10	动作轻、稳、熟练	3	酌情给分	
		关爱患者，注意保护患者隐私	3	酌情给分	
		遵守无菌原则	4	酌情给分	
注意事项	20	尽量留取晨尿，留取尿液后及时加盖，避免在空气中暴露过久	5	酌情给分	
		接取尿液时，标本瓶与外阴保持距离	5	酌情给分	
		不可将粪便混于尿液中	5	酌情给分	
		应在膀胱充盈时留取标本	5	酌情给分	
合计得分					
考核者					

五、24 小时尿标本采集评分标准

日期：　　　　　　　　　　　　　　　　　　　　　　　　　护理员：

项目	分值	操作步骤及要求	分值	扣分标准	得分
目的	5	收集 24 小时尿液协助诊断	5	酌情给分	
评估	10	**患者**：意识状态、自主能力、肢体活动度	5	未评估自主能力扣 2 分，未评估肢体活动度扣 3 分	
		环境：评估室温，酌情关门窗，防患者受凉，注意保护患者隐私	5	未评估室温扣 3 分，未保护隐私扣 2 分	
操作前准备	28	**护理员准备**：衣服整洁，洗手，戴口罩，指甲不过甲缘	5	酌情给分	
		用物准备：准备有盖的盛尿容器（贴好化验单），根据检验要求加入防腐剂（甲苯应在第一次尿液倒入后再加），尿壶	10	未准备有盖容器扣 3 分，未检查是否贴化验单扣 2 分，未按要求放入防腐剂扣 3 分，未带尿壶扣 2 分	
		患者准备：向患者解释目的和流程，嘱患者晨 7 时排空膀胱，弃去尿液后开始留尿，至次晨 7 时留完最后一次尿，将 24 小时尿全部留于容器中	13	未向患者解释目的和流程扣 4 分，未跟患者解释注意事项扣 4 分，注意事项内容不正确扣 5 分	
操作流程	30	**核对并解释**：携用物来到患者床边，再次核对患者信息，检查盛尿容器是否贴好化验单，并将其放置于阴凉处。再次解释留尿的时间节点	15	未再次核对患者信息扣 5 分，未再次检查是否贴化验单扣 5 分，未将其放置于阴凉处扣 5 分	
		协助留尿：根据患者病情及自主能力状况，必要时协助其留取尿液	5	酌情给分	
		送检：留取的标本及时送检并记录	5	未指出需要及时送检扣 5 分	
		洗手：按七步洗手法洗手	5	未洗手扣 5 分	
总体评价	6	动作轻、稳、熟练，避免指甲划破患者皮肤	2	酌情给分	
		关爱患者，与患者有良好的沟通	2	酌情给分	
		灵活处理相关情况	2	酌情给分	
注意事项	21	避免将粪便混于尿液中	7	酌情给分	
		盛尿容器置阴凉处，并加入防腐剂	7	酌情给分	
		为确保检验结果的准确性，收集的尿液需全部送检	7	酌情给分	
合计得分					
考核者					

第四节 睡眠照护操作技能评分标准

一、睡眠照护评分标准

日期：   护理员：

项目	分值	操作步骤及要求	分值	扣分标准	得分
目的	5	1. 协助不能自理的患者做好睡前卫生，促进患者睡眠	3	少1个要点扣2分	
		2. 增进患者舒适	2		
评估	10	**患者**：作息习惯、自主能力、肢体活动度	5	未评估作息习惯扣2分，未评估自主能力扣1分，未评估肢体活动度扣2分	
		环境和物品：评估室温、光线是否适宜，患者盖被厚度是否合适，酌情关门窗，防患者受凉，注意保护患者隐私	5	未评估室温扣2分，未评估盖被是否合适者扣1分，未注意保护患者隐私者扣2分	
操作前准备	8	**护理员准备**：衣服整洁，洗手，戴口罩，指甲不过甲缘	2	未洗手扣1分，其他酌情扣分	
		用物准备：盛着温水的盆（50～52℃）3个（分别是洗脸盆、洗会阴盆和洗脚盆）、毛巾3条（配合3个盆使用）、牙刷、牙膏（漱口水）、便器、护理垫和浴巾	4	未注意水温扣2分，其他少一件物品扣1分	
		患者准备：向患者解释目的和流程，取得配合	2	未核对信息扣1分	
操作过程	55	**准备盖被**：协助拍松枕头，整理好盖被，冬天可先用热水袋暖被窝，待患者入睡时取出	15	未协助拍松枕头扣4分，未协助患者铺好盖被扣4分，动作粗鲁扣2分，动作不熟练扣2分	
		协助如厕：根据患者意愿协助其排便	10	未询问患者意愿扣3分，协助其排便的操作顺序（具体顺序参照"协助如厕"章节）有误扣5分，动作粗鲁扣2分	

（续表）

项目	分值	操作步骤及要求	分值	扣分标准	得分
操作过程	55	**睡前卫生：**使用对应的盆和毛巾协助患者刷牙、洗脸；协助洗会阴；协助洗脚或用热水泡脚	20	协助患者刷牙、洗脸的操作顺序（具体顺序参照"口腔清洁"及"洗脸"章节）有误扣5分，协助患者会阴清洁的操作顺序（具体顺序参照"会阴清洁"章节）有误扣5分，协助患者洗脚或用热水泡脚的操作顺序（具体顺序参照"床上洗脚"章节）有误扣5分，动作粗鲁扣2分，动作不熟练扣3分	
		协助入睡：扶患者上床，并安置舒适卧位；将呼叫器放在枕边，便器放在床边；拉上窗帘，关电视，关灯，关门，并保持周围环境安静	6	未将患者安置舒适卧位扣1分，未将呼叫器放在患者枕边扣1分，未将便器放在床边扣1分，未拉窗帘扣1分，未关电视，未关灯扣1分	
		洗手：按七步洗手法洗手	4	未洗手扣4分	
总体评价	6	动作轻、稳、熟练，避免指甲划破患者皮肤	2	酌情给分	
		关爱患者，与患者有良好的沟通	2	未沟通扣2分	
		灵活处理相关情况	2	酌情给分	
注意事项	16	准备温水时，水温应在50~52℃，待使用时水温约43~45℃	4	酌情给分	
		了解患者的作息习惯，督促患者按时休息，养成良好的睡眠习惯	4	酌情给分	
		使患者情绪平和，睡前适当活动，但避免过于疲劳 晚间失眠患者，白天适当安排活动，减少午睡时间，遵医嘱服用安眠药	4	酌情给分	
		睡前避免饮用咖啡、浓茶等刺激性饮料	4	酌情给分	
合计得分					
考核者					

第五章　观察与测量基本操作技能评分标准

第一节　观察与测量操作技能评分标准

一、身高测量评分标准

日期：　　　　　　　　　　　　　　　　　　　　　　　护理员：

项目	分值	操作步骤及要求	分值	扣分标准	得分
目的	5	通过测量身高，反映患者的生长发育及营养状况	5	根据熟悉程度酌情给分	
操作前准备	10	**护理员准备**：仪表整洁、大方，修剪指甲，洗手	2	未洗手扣1分，其他酌情给分	
		环境准备：病室整洁、安静，温度适宜，光线适宜	2	酌情给分	
		用物准备：身高测量仪，观察身高测量仪放置是否平坦靠墙，刻度尺是否面向光源，立柱连接处是否紧密，有无晃动	4	少1个扣1，其他酌情给分	
		患者准备：核对患者信息，询问是否需要大、小便	2	未核对信息者扣1分，其他酌情给分	
操作过程	55	**核对并解释**：核对患者床号、姓名及手腕带，向患者解释、取得配合	10	核对内容少一项扣3分，其他根据具体情况酌情给分	
		测量前准备：协助患者脱去鞋子、帽子，背靠身高测量仪站好	10	少做一个要点扣3分；动作粗鲁扣5分；其他酌情给分	
		护理员姿势：护理员站在身高测量仪侧面，一只手扶住患者，另一只手拉动侧滑板至患者头顶	15	姿势不对扣10分，其他酌情给分	
		读数：读取侧滑板底部数值	5	酌情给分	
		读数完毕，立即将侧滑板轻轻推向安全高度	5	酌情给分	
		扶患者回床休息	5	未扶患者回床扣5分	
		将结果告知医务人员	5	未将结果告知医务人员扣5分	
总体评价	10	动作轻重适当、稳、熟练	3	酌情给分	
		关爱患者，与患者有效沟通	4	未做好沟通扣4分	
		灵活处理有关情况	3	不能灵活处理情况扣3分	

（续表）

项目	分值	操作步骤及要求	分值	扣分标准	得分
注意事项	20	测量前首先检查身高测量仪是否放置稳妥	5	测量前未检查扣3分，其余酌情给分	
		测量前后，手扶患者确保安全	5	酌情给分	
		侧滑板与头部接触时，松紧要适度	5	酌情给分	
		测量毕，将侧滑板推向安全高度，以防碰坏	5	测量毕未将侧滑板推向安全高度扣3分	
合计得分					
考核者					

二、体重测量评分标准

日期：　　　　　　　　　　　　　　　　　　　　　　　　　护理员：

项目	分值	操作步骤及要求	分值	扣分标准	得分
目的	5	通过测量体重，反映患者的生长发育及营养状况，动态监测体重的变化，反映机体出入量是否平衡以及病情变化	5	根据熟悉程度酌情给分	
评估	10	**患者**：意识状态、自主能力	4	少1个要点扣2分	
		环境：病室整洁、温度适宜、光线充足	6	少1个要点扣2分	
操作前准备	10	**护理员准备**：衣服整洁，洗手，指甲不过甲缘	2	未洗手扣1分，其他酌情扣分	
		用物准备：体重计或轮椅体重计、记录本、笔	5	未校对体重计扣3分，准备不全扣2分	
		环境准备：病室整洁、安静，温度适宜，光线充足	1	未评估环境扣1分	
		患者准备：向患者做好解释，取得配合，解大小便	2	酌情给分	
操作过程	54	**核对解释**：核对患者的床号、姓名及手腕带，再次向患者解释操作目的及方法	8	未核对信息扣5分，未有效沟通扣3分	
		普通体重计测量：扶患者到体重计前，协助患者脱鞋、帽和外衣，嘱患者自然站立在体重计或磅秤的中央，并保持身体的平衡，指针所指的刻度即为体重值 **轮椅体重计测量**：先测量轮椅的重量，再用轮椅推患者至轮椅体重计上测量，计算两者之差	20	未协助患者脱衣帽和鞋子扣3分，未指导站于体重计中央扣5分，未保持身体平衡扣5分，未测轮椅重量扣5分，其他酌情给分	
		读数：读数以千克（kg）为单位，精确到小数点后一位，及时做好记录	10	读数错误扣5分，未记录数据扣5分	

（续表）

项目	分值	操作步骤及要求	分值	扣分标准	得分
操作过程	54	**整理**：协助患者穿好鞋、外衣，戴好帽子，扶患者回床休息	6	未协助穿衣、穿鞋、戴帽扣3分， 未协助回床扣3分	
		上报：将测量的数据及时上报护士	10	未及时上报扣5分， 上报错误扣5分	
总体评价	6	动作轻、稳、熟练，避免指甲划破患者皮肤	2	酌情给分	
		关爱患者，与患者有良好的沟通	2	未沟通者扣2分	
		灵活处理相关情况	2	酌情给分	
注意事项	15	测量前先检查体重秤是否完好	3	酌情给分	
		测量前后手扶患者，确保安全	3	酌情给分	
		测量时应协助患者站在体重秤中央，保持平衡	3	酌情给分	
		温度低可不脱衣测量，但应扣除衣服重量	3	酌情给分	
		应用轮椅体重计测量时应固定轮椅，注意安全	3	未固定轮椅扣3分	
合计得分					
考核者					

三、出入量记录评分标准

日期：　　　　　　　　　　　　　　　　　　　　　　　　　　　　　护理员：

项目	分值	操作步骤及要求	分值	扣分标准	得分
目的	2	准确记录患者的出入量，可以协助医护人员观察病情变化，调整治疗方案	2	根据熟悉程度酌情给分	
评估	5	**患者**：意识状态、自主能力、配合程度	3	酌情给分	
		环境：室内温度是否适宜，光线是否充足	2	少1个要点扣1分	
操作前准备	11	**护理员准备**：衣服整洁，洗手，戴口罩，指甲不过甲缘	5	未洗手扣2分， 未戴口罩扣2分	
		用物准备：带刻度的水杯、量杯、标准秤、出入量记录单、笔	3	根据用物准备情况酌情给分	
		患者准备：向患者解释目的和流程，取得配合，询问是否需要大小便	3	酌情给分	
操作过程	52	**核对并解释**：到患者床边，核对患者相关信息	3	未核对患者信息扣3分	
		进食饮水： （1）准备一定量的温水或食物 （2）称取食物重量，测量杯内温水的量 （3）协助患者进食、饮水，进食后安排合理卧位	10	进食后未取舒适卧位扣3分， 其他酌情给分	

（续表）

项目	分值	操作步骤及要求	分值	扣分标准	得分
操作过程	52	**记录食水量：** （1）测量并计算患者进食、饮水量 （2）记录患者所吃食物种类、数量、重量、饮水量 （3）标注时间	15	未标注时间扣3分，根据记录要点给分，少一个要点扣2分，其他酌情给分	
		记录输液量： 检查患者的输血、输液管是否通畅，并记录量，并标注时间	9	未检查导管通畅扣3分，未标注时间扣3分，其他酌情给分	
		记录尿液量： （1）协助患者排尿于便器中，倒入量杯测量尿量（如患者为尿失禁应对尿不湿或尿布称重计算） （2）洗手，在记录单中记录尿量，并标注时间	15	在记录前未洗手扣4分，未标注时间扣3分，其他酌情给分	
总体评价	10	动作轻、稳、熟练	3	酌情给分	
		关爱患者，注意保护患者隐私	3	未沟通者扣3分	
		灵活处理有关情况	4	酌情给分	
注意事项	20	患者进食、排便前后妥善安置卧位和各种管路	5	酌情给分	
		出入量应随时并真实记录，且每项均记录时间	5	酌情给分	
		掌握尿失禁患者尿液记录方法	5	酌情给分	
		注意保暖	5	酌情给分	
合计得分					
考核者					

四、腋下体温测量评分标准

日期：　　　　　　　　　　　　　　　　　　　　　　　　护理员：

项目	分值	操作步骤及要求	分值	扣分标准	得分
目的	3	判断患者体温有无异常，动态监测体温变化，为治疗和护理提供依据	3	酌情给分	
评估	6	**患者：**意识状态、腋下皮肤状况	4	未评估意识状态者扣2分，未评估腋下皮肤者扣2分	
		环境：病室整洁、安静，温度适宜，光线充足	2	酌情给分	
操作前准备	8	**护理员准备：**衣服整洁，洗手，戴口罩，指甲不过甲缘	3	少1个要点扣1分	

（续表）

项目	分值	操作步骤及要求	分值	扣分标准	得分
操作前准备	8	**用物准备：**体温计（读数在35℃以下）、两个容器（一个清洁容器放已消毒的体温计，另一容器放测量后的体温计）、有秒针的表、记录本、笔	2	未检查温度计的数值在35℃以下扣1分	
		患者准备：核对患者信息，向患者解释目的和流程，取得配合，询问患者是否需要大、小便	3	未核对信息扣1分，未询问是否需要大小便扣1分	
操作过程	63	**核对：**再次核对患者的床号、姓名及手腕带 **安置患者体位：**协助患者取合适的体位	4	未再次核对信息扣2分，未协助患者取合适体位扣2分	
		放置体温计：暴露腋窝，擦干腋窝汗液；再次检查体温计刻度是否在35℃以下，将体温计水银端放置于腋窝正中；嘱患者屈臂过胸夹紧体温计，使体温计紧贴皮肤	21	暴露腋窝后，未评估腋窝是否有汗扣3分，未再次检查体温计读数是否在35℃以下扣5分，未将温度计水银端放入患者腋窝扣5分，温度计放置的位置不是腋窝扣5分，未嘱患者屈臂夹紧体温计，扣3分	
		读数：测量5～8分钟后取出体温计，横拿其末端；眼睛与体温计刻度保持同一水平，慢慢转动体温计，从正面看到很粗的水银柱时，其相应刻度即为患者的体温值，记录数值	20	测量时间错误扣5分，拿取体温计位置错误扣5分，读取体温计数值时，未置体温计于眼睛水平扣5分，体温计数值读取错误扣5分	
		用物处理：（1）患者专用温度计：用冷水清洗干净或用酒精棉球擦拭后晾干，甩至35.0℃以下备用（2）病区温度计：放入体温计专用浸泡容器中进行消毒30分钟后，捞出，晾干，甩至35.0℃以下备用	10	未按要求进行清洗、消毒扣5分，未将体温计甩至35.0℃扣5分	
		洗手：按七步洗手法洗手	3	未将测量的数据及时上报护士扣3分	
		上报：护理员将测量的数据及时上报护士	5	未洗手扣5分	
总体评价	6	动作轻、稳、熟练，避免指甲划破患者皮肤	2	酌情给分	
		关爱患者、与患者有良好的沟通	2	未沟通扣2分	
		灵活处理相关情况	2	酌情给分	

（续表）

项目	分值	操作步骤及要求	分值	扣分标准	得分
注意事项	14	（1）测量前检查体温计，查看水银柱是否在35℃以下，否则读数不准确	3	酌情给分	
		（2）给患者测量体温，首先需要评估患者的意识状态，如果患者意识不清且烦躁，禁用温度计测量体温	3	酌情给分	
		（3）如果患者正在应用冰袋或热水袋，应撤除半小时后再测量；如果患者情绪激动、洗澡、喝热水后，应半小时后再测量体温	3	酌情给分	
		（4）体温计切忌用热水泡，否则会爆裂损坏用过的体温计与未用过的体温计应分开放置	3	酌情给分	
		（5）甩体温计时，注意勿碰触他物，防止破碎	2	酌情给分	
合计得分					
考核者					

第六章　应急救护基本操作技能评分标准

第一节　应急救护操作技能评分标准

一、心肺复苏的评分标准

日期：　　　　　　　　　　　　　　　　　　　　　　　　　护理员：

项目	分值	操作步骤及要求	分值	扣分标准	得分
目的	2	挽救心跳呼吸骤停者的生命	2	根据熟悉程度酌情给分	
评估	8	**患者**：意识状态、颈动脉有无搏动、体位是否合适	3	少1个要点扣1分	
		环境：患者床单位周围是否宽敞，有无屏风遮挡	5	少1个要点扣2分	
操作前准备	10	**护理员准备**：应急救护，无需特殊准备	2	酌情给分	
		环境准备：患者床单位周围宽敞，用屏风或布帘遮挡，避免影响其他患者	4	未用屏风遮挡扣1分，其余酌情给分	
		用物准备：必要时备心脏按压板、脚踏板	2	少一样扣1分	
		患者准备：患者可能已昏迷，无需特殊准备	2	酌情给分	
操作过程	63	**病房内急救**：护理员在病房内发现患者意识突然丧失，或者心电监护仪上的心率呈直线，应立即呼叫医生及护士进行抢救。准备好木板协助救护	8	未立即呼叫医生扣3分，未准备木板扣2分，其余酌情给分	
		病房外急救：护理员在病房外发现患者意识突然丧失，应立进行抢救 1. **评估周围环境安全**：护理员施救前，先确保环境安全，如患者触电，应先切断电源后再施救 2. **判断意识**：护理员双手轻拍患者肩部，并在患者耳边大声呼叫"你怎么啦！"，如无反应，可判断其无意识 3. **立即呼救**：求助他人拨打急救电话 4. **摆放体位**：仰卧位于硬板床或地上，解开患者衣领口、领带、围巾及腰带再进行急救	55	未评估环境扣3分，未先判断病人意识扣3分，未解开病人衣服等扣5分，胸外按压位置错误扣5分，频率错误扣5分，未先开放气道扣5分，人工呼吸频率错误扣3分，其余酌情给分	

（续表）

项目	分值	操作步骤及要求	分值	扣分标准	得分
操作过程	63	**5. 胸外心脏按压：** （1）手掌叠加按压患者胸骨中、下 1/3 交界处（两乳头连线与胸骨的交点处），手指翘起不接触胸壁 （2）双肘关节伸直，依靠操作者的体重、肘及臂力，有节律地垂直施加压力，使患者胸骨下陷至少 5 cm，然后迅速放松，手掌不离开胸骨；以大于 100 次 / 分的速度连续按压 30 次 **6. 开放气道：**先清除口内异物，取出活动性假牙。护理员一手小鱼际置于患者前额，用力向后下压，另一手食指、中指置于下颌骨下方，使颌骨向前上抬起 **7. 口对口人工呼吸 2 次：** （1）压前额手的拇指和食指捏住患者鼻孔，口唇盖纱布 （2）吸气后，双唇包住患者的口唇，用力吹气，使胸廓扩张 （3）吹气毕，松开捏鼻孔的手，抢救者头稍抬起，侧转换气，按同样方法再次吹起，共吹气 2 次 **8. 评估效果：**按照胸外按压与人工呼吸比例 30∶2，进行 5 个循环或者抢救 2 分钟后，观察意识、心跳、呼吸等是否恢复，如无恢复，继续心肺复苏，并等待救援。	55	未评估环境扣 3 分， 未先判断病人意识，扣 3 分， 未解开病人衣服等扣 5 分， 胸外按压位置错误扣 5 分， 频率错误扣 5 分， 未先开放气道扣 5 分， 人工呼吸频率错误扣 3 分， 其余酌情给分	
总体评价	7	动作迅速、熟练、准确	5	酌情给分	
		灵活处理有关情况	2	根据灵活程度酌情给分	
注意事项	10	按压部位准确，力度适宜，按压时两臂伸直	2	未按要求扣 2 分	
		就地抢救同时呼叫急救中心（"120"），急救期间不中断，换人尽量在一组按压、通气的间隙中进行	2	酌情给分	
		按压与呼吸比为 30∶2	2	频率错误扣 2 分	
		观察复苏的有效指征：颈动脉搏动、自主呼吸、意识、瞳孔、面色的变化	4	少一个要点扣 0.5 分，其余酌情给分	
合计得分					
考核者					

二、噎食急救评分标准

日期：　　　　　　　　　　　　　　　　　　　　　　护理员：

项目	分值	操作步骤及要求	分值	扣分标准	得分
目的	5	将食物排出，恢复气道通畅，挽救生命	5	根据熟悉程度酌情给分	
评估	10	识别噎食症状：突然停止进食，惊恐、张口、手抓喉部，不能说话	10	少1个要点扣2分	
操作前准备	6	用物准备：人体模型或标准化患者	3	酌情扣分	
		护理员准备：仪表整洁	3	仪表不整洁扣3分	
操作过程	44	呼救：求助他人拨打急救电话	5	未及时呼救扣5分	
		清理：快速清理口腔内食物	5	未清理口腔扣5分	
		腹部冲击法 （1）立位：站在患者身后，一手握拳，拳眼紧贴上腹部（脐上两横指），另一手抓住拳头，快速向内、向上冲击腹部，重复操作直至异物排出 （2）卧位：患者平卧，头偏向一侧，一手手掌紧贴患者上腹部，另一手叠于其上，手指翘起，用力向内向上冲击腹部，直至异物排出	28	未评估扣5分，手法错误扣5分，部位错误扣5分，冲击方向错误扣5分，冲击频率不当扣5分，其余酌情给分	
		交接：与到达的医务人员交接或尽快送医院，记录并汇报事件经过	6	未与医护人员沟通扣3分，未准确记录汇报扣3分	
总体评价	10	动作迅速、熟练、准确	5	酌情给分	
		灵活处理相关情况	5	酌情给分	
注意事项	25	就地现场施救	5	酌情给分	
		急救同时呼救	5	酌情给分	
		腹部冲击用力适当，防损伤	5	造成损伤扣5分	
		及时清除食物，疑有内脏损伤者及时就医处理	5	酌情给分	
		重在预防，患者进食不过急，小口进食，细嚼慢咽，食物细软。需喂食者，固体、流质食物交替喂	5	健康教育不全面酌情给分	
合计得分					
考核者					

三、跌倒应急处理评分标准

日期：　　　　　　　　　　　　　　　　　　　　　　　　护理员：

项目	分值	操作步骤及要求	分值	扣分标准	得分
目的	5	评估患者意外跌倒的伤情，正确处理，避免二次损伤	5	根据熟悉程度酌情给分	
操作前准备	5	**护理员准备：仪表整洁**	3	仪表不整洁扣3分	
		用物准备：应急救护，无需特别准备	2	根据情况酌情给分	
操作过程	60	**病房内急救：**护理员在病房内发现患者跌倒不急于扶起，立即呼叫医生及护士，并给予相应协助	5	床旁椅位置当扣1分，床旁桌位置不当扣1分，摆放顺序不当扣1分，其他酌情给分	
		病房外急救：护理员在病房外发现患者意识突然丧失，应立即进行抢救 （1）评估伤情：有人意外跌倒，就地评估伤情不急于扶起 （2）判断意识：护理员呼叫患者，判断意识是否清楚；称谓合适、方法正确 （3）意识不清患者的处理：立即呼叫"120"，注意清理患者口腔的分泌物、呕吐物等，头侧转，解开衣服领扣，保持呼吸道通畅；心跳、呼吸停止者迅速进行心肺复苏 （4）意识清楚者的处理：询问跌倒过程、损伤部位，检查伤情给予相应处理，条理清楚，检查伤情方法正确、有条理 ① 无明显组织损伤者，扶患者起来，注意观察患者的反应 ② 有局部受伤者，正确处理局部伤情，有骨折者予以固定；出血者予以止血；扭伤、挫伤者局部制动、冷敷；初步处理后迅速送医院处理 ③ 出现口角歪斜、偏瘫、大出血、肢体压痛、畸形及活动异常、脊柱压痛、疑有内脏损伤者，立即呼叫"120"，保持气道通畅，正确处理伤情	40	评估伤情错误扣5分，判断意识方法错误扣3分，未及时清除口鼻分泌物扣5分，心跳、呼吸停止未及时进行心肺复苏扣5分，有局部损伤未及时处理扣5分，伤情严重未能及时灵活处理，未能立即呼叫"120"扣5分，其余酌情给分	
		跟进预防性干预：事后需记录、报告跌倒事件及处理经过，与医护人员或家人联系，跟进预防性干预	15	未及时记录、上报扣5分，未及时与医护人员或家人联系扣5分，未跟进预防性干预扣5分	
总体评价	10	动作轻、稳、熟练	2	根据熟悉程度酌情给分	
		关爱患者，与患者有很好的沟通	5	酌情给分	
		灵活处理有关情况	3	酌情给分	

（续表）

项目	分值	操作步骤及要求	分值	扣分标准	得分
注意事项	20	疑有脊柱损伤者，整体搬动患者，避免脊柱扭曲，以免造成截瘫等严重的二次损伤	4	未按要求扣 4 分	
		软组织损伤者，避免按摩局部，可采取局部冷敷，以减轻肿胀	4	酌情给分	
		软组织损伤 48 小时以内禁忌局部热敷，以免加重皮下出血、肿胀、疼痛	4	酌情给分	
		有目击者，注意记录目击者情况及联系方式	4	未按要求扣 4 分	
		伤后 24 小时，注意观察血压、脉搏及患者意识情况	4	酌情给分	
合计得分					
考核者					

第七章   患者照护用品的应用基本操作技能评分标准

第一节   冷热应用操作技能评分标准

一、冰袋应用评分标准

日期：   护理员：

项目	分值	操作步骤及要求	分值	扣分标准	得分
目的	5	冰袋使局部毛细血管收缩，起到散热、降温、止血、止痛及防止肿胀等作用	5	根据熟悉程度酌情给分	
评估	3	评估患者身体状态，是否需要行冰袋治疗	3	根据熟悉程度酌情给分	
操作前准备	12	**护理员准备**：衣服整洁，修剪指甲，洗手	3	未洗手扣3分	
		用物准备：冰袋、毛巾	5	准备不全扣3分	
		患者准备：向患者做好解释，取得配合	2	未向患者说明扣2分	
		环境准备：酌情关闭门窗，保持合适室温，防止对流风引起患者受凉感冒	2	未评估环境扣2分	
操作过程	60	**检查冰袋**：检查冰袋外观有无破损	5	未检查破损扣5分	
		核对、评估：携用物至患者床旁，核对患者床号、姓名、手腕带。评估患者皮肤有无破损。再次向患者解释操作目的及配合要点	10	未核对患者床号、姓名、手腕带扣5分，未评估患者皮肤有无破损扣5分	
		放置冰袋：协助患者暴露冷疗部位，将冰袋放置在所需部位，每次约20分钟，撤掉冰袋	10	冰袋放置部位不合理扣5分，时间放置不合理扣5分	
		观察效果：观察冷疗效果及局部皮肤情况，询问患者感受。视情况及时更换冰袋	20	未观察患者冷疗效果、皮肤情况各扣10分	
		用物处置：冷疗后撤去冰袋，擦干患者皮肤	5	冷疗结束后未撤去冰袋扣5分	
		洗手并记录：洗手后记录冷疗部位、时间及患者反应	10	未记录冷疗部位、时间及患者反应扣10分，若记录不全扣5分	

（续表）

项目	分值	操作步骤及要求	分值	扣分标准	得分
评价	20	冰袋避免与患者直接接触	3	冰袋与患者直接接触扣3分	
		高热降温时，冰袋置于前额、头顶部或体表大血管处，如颈部两侧、腋窝、腹股沟等处。禁忌置于枕后、耳廓、阴囊、胸前、腹部、足底等处。当体温降至38℃以下时，取下冰袋，并在30分钟后测体温	5	冰袋放置位置不合理扣3分，冷疗后未复测体温扣2分	
		使用冰袋过程中，观察患处皮肤反应。一旦发现有局部皮肤发紫、麻木感，应立即停止使用冰袋，防止冻伤	4	使用冰袋过程中未观察皮肤扣4分	
		每次冷疗时间不宜过长，一般以20分钟为宜。如需长时间冷敷时，应在冷敷20分钟后，休息1小时	5	冷疗时间过长扣5分	
		对老年人、婴幼儿、身体虚弱者，失去知觉或瘫痪患者，应特别小心，谨防冻伤	3	对特殊人群冷疗未特别注意扣3分	
合计得分					
考核者					

二、热水袋应用评分标准

日期：　　　　　　　　　　　　　　　　　　　　　　　　　　护理员：

项目	分值	操作步骤及要求	分值	扣分标准	得分
目的	1	保暖、解除痉挛、镇痛、促进浅表炎症消散和局限、舒适	1	根据了解程度酌情给分	
评估	2	热水袋有无破损、塞子是否合适；患者病情、意识、感觉功能是否障碍、皮肤有无破损及配合程度	2	少一点扣1分	
操作前准备	9	护理员准备：衣服整洁、洗手	1	酌情给分	
		用物准备：热水袋、热水、水温计、干毛巾、布套	5	少1个要点扣1分	
		患者准备：向患者做好解释，取得配合	1	未评估环境扣1分	
		环境准备：酌情关闭门窗，保持合适的室温，防对流引起患者受凉感冒	2	酌情给分	

（续表）

项目	分值	操作步骤及要求	分值	扣分标准	得分
操作流程	78	**调节水温**：测量水温，一般成人调节至60~70℃，老年人、婴幼儿、麻醉未清醒、末梢循环不良、昏迷、感觉迟钝者调节至50℃以下	4	未测量扣2分，温度不合适扣2分	
		灌入热水：放平热水袋，去掉塞子，一手持热水袋口的边缘，一手灌水，边灌边提高热水袋，将水灌入1/2~2/3满	13	手持姿势错误扣3分，水灌多或少扣10分	
		排尽空气：将热水袋逐渐放平，见热水达到袋口，驱尽袋内空气，旋紧塞子	16	未排空空气扣8分，塞子未旋紧扣8分	
		检查：用毛巾擦干热水袋外壁水迹，倒提并轻轻抖动，检查有无漏水	10	未擦干水迹扣5分，未检查有无漏水扣5分	
		套布套：将热水袋装入布套内	5	未套布套扣5分	
		核对并解释：携用物至床旁，核对患者信息，向患者解释操作的目的、配合要点	4	未核对扣2分，未解释扣2分	
		放置热水袋：协助患者暴露热敷部位，将热水袋置于患处，热敷时间每次15~30分钟	10	时间错误扣8分，其他情况酌情给分	
		观察并询问：观察热敷位置皮肤、效果，询问患者的反应	6	未观察扣3分，未询问扣3分	
		用物处置：将热水袋内的水倒空，倒挂晾干后向袋内吹入少量空气，旋紧塞子存放阴凉处。热水袋布套清洗、晾干备用	8	未倒空水扣2分，未倒挂晾干扣2分，未吹入少量空气旋紧塞子扣2分，布套未清洗、晾干扣2分	
		洗手：按七步洗手法的步骤洗手	2	未洗手扣2分，未按照七步洗手法洗手扣1分	
总体评价	4	动作轻、稳、熟练	1	酌情给分	
		关爱患者，与患者有良好的沟通	2	酌情给分	
		灵活处理有关情况	1	酌情给分	
注意事项	6	热水袋装入布套内，避免热水袋与患者皮肤直接接触，并可吸收潮气	2	酌情给分	
		意识不清、感觉迟钝的患者使用热水袋时，应包一块大毛巾或放于两层毯之间，并定时检查皮肤情况，以防烫伤	2	若烫伤患者皮肤以上所有分数计0分，其他情况酌情给分	
		一旦出现皮肤潮红、疼痛等反应，应立即停止热水袋的使用	2	酌情给分	
合计得分					
考核者					

三、温水坐浴评分标准

日期：　　　　　　　　　　　　　　　　　　　　　　　　　护理员：

项目	分值	操作步骤及要求	分值	扣分标准	得分
目的	4	消除肛门、会阴部的充血、炎症、水肿和疼痛，使局部清洁，患者舒适	4	根据熟悉程度酌情给分	
评估	7	**患者**：评估患者的活动能力、心理状态；臀部、会阴、肛门皮肤黏膜情况	5	少1个要点扣1分	
		环境：评估室温	2	未评估环境扣2分	
操作前准备	13	**护理员准备**：仪表整洁、大方，修剪指甲，洗手，戴口罩	2	未洗手扣1分，未戴口罩扣1分，其他酌情扣分	
		用物准备：坐浴椅、消毒坐浴盆、高锰酸钾片、毛巾、大浴巾、热水、冷开水、水温计	5	少一件扣1分，扣满5分为止	
		患者准备：向患者做好解释，取得配合，协助患者大小便	2	未核对信息者扣1分，未协助大小便扣1分	
		环境准备：用屏风或布帘遮挡，酌情关闭门窗，保持合适的室温，防对流引起受凉感冒	4	未保护隐私扣2分，未关闭门窗扣2分	
操作过程	58	携用物至床旁，核对患者的床号、姓名、住院号，再次向患者解释操作的目的	4	未全面核对信息扣2分，未解释沟通扣2分	
		坐浴盆内倒好温热水（1/2满为宜）；配制坐浴药液（1:5 000高锰酸钾）；测试温度（40~45℃左右），以不烫手为宜；将坐浴盆放在坐浴椅上	12	水量不适宜扣2分，药液配制错误扣4分，温度不适宜扣4分，其余酌情扣分	
		协助患者脱裤至膝部，慢慢坐入浴盆内，用大浴巾盖住患者大腿部	12	未协助摆放体位扣5分，未用大浴巾遮盖扣3分，其余酌情扣分	
		及时测试并调节水温，添加热水时注意安全，嘱患者偏离浴盆，以防烫伤	12	未及时调试水温扣5分，添加热水方法错误扣5分，其余酌情扣分	
		坐浴时间为15~20分钟。患者如有不适，如出现脉搏加速、头晕等症状，应立即停止坐浴	10	坐浴时间把握不当扣3分，未注意观察扣5分，其余酌情扣分	
		坐浴完毕，用毛巾擦干臀部（先擦会阴部，后擦臀部，最后擦干肛门）；协助穿裤，并安置患者于舒适卧位；整理床单位，清理用物，洗手，记录	8	擦洗顺序错误扣5分，其余酌情扣分	
总体评价	6	动作轻、稳、熟练	2	酌情给分	
		关爱患者，与患者有良好的沟通	2	酌情给分	
		观察反应，及时处理	2	未观察者扣2分	

（续表）

项目	分值	操作步骤及要求	分值	扣分标准	得分
注意事项	12	注意保暖	3	酌情给分	
		坐浴期间，应注意观察患者有无头晕、乏力、心慌等症状，以免发生意外	3	酌情给分	
		添加热水时注意安全	3	酌情给分	
		有伤口者，均需使用无菌坐浴盆，坐浴后及时换药，处理好伤口，保持局部清洁、干燥，防止感染	3	酌情给分	
合计得分					
考核者					

四、酒精擦浴评分标准

日期：　　　　　　　　　　　　　　　　　　　　　　　　　　护理员：

项目	分值	操作步骤及要求	分值	扣分标准	得分
目的	2	为高热患者降温	2	根据熟悉程度酌情给分	
评估	5	评估患者的年龄、病情、有无酒精过敏史、皮肤破损情况、意识状态及合作能力	5	少1个要点扣1分	
操作前准备	8	**护理员准备**：服装整洁，指甲不过甲缘，洗手，戴口罩	2	未洗手扣1分，未戴口罩扣1分	
		用物准备：大毛巾、小毛巾、圆碗（内盛25%～30%酒精200毫升）、衣裤一套、热水袋（毛巾包裹）、冰袋（毛巾包裹）	2	用物准备不全扣1分	
		患者准备：向患者做好解释，取得配合	2	未向患者作解释扣2分	
		环境准备：保持合适的室温，酌情关闭门窗，防对流引起受凉感冒，用屏风或布帘遮挡	2	未关闭门窗扣1分，未保护隐私扣2分	
操作过程	65	**核对并解释**：携用物至床旁，核对患者的床号、姓名、住院号，评估患者健康及自理程度，再次向患者解释操作的目的	5	未核对信息扣2分，未向患者解释操作目的扣2分	
		摆卧位：患者取平卧位	5	未正确采取卧位扣3分	
		准备擦浴溶液：准备圆碗（内盛25%～30%酒精200毫升，温度32℃）	5	酒精浓度不正确扣5分	
		放置冰袋、热水袋：擦浴前先放冰袋于患者头部以助降温，并防止擦浴时表皮血管收缩，血液集中到头部引起充血；放热水袋于足部，使患者舒适	8	热水袋未放置足部扣8分	

（续表）

项目	分值	操作步骤及要求	分值	扣分标准	得分
操作过程	65	**浸湿折叠毛巾**：将小毛巾浸湿、拧至半干、展开、围绕手心和四个手指折叠，毛巾的左右两边包绕四个手指后反折，并将边缘塞于掌根与毛巾之间	8	毛巾使用不正确扣 5 分	
		擦拭上肢：协助患者脱去上衣，将大毛巾垫于擦拭部位的下面，擦拭顺序为：近侧颈部－手臂外侧－手背，近侧胸－腋窝－手臂内侧－手掌。擦拭完毕，用大毛巾擦干皮肤，更换小毛巾，同法擦拭另一侧上肢	8	擦拭顺序不正确扣 5 分	
		擦拭腰背：患者取侧卧位，露出背部，下垫大毛巾，从颈部向下擦拭全背，用大毛巾擦干皮肤，更换上衣，协助患者仰卧	8	擦拭顺序不正确扣 5 分	
		擦拭下肢：协助患者脱去近侧裤腿，露出下肢，下垫大毛巾，擦拭顺序为：髂骨－下肢外侧－足背，腹股沟－下肢内侧－内踝，臀下－腘窝－足跟。擦拭完毕后，用大毛巾擦干皮肤，更换小毛巾，同法擦拭另一侧，更换裤子	8	擦拭顺序不正确扣 5 分	
		观察：擦拭过程中如患者出现寒战、面色苍白、脉搏和呼吸异常等情况，应立即停止擦浴，给予保暖等措施并报告医护人员	5	出现并发症扣 5 分	
		整理记录：盖好盖被，取下热水袋，整理床单位，清理用物。洗手后记录擦浴的时间、擦浴过程中患者的反应	2	未整理记录扣 2 分	
		重测体温：擦浴后 30 分钟，测量体温，并将测量值上报护士，患者体温在 39℃以下，应取下头部冰袋	3	未正确取下冰袋扣 3 分	
总体评价	10	动作轻、稳、熟练，符合操作流程	5	操作不规范不当扣 3 分	
		灵活处理相关情况	5	酌情给分	
注意事项	10	**擦浴时间**：一般不超过 20 分钟	4	酌情给分	
		擦浴部位：注意禁忌部位	4	酌情给分	
		并发症的预防：及时观察擦拭部位皮肤状况，发现异常，立即停止擦拭并通知护士医生	2	酌情给分	
合计得分					
考核者					

五、局部软组织冷敷评分标准

日期：　　　　　　　　　　　　　　　　　　　　　　　　　　护理员：

项目	分值	操作步骤及要求	分值	扣分标准	得分
目的	2	高热患者头部降温，止血，消炎，扭伤早期止痛	2	根据熟悉程度酌情给分	
评估	8	适应证：高热患者，短期软组织扭伤者 禁忌证：① 局部血液循环不良，如大面积受损、微循环障碍、休克等疾病；② 慢性炎症或深部有化脓性病灶；③ 水肿部位	8	少 1 个要点扣 1 分	
操作前准备	10	护理员准备：服装整洁，指甲不过甲缘，洗手	2	未洗手扣 1 分， 未戴口罩扣 1 分	
		用物准备：冰袋、小方巾、护理垫	2	用物准备不全扣 1 分	
		患者准备：向患者做好解释，取得配合	4	未向患者作解释扣 2 分	
		环境准备：保持合适的室温，酌情关闭门窗，防对流引起受凉感冒，必要时用屏风或布帘遮挡	2	未关闭门窗扣 1 分	
操作过程	60	核对解释：携用物至床旁，核对患者的床号、姓名、住院号，评估患者健康及自理程度，再次向患者解释操作的目的	10	未核对信息扣 2 分， 未向患者解释操作目的扣 2 分	
		取合适卧位：暴露患处，下垫护理垫	15	未正确选择冷敷部位扣 8 分	
		方巾冷敷：将小方巾治愈冰水内浸透，拧至不滴水，抖开，敷于患处	10	未正确操作扣 8 分	
		冷敷时间：每 3~5 分钟更换一次小方巾，持续冷敷 15~20 分钟	15	冷敷时间过长过短扣 5 分，出现并发症扣 10 分	
		整理：冷敷完毕，擦干冷敷处，整理床单位，清理用物	10	未整理用物扣 5 分	
总体评价	10	动作轻、稳、熟练，符合操作流程	5	操作不规范不当扣 3 分	
		灵活处理相关情况	5	酌情给分	
注意事项	10	冷敷时间：一般不超过 20~30 分钟	4	酌情给分	
		冷敷部位：注意禁忌部位	4	酌情给分	
		并发症的预防：及时观察冷敷部位皮肤状况，发现异常，立即停止冷敷并通知护士医生	2	酌情给分	
合计得分					
考核者					

六、局部软组织热敷评分标准

日期： 护理员：

项目	分值	操作步骤及要求	分值	扣分标准	得分
目的	2	消炎、消肿、解痉、止痛	2	根据熟悉程度酌情给分	
评估	6	（1）评估患者皮肤红肿痛痒等状态 （2）评估患者软组织损伤的时间 （3）评估患者损伤部位是否可以进行热敷	6	没少一项扣2分， 根据熟悉程度酌情给分	
操作前准备	8	**护理员准备**：衣服整洁，洗手，指甲不过甲缘	2	根据护理员准备情况酌情扣分	
		用物准备：脸盆（内盛50~60℃左右热水）、棉签、凡士林、纱布、干毛巾/棉垫、小方巾、护理垫（塑料布）	2	物品不齐全或摆放杂乱无序酌情扣分	
		环境准备：保持合适室温，酌情关闭门窗，防止对流受凉感冒，必要时用屏风布帘遮挡	2	酌情扣分	
		患者准备：向患者做好解释，取得配合	2	酌情扣分	
操作过程	63	**核对并解释**：携用物至床旁，核对患者的床号、姓名、住院号，再次向患者解释操作目的	5	核对不全面扣2分， 解释不合理扣3分	
		取合适卧位： 协助患者取合适卧位，暴露患处，下垫护理垫（或塑料布）	8	体位不合适扣3分， 操作不规范酌情扣分	
		涂凡士林： 用棉签在热敷部位涂上薄层凡士林（大于热敷面积），再盖上一层纱布	10	涂抹凡士林面积不合适扣5分，未盖纱布扣5分	
		热敷： （1）将小方巾置于热水内浸透，拧至不滴水，抖开、折叠后敷于患处 （2）盖上毛巾或棉垫，以保持热度 （3）若患处可负重，可将热水袋放置在小毛巾上，再盖上大毛巾则效果更佳	20	小方巾未拧至不滴水状态扣5分，热水温度不合适扣5分，未盖毛巾或棉垫扣5分，其他酌情给分	
		热敷时间： 每3~5分钟更换一次小方巾，持续热敷15~20分钟	12	每次更换小方巾时间不合理扣6分，热敷持续时间不合理扣6分	
		整理：热敷完毕后，取下小方巾，轻轻擦去凡士林，擦干热敷处，整理床单位，清理用物	8	未擦去凡士林扣3分，未擦干热敷处扣3分，未整理用物扣2分	
总体评价	6	动作轻稳、流程熟练	2	酌情给分	
		观察反映，及时处理	2	酌情给分	
		关爱患者，与患者有良好沟通	2	酌情扣分	

（续表）

项目	分值	操作步骤及要求	分值	扣分标准	得分
注意事项	15	若患者感觉过热，将小方巾一角掀起散热	2	酌情给分	
		面部热敷后，患者30分钟内不宜外出，避免感冒	2	酌情给分	
		年老体弱、皮肤感觉迟钝者，温度不宜过高，避免烫伤	2	酌情给分	
		心脏病、高血压患者，肩及颈部应慎用热敷	3	酌情给分	
		热敷过程中，注意观察局部皮肤颜色，询问患者有无不适，如皮肤出现红肿痛痒、水泡等异常情况，应立即停止	3	没有及时观察患者反应、皮肤情况等酌情扣分	
		存在以下情况之一者禁忌热敷：局部皮肤破损、湿疹、原因不明的急腹症、急性软组织损伤3天内、面部三角区感染、急性眼球结膜发炎（红眼病）以及怀疑内脏出血	3	根据熟悉程度酌情给分	
计0分		若患者皮肤出现烫伤，该操作计0分			
合计得分					
考核者					

第二节　体位移动操作技能评分标准

一、拐杖使用评分标准

日期：　　　　　　　　　　　　　　　　　　　　　　护理员：

项目	分值	操作步骤及要求	分值	扣分标准	得分
目的	5	协助一侧下肢无力或功能障碍的患者离床活动，保持身体平衡，最大限度地支持保护患肢	5	根据熟悉程度酌情给分	
评估	3	患者：意识状态、自主能力	2	未评估扣2分	
		环境：宽敞、安全	1	未评估扣1分	
操作前准备	7	护理员准备：衣服整洁、洗手	1	未洗手扣1分，其他酌情扣分	
		用物准备：手杖、腋杖	3	准备不齐扣2分	
		患者准备：向患者做好解释，取得配合	2	未核对信息者扣1分	

（续表）

项目	分值	操作步骤及要求	分值	扣分标准	得分
操作前准备	7	**环境准备：**移开障碍物，保证环境安全	1	酌情给分	
		检查拐杖：根据患者情况选择合适的拐杖，检查拐杖的软垫、防滑垫是否完好。 患者身体状况尚可，可以选择单脚的手杖。患者有中风史、关节炎或腿部受伤史等情况，造成身体平衡能力较差，应选择多脚手杖，以增强对身体的支撑力 腋杖主要适应于下肢截肢或截瘫的患者	10	未检查拐杖扣2分， 未评估患者情况扣3分， 未选择合适的拐杖扣2分	
		核对并解释：携用物至患者床旁，核对患者的床号、姓名及手腕带，再次向患者解释操作的目的	5	未核对扣2分， 未解释扣1分， 其余酌情给分	
		以下操作二选一，总分50分			
操作过程	65	**手杖的使用方法：** （1）调节手杖长度，协助患者站立，手杖由健侧手臂用力握住，手杖向前挂出一步，患侧向前迈出一步，健侧跟上，遵循"手杖-患侧-健侧"的顺序前行	30	未调节手杖长度扣5分，手杖未由健侧手握住扣8分 未遵循"手杖-患侧-健侧"的顺序前行扣8分， 其余酌情扣分	
		（2）上台阶时，手杖放在上一个台阶上，健侧先上，患侧跟上	10	上台阶时，操作方法不正确扣5分	
		（3）下台阶时，手杖先放在下一个台阶上，患侧先下，再下健侧	10	下台阶时，操作方法不正确扣5分	
		腋杖的使用方法： （1）调整腋杖高度，使用者双肩放松，身体挺直站立，拐杖顶垫助离腋下2～3厘米，拐杖低端应侧离足跟15～20厘米，两手按手柄时肘部可以弯曲约成30°	10	未调整腋杖高度扣8分， 其余酌情扣分	
		（2）平地走			
		① 患脚不着地的行步方法：双侧腋杖同时放前一步，患脚腾空，健脚跟上	10	步行方法错误扣5分	
		② 患脚可着地的行步方法：（"以下三选一"） 四点步：右腋杖前移，迈左脚，左腋杖前移，右脚跟上 三点步：两侧腋杖与患脚同时向前，健脚跟上 二点步：右腋杖左脚同时移动，左腋杖与右脚同时移动	10	步行方法错误扣5分	
		（3）上台阶时，健脚先上，然后患脚与左右腋杖同时上	10	上台阶时，操作方法不正确扣5分	
		（4）下台阶时，两腋杖同时先下，患脚下移，健脚跟上	10	下台阶时，操作方法不正确扣5分	

（续表）

项目	分值	操作步骤及要求	分值	扣分标准	得分
总体评价	10	关爱患者，与患者有良好的沟通	3	酌情给分	
		护理员指导患者练习方法正确、有效	4	酌情给分	
		灵活处理相关情况	3	酌情给分	
注意事项	10	在使用拐杖前先检查拐杖是否完好，包括拐杖与地面接触的橡胶垫是否完好，调节高度的按钮是否锁紧等	3	酌情给分	
		使用中感受拐杖的长短是否合适，握柄是否舒适，中途感觉疲劳时应休息；患者练习使用拐杖过程中，护理员应扶持，未熟练使用前，护理员应站在患者患肢侧，防止患者跌倒	3	酌情给分	
		使用腋杖要用手臂支托身体的重量，上端接触腋窝部位要有软垫，避免用腋窝支撑重量	2	酌情给分	
		使用后应放于方便拿取的固定位置	2	酌情给分	
合计得分					
考核者					

二、轮椅应用评分标准

日期：　　　　　　　　　　　　　　　　　　　　　　　　护理员：

项目	分值	操作步骤及要求	分值	扣分标准	得分
目的	2	协助转移不能行走但能坐起的患者进行治疗或室外活动	2	根据熟悉程度酌情给分	
评估	8	患者：意识状态、患者肢体活动程度	3	少1个要点扣2分	
		环境：评估室外天气、温度；运送途中是否能顺畅通过	5	少1个要点扣3分	
操作前准备	10	护理员准备：仪表整洁、大方，修剪指甲，洗手，戴口罩	2	少1个要点扣1分	
		用物准备：检查轮椅的完好性，必要时准备外衣，备毛毯、别针	6	未检查轮椅完好性扣5分（包括轮胎、刹车、踏板、安全带是否完好）	
		患者准备：核对患者信息，询问是否需要大、小便	2	未核对信息扣1分	
操作过程	63	打开轮椅：双手掌分别放在轮椅两边的横杆上，同时用力向下按即可打开			
		摆放轮椅：推轮椅至床旁，使轮椅椅面朝向床头倾斜45°，拉起车闸，固定轮椅	7	未使轮椅椅面朝向床头倾斜45°扣2分，未拉车闸固定轮椅扣5分	

（续表）

项目	分值	操作步骤及要求	分值	扣分标准	得分
操作过程	63	**协助患者坐起：**协助患者卧于床边，屈膝。护理员一手置颈肩处，一手置患者远侧膝外侧，扶患者坐起，协助穿鞋	7	动作粗鲁扣2分，护理员两手位置不正确扣3分	
		转移：嘱患者双手放在护理员的肩上，护理员的双手扶住患者的腰部，双脚和双膝抵住患者双脚、双膝的外侧（或一脚伸入患者双膝之间），协助患者站立，旋转身体，坐于轮椅上	10	护理员手、脚位置放置不正确扣3分，不能成功转移患者扣5分，动作用力过大或过轻扣2分	
		整理：调整坐姿，翻下脚踏板，系好安全带，根据需要给患者盖上毛毯	6	未翻下脚踏板扣2分，未系安全带扣4分	
		推送患者：观察患者，若无不适，松刹车，推送患者至目的地 **上坡时：**护理员须站在轮椅的后方，身体微前倾，保持平稳推车 **下坡时：**调转轮椅方向，采用倒退下坡的方法，让患者双手抓握扶手，后背紧贴轮椅靠背，护理员须注意观察背后情况 **过门槛时：**嘱患者抓紧扶手，翘起前轮，避免过大的震动，保证患者安全	13	上坡方法错误扣5分，下坡方法错误扣5分，下坡时未观察背后情况扣2分，过门槛时，未嘱患者抓紧扶手扣2分	
		从轮椅转移到床：将轮椅推至床旁，使轮椅椅面朝向床头倾斜45°，使患者面向床头，拉起车闸，固定轮椅。将脚踏板翻起，患者脚放地上。患者双手搭护理员肩背部，护理员两手臂环抱患者腰部，两脚前后分开，一脚伸入患者双膝之间。抱患者站起，护理员以自己的身体为轴转动，将患者移到床上	15	未使轮椅椅面朝向床头倾斜45°扣2分，未平齐扣2分，未拉车闸固定轮椅扣5分，护理员转移患者时，手、脚位置放置不正确扣3分，不能成功转移患者扣5分，动作用力过大或过轻扣2分	
		整理：协助患者卧床休息。将轮椅放至指定位置	5	未将患者妥善安置扣3分，未将轮椅归位扣2分	
总体评价	7	动作轻、稳、熟练，避免指甲划破患者皮肤	3	1项未做到扣1分，指甲划伤患者皮肤扣3分	
		关爱患者，与患者有良好的沟通	2	未沟通扣2分	
		灵活处理相关情况	2	酌情给分	
注意事项	10	**确保安全：**转移患者时，均应拉起车闸，固定轮椅，患者坐轮椅时，系好安全带	5	酌情给分	
		防压疮：需长时间坐轮椅者，垫气垫，每隔1小时，用双手支撑身体，使臀部离开片刻	2	酌情给分	
		上下坡应注意安全，如患者较重，道路坡度较大时，应请人帮助，合力推动轮椅	3	酌情给分	
合计得分					
考核者					

三、步行器应用评分标准

项目	分值	操作步骤及要求	分值	扣分标准	得分
目的	2	协助一侧下肢无力或有病痛的患者离床活动，保持身体平衡	2	酌情给分	
评估	8	患者：意识状态、自主能力、患者肢体活动程度	6	少1个要点扣2分	
		环境：周围地面是否平整、是否有障碍物	2	少1个要点扣1分	
操作前准备	10	护理员准备：衣服整洁，洗手，戴口罩，指甲不过甲缘	2	酌情扣分	
		用物准备：步行器，并检查各部件是否完好	6	未检查步行器完好扣3分	
		患者准备：向患者解释目的和流程，取得配合，询问是否需要大、小便	2	未向患者解释扣1分	
操作过程	55	坐起：护理员与家属共同协助患者床旁坐起	5	酌情给分	
		站立：患者静坐5～10分钟，无头晕症状后再做站立准备。健侧手握住步行器，另一侧手撑床，无病痛的一侧腿先着地	15	未判断患者有无头晕而直接站立者扣3分，操作顺序错误扣5分，其余根据患者站立的平稳程度酌情给分	
		调节高度：搀扶患者站立在步行器内，双手放在步行器把手上，两手臂自然下垂，步行器顶部与手腕内侧结合处齐平为该患者合适的高度	10	未站立在步行器内扣3分，步行器顶部与手腕的相对位置错误扣3分，其余酌情给分	
		行走： （1）移动步行器：协助患者先将步行器向前推动一步长的距离，并保持身体挺直 （2）移动患侧肢体：再将患侧肢体迈向步行器，并保持步行器不动 （3）移动健侧肢体：最后将健侧肢体迈向步行器，步行器仍保持不动，双脚持平	20	操作顺序错误者扣6分，步行器放置不稳扣4分，操作过程中护理员未给予帮助扣5分，其余酌情给分	
		重复：不断移动步行器向前，重复以上过程	5	酌情给分	
总体评价	10	指导患者练习动作协调、有效	4	酌情给分	
		关爱患者，与患者有良好的沟通	3	未沟通者扣3分	
		灵活处理有关情况	3	酌情给分	
注意事项	15	步行器在举起前行时，预防患者站立不稳而跌倒	5	酌情给分	
		患者在迈步时，要迈进步行器里面，但不要过于靠近助步器，也不要离步行器太远	5	酌情给分	
		未熟练使用前，应有人扶持或陪伴，防止跌倒	5	酌情给分	

（续表）

项目	分值	操作步骤及要求	分值	扣分标准	得分
		合计得分			
		考核者			

四、平车应用评分标准

日期：　　　　　　　　　　　　　　　　　　　　　　　　　　护理员：

项目	分值	操作步骤及要求	分值	扣分标准	得分
目的	3	运送不能起床的患者入院，做各种检查、治疗、手术等	3	根据熟悉程度酌情给分	
操作前准备	16	**护理员准备：** 衣服整洁，洗手，修剪指甲（指甲不过缘）	4	未洗手扣1分，其他酌情给分	
		环境准备： 环境宽敞、便于操作	3	酌情给分	
		用物准备： 平车（车上置床单、枕头、棉被），根据患者病情准备相应物品（小型氧气筒或氧气枕、心电监护仪等）	5	少1个要点扣0.5分，其他酌情给分	
		患者准备： 向患者做好解释，取得配合	4	酌情给分	
操作过程	55	**固定平车：** 将平车推至床尾，头端与床成钝角，踩下刹车，固定平车	5	未推至床尾扣1分，头端未与床成钝角扣1分，未踩下刹车、未固定平车扣3分。	
		核对并解释： 核对患者的床号、姓名及手腕带，再次向患者解释操作的目的	3	酌情给分	
		评估病情选择搬运法：（以下操作四选二，总分38分）护理员根据患者的体型、病情，选择合适的搬运法，骨折及病情严重患者应在医护人员指导下搬运 **1. 一人搬运法：** 适用于儿科患者或者体重较轻的患者。具体方法是： （1）推平车：将平车推至床尾，使平车头端与床尾成钝角，固定平车，将患者移至床旁 （2）护理员姿势：护理员一手臂自患者腋下伸至肩部外侧，另一臂伸入患者大腿下 （3）移动患者：患者双臂交叉于搬运者颈后，托起患者移步转身，将患者轻放于平车上	19	未固定平车扣3分，其他酌情给分	

（续表）

项目	分值	操作步骤及要求	分值	扣分标准	得分
操作过程	55	**2. 两人搬运法：**适用于不能自行活动或体重较重者。平车放置方法同上 （1）护理员位置：二人站于病床同侧，将患者移至床边 （2）两人协作：两人同时托起患者颈部、腰部、臀部，两名护理员同时合力抬起患者，移步转向平车	19	护理员所站位置不对扣2分，护理员未同时抬起患者扣2分， 其余酌情给分	
		3. 三人搬运法：适用于不能自行活动或体重较重者。平车放置方法同上。三名护理员托住患者头、肩部、背部、臀部、腘窝、小腿部，三人同时抬起，使患者身体向操作者倾斜，同时移步转向平车	19	同上	
		4. 四人搬运法：适用于病情危重或颈腰椎骨折患者。具体方法是： （1）搬运前准备：平车与床平行并紧靠床边，在患者腰下及臀下铺一次性治疗巾 （2）第一名护理员：一名护理员站于病床床头，托住患者头及肩颈部 （3）第二名护理员：第二名护理员站于病床床尾，托住患者两腿 （4）第三名第四名护理员：第三名和第四名护理员分别站于病床及平车两侧，紧握一次性治疗巾四角，四人合力同时抬起患者，轻放于平车上	19	搬运法细节酌情给分， 未铺一次性治疗巾扣2分， 护理员手放置位置不对扣3分， 其他酌情给分	
		四选二至此截止			
		搬运患者至平车： （1）护理员搬运患者轻放于平车上，患者头部放大轮一端，减轻颠簸引起的不适 （2）身上如有管道，应妥善安置引流管 （3）为患者盖好盖被，拉起平车两侧护栏，松刹车，平稳推平车	9	未将患者头部放大轮扣2分，引流管未妥善安置扣2分，未松刹车、平稳推车扣2分，其余酌情给分	
总体评价	6	动作轻、稳、熟练	2	酌情给分	
		关爱患者，与患者有很好的沟通	2	酌情给分	
		灵活处理有关情况	2	酌情给分	
注意事项	20	注意保暖，防受凉	4	未按要求扣4分	
		患者身上有导管时，要先固定好导管，防止脱落	4	未妥善固定导管扣4分	
		上下平车注意不踩刹车，平车两扶手拉好，避免患者跌出平车	4	酌情给分	
		一般需2人推动平车，一人在前把住方向，一人在后平稳推动平车，上坡时头在后	4	未按要求扣4分	
		脊柱受伤患者，在医护人员指导下整体搬运，避免脊柱扭曲	4	未按要求扣4分	

（续表）

项目	分值	操作步骤及要求	分值	扣分标准	得分
		合计得分			
		考核者			

五、移位机使用评分标准

日期：　　　　　　　　　　　　　　　　　　　　　　　　　护理员：

项目	分值	操作步骤及要求	分值	扣分标准	得分
目的	3	帮助没有自理能力的患者在轮椅、床、平车、马桶或便椅、浴缸等设施之间转运	3	根据熟悉程度酌情给分	
评估	5	患者：意识状态、自理能力 环境：是否宽敞	5	未评估患者自理能力扣2分，未评估环境扣2分，其他酌情扣分	
操作前准备	12	护理员准备：衣服整洁，洗手，剪指甲（指甲不过甲缘）	3	未洗手扣2分，其他酌情扣分	
		用物准备：移位机	3	未准备扣3分	
		患者准备：向患者做好解释，取得配合	3	未给患者做解释并取得配合扣3分	
		环境准备：环境宽敞，便于操作	3	环境不便于操作扣2分，其他酌情扣分	
操作过程	60	核对解释：携用物至患者床旁核对患者床号、姓名、住院号及腕带，再次向患者解释操作目的、配合要点	15	未核对患者床号、姓名、腕带扣5分，未向患者解释扣5分	
		移开障碍物：移开桌、椅等障碍物，留出足够的空间放置移位机 穿吊兜：协助患者穿好吊兜	10	未移开桌、椅等障碍物扣2分，未协助患者穿好吊兜扣5分	
		帮助患者进入设备：推动移位机靠近患者，展开支撑腿，锁定脚轮，提升臂降至合适的高度，将吊兜挂扣在吊架的挂扣点上固定，提升患者一定高度至可移动，解锁脚轮，收拢支撑腿，将移位机推至目的位置	15	未固定移位机扣5分，移位机固定顺序错误扣3分，其他酌情扣分	
		帮助患者离开设备：护理员推动移位机及患者靠近目的位置（如床、轮椅），展开支撑腿，锁定脚轮，提升臂下降至患者坐下，解除吊兜，协助患者取舒适姿势	10	未固定移位机扣3分，未协助患者取舒适体位扣2分，其他酌情扣分	
		移开设备：解锁脚轮，收拢支撑腿，将移位机推至合适位置	5	未将移位机放置合适位置扣2分	
		洗手记录：洗手，记录执行时间、护理效果	5	未洗手扣2分，未记录扣2分	

（续表）

项目	分值	操作步骤及要求	分值	扣分标准	得分
总体评价	5	动作有序、熟练	3	酌情给分	
		灵活处理相关情况	2	酌情给分	
注意事项	15	使用前，先检查移位机各部件性能是否完好	5	使用前未检查移位机性能扣3分	
		吊兜的所有挂扣均需挂在吊架相应的挂扣点上，避免患者摔落	5	吊兜的所有挂扣未完全挂在吊架相应的挂扣点上扣5分	
		患者进入设备前，先展开支撑腿，锁定脚轮，使移位机固定稳妥，保证患者的安全。	5	移位机未固定扣5分	
合计得分					
考核者					

第三节　体位垫的应用操作技能评分标准

一、体位垫应用评分标准

日期：　　　　　　　　　　　　　　　　　　　　　　护理员：

项目	分值	操作步骤及要求	分值	扣分标准	得分
目的	5	长期卧床及康复期患者的体位支撑和骨突出处皮肤组织保护，有效预防压疮的发生，根据不同部位选用合适体位垫，增加患者舒适度，减轻痛苦，促进康复	5	根据熟悉程度酌情给分	
评估	9	**患者**：患者的活动能力、心理状态、皮肤情况	6	少1个要点扣2分	
		环境：室温，关闭门窗，防止受凉	3	未评估环境扣3分	
操作前准备	11	**护理员准备**：衣服整洁，洗手，剪指甲（指甲不过甲缘）	2	未洗手扣1分，其他酌情扣分	
		用物准备：体位垫	3	物品准备不齐全扣3分	
		患者准备：向患者做好解释，取得配合	2	未核对信息者扣2分	
		环境准备：用屏风或布帘遮挡，酌情关闭门窗，保持合适的室温，防对流引起受凉感冒	4	未保护隐私扣2分，未关闭门窗扣2分	

（续表）

项目	分值	操作步骤及要求	分值	扣分标准	得分
操作过程	48	携用物至床旁，核对患者的床号、姓名、住院号，再次向患者解释操作目的	4	未全面核对信息扣2分，未解释沟通扣2分	
		改变体位：配合能力强的患者，由一名护理员完成；配合能力差或截瘫患者由两名以上护理员共同完成。改变体位过程中观察患者全身皮肤有无破损；先将患者移至床的一侧，再将患者翻身侧卧	18	未评估患者的配合能力扣3分，未注意观察皮肤扣4分，改变体位方法错误扣4分，动作粗暴扣3分，其余酌情扣分	
		放置体位垫 **上身**：一名护理员扶住患者，另一名护理员将侧卧位体位垫放置在患者背后，告知患者倚靠在体位垫上 **下身**：一名护理员将患者上面下肢抬起，另一名护理员将下肢体位垫垫于两腿之间，并使双下肢保持功能位	18	未选择合适的体位垫扣3分，未正确放置体位垫扣5分，未保持功能位扣3分，动作粗暴扣3分，其余酌情扣分	
		整理床单位，洗手，记录	8	未整理床单位扣3分，未洗手扣3分，其余酌情扣分	
总体评价	9	动作轻、稳、熟练	3	酌情给分	
		关爱患者，与患者有良好的沟通	3	酌情给分	
		观察反应，及时处理	3	酌情给分	
注意事项	18	注意保暖	3	酌情给分	
		根据病情选择适合患者的体位垫	3	体位垫选择不合适扣2分	
		翻身时不可拖拉，以免擦伤患者皮肤；两人协助翻身时，动作协调轻柔	3	酌情给分	
		翻身后检查患者身下或肢体间是否有其他物品	3	未检查扣2分	
		翻身时确保安全，必要时可加床档	3	酌情给分	
		注意体位垫与皮肤接触地方，防止压疮生成	3	酌情给分	
合计得分					
考核者					